U0003127

天然植物營養素

啟動健康正循環
打造人體最強防護力

75 種五色蔬食 × 59 種救命植化素 × 130 道保健食譜
三位營養專家教你提高免疫力，
降低發炎、防老抗癌，改善三高、遠離失智

吳映蓉、翁德志、李芷薇

———— 合著 ————

心靈養生 FJ2063

天然植物營養素，啟動健康正循環，打造人體最強防護力：

75種五色蔬食×59種救命植化素×130道保健食譜，三位營養專家教你提高免疫力，降低發炎、防老抗癌，改善三高、遠離失智

作　　　者	吳映蓉、翁德志、李芷薇
主　　　編	謝至平
編輯總監	劉麗真
總 經 理	陳逸瑛
發 行 人	涂玉雲
出　　　版	臉譜出版
	台北市民生東路二段141號5樓
	電話：886-2-25007696 傳真：886-2-25001952
發　　　行	英屬蓋曼群島商家庭傳媒股份有限公司城邦分公司
	台北市中山區民生東路二段141號11樓
	讀者服務專線：02-25007718；25007719
服務時間	週一至週五09:30-12:00；13:30-17:00
	24小時傳真專線：02-25001990；25001991
	讀者服務信箱：service@readingclub.com.tw
	劃撥帳號：19863813 書虫股份有限公司
	城邦讀書花園網址：http://www.cite.com.tw
香港發行所	城邦（香港）出版集團有限公司
	香港灣仔駱克道193號東超商業中心1樓
	電話：852-25086231或25086217　傳真：852-25789337
	email：hkcite@biznetvigator.com
新馬發行所	城邦（新、馬）出版集團
	Cite（M）Sdn. Bhd.（458372U）
	11, Jalan 30D/146, Desa Tasik, Sungai Besi,
	57000 Kuala Lumpur, Malaysia
	電話：603-90563833　傳真：603-90562833
一版一刷	2019年10月
一版四刷	2022年3月

城邦讀書花園
www.cite.com.tw

國家圖書館出版品預行編目資料

天然植物營養素，啟動健康正循環，打造人體
最強防護力：75種五色蔬食×59種救命植化素
×130道保健食譜，三位營養專家教你提高免疫
力，降低發炎、防老抗癌，改善三高、遠離失
智／吳映蓉、翁德志、李芷薇著. -- 一版. -- 臺
北市：臉譜出版；家庭傳媒城邦分公司發行，
2019.010
　面；　公分. --（心靈養生；FJ2063）
ISBN 978-986-235-781-1（平裝）

1.營養　2.健康飲食　3.食譜

411.3　　　　　　　　　　　　　　108015561

營養不只是知識，更是人生與責任

提筆寫這本書的自序，感觸特別深，一般作者的自序是在介紹自己，但我卻想說一下，這本書的「前世今生」。鏡頭拉回二〇〇五年，臉譜出版社要找一位能寫「維生素」專書的作者，那時候鎖定的人選正是我的學妹陳巧明老師。當時巧明老師一邊唸博士班、一邊工作，忙得不可開交，因此，把這份差事轉介給我。我到出版社開會時，跟編輯們說我不想寫「維生素」，我要寫「phytochemicals」，當時它連個中文名字都沒有，雖然大家聽得一頭霧水，但是，出版社卻很有眼光與魄力，願意讓我這個有點任性又沒合作過的作者自由發揮。那時的我，不知哪來的勇氣，立志寫國內第一本適合一般民眾看的phytochemicals 書籍。

當時很少人聽過「phytochemicals」，所有的資訊要透過國外期刊才能取得，連它的中文名字都是我去請教營養界的前輩，才一起定調為「植化素」。憑著一股傻勁，我拿出寫博士論文的精神，看了無數的文獻，企圖把國內常見蔬果所含的植化素找出來。那段日子可算是博士論文之後，第二次人生非常無助的時刻，因為，太多資料找不到，國內研究植化素的人又很少，我只能靠一些蛛絲馬跡找出微量數據，沒人可以請教、討論，但我還是咬著牙，一個字一個字把它寫完。二〇〇六年，全彩的《五色蔬果健康全書》誕生了，它正是這本《天然植物營養素，啟動健康正循環，打造人體最強防護力》的前前身。這本書算是我寫作生涯中的重要作品，它讓我覺得意義非凡，因為國內植化素的概念算是由它起了個頭。

推廣植化素概念時期也遇到非常多困難，因為當時我無法清楚地說明它和「維生素」有什麼不同。那時候，連我正在學寫字的女兒都跑來問我：「媽咪，什麼是植化素呀？為什麼妳常常在說呀？」我靈機一動，跟女兒說了一個比喻：「我們人喔，如果沒有維生素會死翹翹喔，但是，如果只有維生素，我們不會很漂亮，也不會很健康！植化素就是讓我們變得更漂亮、更健康的魔

法！而且，它還會幫我們罩上一層防護罩，讓壞壞的細菌、病毒不敢靠近，我們就不會生病了。」我記得女兒那時才小二，正喜歡畫圖，她聽完我的敘述，馬上畫了一幅畫送我，我如獲至寶，這是我每次演講一定要拿出來炫耀的珍品（畫作請見本書後摺口）。

時光荏苒，一晃十三年過去，那位畫圖的小女孩已經是大學生了，植化素的研究也越來越多；雖然在這之間，我出了好幾本其他類型的營養書籍，但卻一直掛心植化素的資訊還沒更新，我必須再拿出做博士論文的精神，埋首找資料撰寫。但現在的我，生活中出現太多甜蜜的負擔，必須投入更多時間與精神照顧年邁的父母，很難再回到過去的專注。幸好，在我掛念之際，有兩位天使出現，我的兩位優秀學生德志和芷薇挺身而出，願意一起爬梳最新的植化素文獻，這兩位天使幫我把多數蔬果的植化素含量找出來，這是我在十三年前辦不到的事，他們讓這本書再一次茁壯。

翻開以前寫的自序，我只是在講營養本身，但我現在想講的是人生與責任；我在植化素領域上起了個頭，總覺得有責任將最新的研究介紹給大家，但或許十年後，我無法再寫作了，德志和芷薇便能繼續把更新的資訊帶給大家，這就算是一種傳承。未來他們也可能因故無法繼續，一定要找人寫下去，因為它是一本進入門檻較高的營養書，不是一般作者能輕鬆完成的。書的內容一點都不譁眾取寵，是值得營養人及追求健康者保存的一本好書。

我要謝謝臉譜出版社的所有夥伴，一路以來，全力相挺，看著我從一個沒沒無聞的作者，到現在能對營養界有些小貢獻，始終不忘一起出版有意義的書籍。更要謝謝一路陪伴我的讀者，從我生澀的文筆到現在懂得如何能善用文字吸睛，應該有不少讀者跟我一樣即將邁向熟齡人生，讓我們約定好，一起健康有活力。

最後，要謝謝我親愛的家人，我的父母雖然不太清楚我整天坐在電腦前，有時候不理他們，是在忙什麼？但我相信，他們一定會為我再次完成這本書感到驕傲。謝謝那個當初幫我畫圖的小女生和傻呼呼的小胖弟，現在都是優秀的大學生了，從不讓我操心，我才能專心寫作。更要謝謝我先生，一向全力支持我做任何事，而且無怨無悔的一起照顧父母。因為你們的愛，讓我的世界如植化素般五彩繽紛。

用五色蔬果與植化素架起健康防護網

　　每次演講當我播放我的午餐照片時，總會引起一陣驚嘆，因為餐盤上盡是綠、紅、白、黃橘與藍黑色的植物性食材，聽眾不免好奇的問：「營養師，外食族真的可以餐餐如此嗎？」

　　你是否為了省錢、省方便，不小心連健康也省掉了？二○一七年，我與《康健雜誌》合作，針對上班族常見外食餐點逐一秤重、計算份量與營養成分，發現無論是速食、小吃、便當或是簡餐，多半有「膳食纖維不足、豆魚蛋肉與油脂比例過多，營養素攝取比例失衡」等問題。

　　相信大家都知道「吃得好更要吃得健康」的重要性，很多人也一定聽過「蔬果 579」、「少鹽、少油、少糖」等飲食建議原則。但往往在考量口腹之慾與 CP 值後，多數人最終還是向健康妥協，寧願花同樣的錢選擇肉多而忽略蔬菜、水果或植物性食材的重要，也不注重飲食比例，以「吃到飽」為終極目標。這種短暫的「省到、賺到」心態，只因為身體尚未抗議，或是心存僥倖，認為癌症不一定會找上自己，而忽略長期飲食不均衡對健康的傷害。此外，我也觀察到，多數的外食族不太清楚自己蔬菜、水果與全穀雜糧這些植物性食物，究竟攝取多少才算足夠，或是不知道忙碌一天後，該如何達到每日的攝取量。

　　飲食經典《食物與廚藝》（*On Food and Cooking*）作者哈洛德・馬基（Harold McGee）曾經說過，「當我們吃下蔬菜、果實、穀物和香料，也就是吃下對我們生命有益的食物。」多吃不同顏色和種類的天然植物，除了能夠獲得膳食纖維、維生素與礦物質等耳熟能詳的營養成分外，越來越多科學研究也發現，植物性食材含有各式各樣的植化素，可以為身體築起保護健康的防護網，達到降低發炎、防老抗癌、改善三高、遠離失智等效果。這也是我總在演講最後提醒大家，「如果現在不好好選擇食物，以後就要把藥物當食物吃」的原因。

　　本書第一章「吃對植物營養素，從認識五色食材開始」列舉七十五種日常生活的五色食材（其中還包括近年飲

品市場吹起一股夢幻漸層風潮的蝶豆花），每種食材都有營養成分、保健功效、選購與保存要領說明；第四章「善用五色植物性食材做保健食譜」提供了一百三十道簡單易做的保健食譜，廚房新手也能輕鬆上菜，為自己與家人的健康把關。第二章「完整認識救命的植化素」與第三章「原來這些健康迷思，都與植化素有關」，則以實證醫學為基礎，引經據典為讀者提供正確的營養知識與觀念；同時查閱許多文獻，條列出各個植化素在食材中的含量，讓本書成為一本生活應用與專業知識兼具的書籍，也很適合營養專業人士閱讀。

這本書的誕生，要感謝敬愛的吳映蓉老師的提攜，給予我與芷薇空間完成每一項挑戰；更要感謝無私付出、全力支持我的家人，以及讓書更臻完善的幕後英雄，謹以此書獻給你們。最後，期望讀者透過本書，與家人一起享受天然植物營養素帶來的食癒力，啟動增進健康的正向循環。

自序三／李芷薇

願健康飲食讓人走得更長遠

與映蓉老師結緣，是在臺北醫學大學的一堂講座，做為聽眾之一，在台下聽著老師傳授社群媒體經營的訣竅，以及毫無藏私的個人經歷分享，一路從求學、寫作出書到媒體應對等無一不談，竭力傳遞經驗啟發學弟妹們。當下我著實著迷與欽佩！除了親睹女神風采，沒想到後來的緣分遠比想像中深厚。很幸運的，在德志學長的穿針引線下，與老師有了更進一步的認識，加上因緣際會的安排，老師帶著我們開啟了這趟近乎奇幻的寫書大冒險。

老師曾說寫作要有初心、對我而言，我的初心早在實習階段即已埋下，那時，曾有位病患對我說：「如果我年輕時就知道飲食的重要，也許不會這麼快地走到生病這一步。」這段對話彷若被定格、重播一樣，反覆地出現在我寫作、閱讀資料或進行衛教的每個時刻。之所以一腳踏進社區營養推廣工作，正是由於此心──「願健康飲食的觀念能使人走得更長遠」，於是這份熱誠領著我到職場、校園、里民活動中心，去接觸上班族、學生、社區居民，關注從 0 到 99 歲人的飲食健康。每回講座前，我總期許自己把健康觀念講入人心，讓聽眾把營養知識帶進生活，並長期的實踐於選購食材、烹調料理與攝取食物的時時刻刻。與映蓉老師和德志學長合作後，我的初心特別受到共鳴，本書的寫作集結了三位營養專業的視角，融合實務與學術觀點，把飲食健康的觀念、食材營養素的分析，提供給讀者一份可依循、好上手的飲食指南。

所謂的營養均衡，講求的是營養攝取的「平衡」，透過多元的食材搭配，讓所有的食材發揮各自長處、彌補短處，使我們吃進豐富且多樣的營養素，啟動健康正循環。相反的，若一昧限制飲食，以「不能吃這個、不能吃那個」的觀點出發，往往使人失去享受飲食的樂趣，不僅難以達到均衡營養的目標，更難達成所謂飲食健康的訴求。這就是我經常在講座與聽眾分享的觀念──「了解營養，就會發現世界上沒有不營養的食物！」同時也是本書的主旨之一。我

們彙集了重要的營養觀念，並提供實用的「保健食譜」，以多元的食材搭配實例，幫助讀者輕鬆對應適合自己的飲食搭配，觀念與實作一本掌握。

最後，再一次感謝這趟寫書大冒險一路相助的師長、家人與工作夥伴，給予我最大的包容、支持與鼓勵，並關照每一個細節，讓本書有最完好的樣貌。期待讀者能透過這本書增進正確的營養知識，與家人一起享受健康的美好人生。

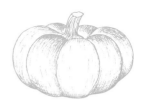

Chapter 1　吃對植物營養素，從認識五色食材開始！

Chapter 2　完整認識救命的植化素

Chapter 3　原來這些健康迷思，都與植化素有關！

Chapter 4　善用五色植物性食材做保健食譜

從「超級飲食」達到營養均衡

許多蔬菜、水果、豆類、堅果與全穀雜糧等植物性食材，除了富含維生素、礦物質及膳食纖維外，還有數千種不同的天然化合物，稱為「植化素」。鑑於大家對植物性食材中的精華「植化素」不甚了解，而錯過了植化素對於健康的超強防護力，相當可惜，因此，我在二〇〇六年完成《五色蔬果健康全書》，首度向國內讀者介紹這個二十一世紀的救命飲食新元素。近年越來越多營養專家投入植化素領域的研究，認識植化素對於人體功效的探討儼然成為趨勢，因此，啟發我再次執筆將植化素的豐富內涵呈現給更多讀者，使植物性食材的優勢有更大程度的發揮。

隨著植物性食材的營養越來越被重視，人們開始更注意自己的飲食習慣，可惜的是，時下人們對食物的認識，大多來自於社群媒體或親友之間的傳言，尤其是慢性病或醫療費用較高的病症，如：癌症、心臟病、糖尿病、視力衰退等，民眾往往希望能以單一的食物取代繁瑣的治療過程。不過，飲食不像流行時尚那麼簡單，若無法辨明謠言就追隨潮流，恐怕會對身體帶來負面的影響。於是我邀請兩位優秀的營養專業，一起陪伴大家看清這些迷思，並起身帶領大家追尋新的飲食潮流──「超級飲食」，希望藉由一系列食材所組成的飲食組合，而非單一的食材，達到飲食均衡且預防疾病發生的效果！在書中，我們整理了許多「保健飲食」，讓大家了解如何均衡、廣泛且多樣地選擇食物，特別是輪流選用不同的蔬果、豆類、全穀雜糧等植物性食材，可以讓你攝取到不同的營養素與植化素，以啟動健康正循環，打造不生病的生活。

如何使用本書？

剛看到這本書會發現豐富的內容猶如字典，不過精美的插圖及分門別類的系統介紹，讓你備感親切，完全沒有距離。它絕對是一本值得收藏、反覆查閱的工具書，你可以透過以下的閱讀方式，有效地吸收本書的知識精華：

- 步驟一：翻閱第一章「吃對植物營養素，從認識五色食材開始」。

閱讀第一章時，可以先瀏覽「哪些人要多吃 XX？」的標題，你將會清楚且驚奇的發現，原來某一種植物性食材的功能正是你需要的，但也要看「飲食小叮嚀」，因為，有些植物性食材雖然功能非常好，但卻不適合大量食用。此外，每一種植物性食材都附上了一個「營養寶庫」，例如，要減重的讀者可以查詢熱量、貧血的讀者可以查鐵含量、腎功能不佳的讀者可以查鉀離子含量等，非常實用。

- 步驟二：先把第三章「原來這些健康迷思，都與植化素有關」瀏覽一次。

本章是日常生活中常遇到的迷思大集合，這些在社群媒體上常見的傳言，都是真的嗎？迷思百百種，就讓我們透過這個章節，帶你看穿這些真假難辨的謠言，建立正確的營養觀念，才能趨吉避凶、永保安康。其中，許多迷思與植物性食材的營養、植化素息息相關，也許你是第一次遇到這些從來沒聽過的植化素，但不用擔心，可以參考第二章「完整認識救命的植化素」，了解每一種植化素的保健功效，搶先認識這些救命飲食新元素。

- 步驟三：直接翻閱第四章「善用五色植物性食材做保健食譜」。

看過第一章及第三章後，相信你已經明白廣泛選用不同食材，可以獲得各種珍貴的營養素與植化素，迫不及待地想要為家人準備一份「超級飲食」。在本章中，我們為你設計且介紹二十二種常見疾病的食材保健食譜，請依照自己或家人的身體狀況，找到需要的保健食譜。每一種保健食譜裡，都列了預防各種疾病的植物性食材，以及一些植化素名詞，此時，讀者可透過查閱第一章相對應的植物性食材介紹，再翻到第二章了解每一種植化素的保健功效。

- 步驟四：翻閱第二章「完整認識救命的植化素」的要訣。

第二章的內容，對絕大部分的讀者而言很陌生，但是，希望大家能抽出時間好好了解二十一世紀不可或缺的營養新知，它不是維生素也不是礦物質，它是存在植物性食材中的救命飲食新元素。植化素能讓植物本身美麗、健康、有活力，更棒的是，植化素作用在人體身上一樣會讓我們美麗、健康、有活力！這一章節的內容絕對值得大家仔細研究，在這一世紀中，如果你不認識植化素，那就不等於認識蔬果。雖然許多植化素

名稱你沒看過，但是這本書提供了一個可隨時查詢的資料庫。

　　本書不會跟你說一些神話般的飲食方法，也沒有劇情高潮的救命故事，但是，本書所提供的飲食方式，都能讓你非常容易地在生活中落實，絕對是一本輕鬆認識植物性食材的生活工具書。健康的飲食需要一步一腳印來經營，無法一朝一夕改變就看到成效，但是，只要朝著正確的飲食習慣邁進，長期下來身體一定會更健康。

吃對植物營養素，
從認識五色食材開始！

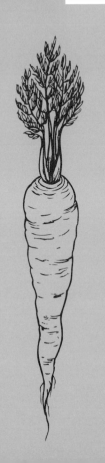
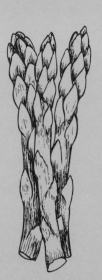
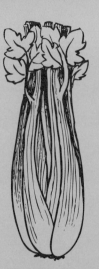
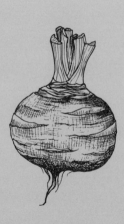

探索五色植物性食材的祕密

多種植物性食材已獲證實：對人體具有相當高的健康促進力與保護力，因而日漸受到營養學者們的推崇，廣泛建議民眾增加植物性食材的攝取量，如：蔬菜、水果、豆類與全穀雜糧。經由攝取植物性食材獲得維生素、礦物質、膳食纖維與植化素，發揮提高免疫力、降低發炎、防老抗癌、改善三高、遠離失智等功效，幫助身體啟動健康正循環，打造不生病的健康生活。

同顏色的植物性食材可以提供不同種類的「植化素」，大致上可以分成綠色、白色、黃色（包含橘色）、紅色、黑色（包括藍色紫色）等五大色系，而每種顏色的食材都有神奇的魔力，具有特別的保健功能，例如：

- **綠色植物性食材**：讓你眼睛更雪亮、預防癌症、強壯骨骼牙齒等。
- **黃色植物性食材**：使你肌膚更有彈性、保護視力、增強免疫力、預防癌症等。
- **白色植物性食材**：可以維持正常血壓、降低膽固醇、抗發炎、維持血糖穩定、預防癌症等。

- **紅色植物性食材**：可以保護心臟、抗老化、預防癌症等。
- **黑色植物性食材**：增進記憶力、保護泌尿系統、預防癌症等。

大家不妨想像一下：每個人的身上都有一個五彩的隱形防護罩，五色植物性食材則是製造這些隱形防護罩的原料，如果五色植物性食材吃得越多種，防護罩就越完整；如果吃得越多，防護罩就越厚實。

因此建議大家在平日的飲食中多攝取五色蔬食，而且每餐餐盤中的植物性食材，最好能占 3/4 以上。在本章我們將介紹七十五種重要蔬食的保健功能，在了解它們的營養價值及功效時，記得也要看「飲食小叮嚀」，因為有些食材雖然保健功效很好，但不見得適合你喔！正確的飲食絕對是健康的基石，在此基石上，可以聰明地選擇一些保健食品，讓自己的健康加分。但是，千萬不能本末倒置，每天只吃保健食品而忽略一般的健康飲食喔！

除了認識食材的特性，還要懂得選購與清洗，才不會錯買或不小心吃下更多

汙染或病菌。七十五種常見蔬食的產期及挑選方式，接下來會詳細說明，在此先告訴大家幾個重要的清洗原則：

- **要食用以前再洗：**先洗後保存的動作，容易加速蔬果的腐敗，所以吃多少洗多少就好。
- **存放久一點再食用：**農藥在空氣中會隨著時間裂解成對身體無害的物質，但根莖類蔬果比較能久放，葉菜類較不能久放，請特別留意。
- **以流動的水清洗最好：**有人喜歡用鹽或清潔劑清洗蔬果，其實效果不大，清洗不乾淨反而容易將清潔劑殘留在蔬果上，最好的清洗方式，就是以流動的水逐片沖洗。
- **輕刷再切最安心：**若經過以上的清洗方式還是不安心，可以使用軟毛刷輕輕刷洗之後，才切除蒂頭或根部。有些蔬果的營養價值其實在果皮，丟棄非常可惜，因此建議還是好好清洗。

　　最後跟大家分享一下我的飲食習慣「吳氏逆轉餐盤飲食法」：每一餐，我會拿一個小盤子把餐桌上各種顏色的蔬菜盡量夾滿我的餐盤，先吃完那盤蔬菜，把蔬菜中的植化素和膳食纖維吃進肚，再開始享用其他食物。此外，我也會盡量選擇未精製過的全穀雜糧類，並以豆類取代部分肉類，比較甜的水果，則放在一餐的最後吃。如此一來，我不但讓餐後血糖不會升太快，也能獲得更多的植化素。色彩豐富的蔬果，是上天賜予我們最天然、最珍貴的禮物，大家在日常飲食中好好把握顏色的搭配，相信每個人都能過得有趣又健康！

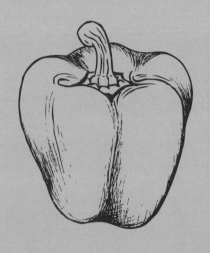

綠色植物食材

PLANT-BASED INGREDIENTS

綠色帶給人們生氣盎然的感覺，看到綠色就覺得生命充滿了希望；為什麼綠色蔬果會是綠油油的顏色呢？大家應該都知道是歸功於葉綠素。

難道我們吃綠色植物食材就是為了葉綠素嗎？當然不是！綠色植物食材中蘊藏著更多有價值的營養素及植化素，能夠維持身體健康、抵抗疾病。

大致而言，綠色植物食材對人體有三大功效：

1. 降低某些癌症的發生率。
2. 維護健康的視力。
3. 強壯骨骼及牙齒。

當然，綠色植物食材帶給我們的好處不止於此，讓我們往下探討，你一定會愛上綠色植物食材的！

九層塔
Basil

九層塔又稱為羅勒，原產在熱帶地區、印度、中國，而台灣地區早期由荷蘭人引進，以前農村地區庭院會栽種九層塔，因特殊的氣味而贏得「九層塔、十里香」的封號，後來因大家對九層塔的接受度相當高，因此全省開始大面積的栽種。曾經有網路謠言說九層塔含有一種致癌物「黃樟素」，其實，九層塔所含的黃樟素，是天然植物為了防止病蟲害而生成的植化素，含量非常少。九層塔其實含有許多對人體有益的植化素，而且我們吃九層塔主要在於調味，大家不必過度恐慌。九層塔因具有特殊的氣味，無論在中式或西式的料理上都具有畫龍點睛的效果，小小一撮就可以讓佳餚不同凡響。

九層塔的營養寶庫
營養成分（每一百克的營養成分）

一般成分	礦物質	維生素	其他	主要的植化素
熱量 (Kcal) 28	鈉 (mg) 2	維生素 A 視網醇當量 (RE)(ug) 1605.4	膽固醇 (mg) 0	丁香酚 (eugenol)
水分 (g) 91.0	鉀 (mg) 347	維生素 E 當量 (mg) 0.09		咖啡酸 (caffeic acid)
粗蛋白 (g) 2.9	鈣 (mg) 191	維生素 B 群 & C		檸檬烯 (d-Limonene)
粗脂肪 (g) 0.4	鎂 (mg) 42	維生素 B1 (mg) 0.07		麩胱甘肽 (glutathione)
灰分 (g) 1.4	鐵 (mg) 4.7	維生素 B2 (mg) 0.23		beta-穀固醇 (beta-sitosterol)
總碳水化合物 (g) 4.4	鋅 (mg) 0.6	菸鹼素 (mg) 0.84		beta-胡蘿蔔素 (beta-carotene)
膳食纖維 (g) 3.4	磷 (mg) 53	維生素 B6 (mg) 0.32		葉黃素 (lutein)
		維生素 B12 (ug) 0		玉米黃素 (zeaxanthin)
		維生素 C (mg) 13.8		beta-隱黃素 (beta-cryptoxanthin)

選購及保存要領

選擇葉片翠綠、完整不枯萎，聞起來味道濃郁者。九層塔並不耐放，買回來後最好放在保鮮袋中，並置於冰箱內冷藏。

● 想要減少細菌感染的人

九層塔特殊的氣味，主要來自於它含有的特殊精油，包含芳樟醇（linalool）、 桉油醇（cineole）、丁香酚（eugenol）與檸檬烯（d-Limonene）等，這些成分能有效地抑制細菌的生長。吃生菜沙拉或生魚片時，若配上新鮮的九層塔，不但能增加風味，還具有殺菌的功能，因此，建議下次在沙拉盤中放入一些九層塔。

● 想要減緩關節炎症狀的人

九層塔中所含的丁香酚被證實具有抑制發炎的作用，體內的發炎反應通常是由於前列腺素過多而引發後續的發炎步驟，而丁香酚能抑制前列腺素合成過程中一個重要酵素 cyclooxygenase（COX）的活性，能減緩發炎反應。因此，關節疼痛的人可以吃九層塔來減低關節的慢性發炎反應。這也是為何民俗療法建議吃九層塔煎蛋，來改善風濕症及腰痠背痛的原因。

● 想要有強壯骨骼的人

九層塔含有非常豐富的維生素 K，兩小匙的九層塔約可提供人體每天 18 ～ 25％維生素 K 的需求量，維生素 K 能刺激骨鈣素（osteocalcin）的形成，而骨鈣素能增加骨骼礦物質的堆積，再加上九層塔本身鈣的含量也非常豐富，因此，想要有健壯的骨骼可以多吃一些九層塔。

● 想要有良好視力的人

大家都知道缺乏維生素 A 會得到夜盲症，在昏暗的燈光下無法看見東西。而九層塔含有非常豐富的維生素 A，多吃可以改善夜盲症的症狀。

飲食小叮嚀

● 服用抗凝血劑的人應少吃

由於九層塔含有豐富的維生素 K，能幫助血液凝集，服用抗凝血劑的人不能多吃，避免影響藥效。

大白菜
Chinese Cabbage

大白菜是屬於十字花科的蔬菜，它是結球白菜類，又稱包心白菜。它的營養成分雖不如小白菜豐富，但是，大白菜蘊含豐富的植化素，讓它的防癌成績非常亮眼，是冬天吃火鍋時不可缺少的蔬菜。

大白菜的營養寶庫
營養成分（每一百克的營養成分）

一般成分	礦物質	維生素	其他	主要的植化素
熱量 (Kcal) 17	鈉 (mg) 24	維生素 A 視網醇當量 (RE)(ug) 3.4	膽固醇 (mg) 0	異硫氰酸鹽 (isothiocyanate)
水分 (g) 95.1	鉀 (mg) 167	維生素 E 總量 (mg) 0.13		brassinin
粗蛋白 (g) 1.2	鈣 (mg) 40	維生素 B 群 & C		葡萄糖豆瓣菜素 (gluconasturtiin，會水解成 異硫氰酸苯乙酯 phenethyl isothiocyanate, PEITC)
粗脂肪 (g) 0.3	鎂 (mg) 10	維生素 B1 (mg) 0.03		
灰分 (g) 0.5	鐵 (mg) 0.4	維生素 B2 (mg) 0.03		芹菜素 (apigenin)
總碳水化合物 (g) 2.9	鋅 (mg) 0.2	菸鹼素 (mg) 0.40		檞皮素 (quercetin)
膳食纖維 (g) 0.9	磷 (mg) 33	維生素 B6 (mg) 0.09		楊梅素 (myricetin)
		維生素 B12 (ug) 0		木犀草素 (luteolin)
		維生素 C (mg) 16.5		山奈酚 (kaempferol)

選購及保存要領

宜選球體緊密結實，底部堅硬，葉片新鮮脆嫩、無斑點的。大白菜若以報紙包裹放於陰暗處，可保存一星期；若包裹好放入塑膠袋密封，可在冰箱存放兩星期。十二月至隔年二月是盛產期，其他月分為淡產期。

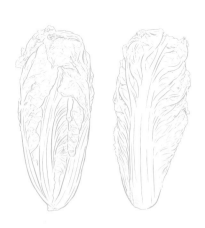

哪些人要多吃大白菜？

• 想要預防乳癌的人

大白菜中含有的 brassinin、葡萄糖豆瓣菜素及異硫氰酸鹽，對於預防或抑制乳癌有相當貢獻，因此

女性朋友可以多吃一些大白菜來預防乳癌。

● **想要預防食道癌、胃癌及大腸癌的人**

大白菜中的異硫氰酸鹽及異硫氰酸苯乙酯兩種植化素，能加速將致癌物排出體外，還能抑制腫瘤細胞分裂，甚至誘發癌症細胞死亡。因此大白菜是能保護消化道，免於癌症發生的好蔬菜。

● **想要遠離癌症的人**

大白菜除了能預防乳癌及消化道的癌症外，還含有豐富的類黃酮素，如芹菜素、槲皮素、楊梅素、木犀草素及山奈酚，每個都是優秀的抗氧化劑及防癌高手，平時可多吃一些大白菜儲存防癌本錢。

● **想要降火氣的人**

大白菜中的芹菜素可以抑制某些發炎反應的發生，這些發炎反應在中醫的觀念中解釋為「燥」或火氣大，因此，大白菜是降火氣的好蔬菜。

飲食小叮嚀

● **體質較虛寒者不要多吃**

大白菜屬於寒性蔬菜，體質較虛寒者不要多吃，或者在烹調時以生薑爆香去寒。

小白菜
Bok Choy

小白菜是屬於十字花科的蔬菜，因為它是不結球白菜，所以我們稱它做小白菜，若是結球白菜則稱為大白菜。小白菜為高鈣的蔬菜來源（即每 100 克鈣含量大於 75 毫克），是平價又具良好營養價值的蔬菜。

小白菜的營養寶庫
營養成分（每一百克的營養成分）

一般成分	礦物質	維生素		其他	主要的植化素
熱量 (Kcal) 12	鈉 (mg) 48	維生素 A 視網醇當量 (RE)(ug) 96.1		膽固醇 (mg) 0	吲哚-3-甲醇 (indole-3-carbinol)
水分 (g) 95.8	鉀 (mg) 249	維生素 E 總量 (mg) 0.88			蘿蔔硫素 (sulforaphane)
粗蛋白 (g) 1.2	鈣 (mg) 103	維生素 B 群 & C			楊梅素 (myricetin)
粗脂肪 (g) 0.2	鎂 (mg) 20	維生素 B1 (mg) 0.04			槲皮素 (quercetin)
灰分 (g) 0.9	鐵 (mg) 1.3	維生素 B2 (mg) 0.07			芹菜素 (apigenin)
總碳水化合物 (g) 1.9	鋅 (mg) 0.3	菸鹼素 (mg) 0.64			
膳食纖維 (g) 1.3	磷 (mg) 30	維生素 B6 (mg) 0.10			
		維生素 B12 (ug) 0			
		維生素 C (mg) 20.8			

選購及保存要領

選購整株葉片完整、葉色鮮明不枯黃，葉片及葉柄肥厚者為佳。小白菜不耐久放，放久會枯黃，最好購買後盡速食用，若要存放於冰箱，需以紙張包裹好，但不宜超過一週。十～十一月是盛產期，其他月分為淡產期。

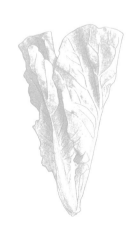

哪些人要多吃小白菜？

● 想要預防乳癌及攝護腺癌的人

小白菜就像其他十字花科蔬菜一樣，具有特殊的含硫植化素，如吲哚-3-甲醇、蘿蔔硫素、楊梅素、

槲皮素及芹菜素等植化素，它們都具有良好的防癌能力。尤其是吲哚-3-甲醇及蘿蔔硫素能有效地預防乳癌及攝護腺癌。此外，楊梅素及槲皮素均能降低攝護腺癌的發生率。

● 想要降火氣的人

小白菜所含的芹菜素能抑制身體中的一些發炎反應，以中醫的角度來看，這些發炎反應就是火氣大，小白菜中的芹菜素可以用來降火氣，是清涼退火的好蔬菜。

● 想要擁有健康牙齦的人

有些人因火氣大導致牙齦常常流血，小白菜富含芹菜素，剛好能夠改善牙齦出血的狀況。

● 想要有強壯骨骼的人

小白菜除了鈣的含量豐富外，也是非常好的維生素 K 來源。維生素 K 能刺激骨鈣素的形成，而骨鈣素能增加骨骼礦物質的堆積，因此，想要有健壯的骨骼可以多吃一些小白菜。

飲食小叮嚀

● 體質較寒者不要多吃

食用小白菜並無特別的禁忌，但小白菜的降火氣功能佳，體質較寒者不宜多吃。

甘薯葉
Sweet Potato Vine

甘薯葉就是地瓜的葉片，因病蟲害少，所以鄉間到處可見，亦稱為過溝菜或地瓜葉，以前的人也常用甘薯葉來做為豬飼料，所以也稱豬菜。雖然過往多為窮苦人家食用，現在可是熱門的保健蔬菜，根據研究發現，甘薯葉含有非常豐富的類黃酮素，是一種抗氧化力很強的蔬菜。而紅甘薯葉的營養價值又優於綠甘薯葉。

甘薯葉的營養寶庫
營養成分（每一百克的營養成分）

一般成分	礦物質	維生素	其他	主要的植化素
熱量 (Kcal) 28	鈉 (mg) 39	維生素 A 視網醇當量 (RE)(ug) 596.1	膽固醇 (mg) 0	beta-胡蘿蔔素 (beta-carotene)
水分 (g) 90.9	鉀 (mg) 401	維生素 E 總量 (mg) 1.09		楊梅素 (myricetin)
粗蛋白 (g) 3.2	鈣 (mg) 105	維生素 B 群 & C		槲皮素 (quercetin)
粗脂肪 (g) 0.3	鎂 (mg) 35	維生素 B1 (mg) 0.08		芹菜素 (apigenin)
灰分 (g) 1.2	鐵 (mg) 2.5	維生素 B2 (mg) 0.18		
總碳水化合物 (g) 4.4	鋅 (mg) 0.5	菸鹼素 (mg) 0.66		
膳食纖維 (g) 3.3	磷 (mg) 44	維生素 B6 (mg) 0.20		
		維生素 B12 (ug) 0		
		維生素 C (mg) 26.8		

選購及保存要領

宜選擇葉片完整肥厚、鮮綠幼嫩者為佳。甘薯葉不宜久放，購買後應盡速食用，或者以紙張包裹後封於塑膠袋內，冰箱內存放不要超過一星期。四～十一月是盛產期，其他月分為淡產期。

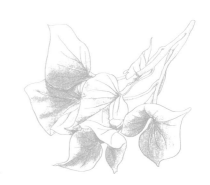

哪些人要多吃甘薯葉？

● 想要擁有健康心血管的人

以前窮人家吃的甘薯葉，現在成為科學家眼中的超級抗氧化蔬菜，它所含的楊梅素、槲皮素、芹菜

素都是抗氧化高手，可以清除血管中不聽話的自由基，使血管維持年輕的狀態。甘薯葉可說是保健心血管最好的蔬菜。

● 想要降血糖的人

甘薯葉含有豐富的楊梅素，這種植化素可以讓血管中多餘的血糖跑到細胞中利用掉，而不會滯留在血管中，因此是降血糖的優良蔬菜。

● 想要擁有優異視覺的人

若想在昏暗的光線中看清楚東西，需要靠維生素 A 的幫忙，若沒有攝食足夠的維生素 A，將會得到夜盲症。甘薯葉的維生素 A 含量豐富，經常吃甘薯葉能擁有銳利的視覺。

● 想要擁有光滑皮膚的人

人體一旦缺乏維生素 A，皮膚會粗糙、乾燥、脫皮。如果發現皮膚有這種現象時，可以多吃一些甘薯葉來補充維生素 A，使皮膚重現光滑。

飲食小叮嚀

● **無任何飲食禁忌**

甘薯葉是平性的蔬菜，便宜營養價值又高，可以常常食用。

甘藍菜
Cabbage

甘藍菜是屬於十字花科的蔬菜，可能有人對甘藍菜這個名稱較陌生，但若提到它另一個名字——高麗菜，大家就非常熟悉了。甘藍菜是我們日常生活中經常食用的蔬菜，待大家深入了解甘藍菜所蘊含的多種植化素後，會更加重視這個三不五時就出現在餐桌上的平價蔬菜。

甘藍菜的營養寶庫
營養成分（每一百克的營養成分）

一般成分	礦物質	維生素	其他	主要的植化素
熱量 (Kcal) 23	鈉 (mg) 11	維生素 A 視網醇當量 (RE)(ug) 5	膽固醇 (mg) 0	beta-胡蘿蔔素 (beta-carotene)
水分 (g) 93.2	鉀 (mg) 187	維生素 E 總量 (mg) 0.24		葉黃素 (lutein)
粗蛋白 (g) 1.3	鈣 (mg) 47	維生素 B 群 & C		吲哚 -3- 甲醇 (indole-3-carbinol)
粗脂肪 (g) 0.1	鎂 (mg) 12	維生素 B1(mg) 0.03		蘿蔔硫素 (sulforaphane)
灰分 (g) 0.5	鐵 (mg) 0.4	維生素 B2 (mg) 0.02		異硫氰酸苯乙酯 (phenethyl isothiocyanate, PEITC)
總碳水化合物 (g) 4.8	鋅 (mg) 0.3	菸鹼素 (mg) 0.24		木犀草素 (luteolin)
膳食纖維 (g) 1.1	磷 (mg) 30	維生素 B6(mg) 0.17		芹菜素 (apigenin)
		維生素 B12 (ug) 0		葡萄糖二酸 (d-glucaric acid)
		維生素 C (mg) 37.2		

選購及保存要領

宜選擇球形完整並緊密者，葉片新鮮脆嫩，無乾枯為佳。以報紙包裹後，放於陰涼處或冰箱內可儲存約兩週。十月至隔年五月是盛產期，其他月分為淡產期。

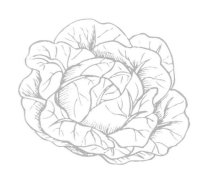

哪些人要多吃甘藍菜？

• 想要預防乳癌、攝護腺癌的人

一項流行病學研究發現，習慣每週攝食 4 份或更多甘藍菜的女性，乳癌的發生機率遠低於那些每週

只吃 1 份或不吃甘藍菜的女性。這要歸功於甘藍菜富含的吲哚-3-甲醇和蘿蔔硫素的防癌效果。而這兩種植化素對預防攝護腺癌也有顯著的效果。

● 想要遠離大腸癌的人

甘藍菜擁有豐富的膳食纖維可以當腸道的清道夫，但這還不夠棒，甘藍菜中的蘿蔔硫素可以抑制容易被誘發的大腸癌基因，使罹患大腸癌的機會降低。而且甘藍菜的異硫氰酸苯乙酯，能抑制大腸腫瘤細胞的分裂與生長。想要預防大腸癌或有大腸癌家族史的人不妨多吃。

● 想要預防癌症的人

甘藍菜包含的各種植化素：beta-胡蘿蔔素、葉黃素、吲哚-3-甲醇、蘿蔔硫素、木犀草素、芹菜素及葡萄糖二酸等，都是身手矯健的防癌高手。

● 想要預防或改善胃、十二指腸潰瘍的人

甘藍菜所含的 S-methylmethionine（俗稱維生素 U），能加速腸胃道黏膜的修復與再生，而豐富的維生素 K 也具有止血功能，能幫助潰瘍修復。若是飲用生的甘藍蔬菜汁效果更佳。

飲食小叮嚀

● **甲狀腺功能失調者應少吃**

甘藍菜含有一種天然甲狀腺腫大劑（natural goitrogens），會干擾甲狀腺運作，健康的人不必擔心，甲狀腺功能失調者應少吃。

● **切碎、快煮確保抗癌物質**

甘藍菜中的含硫防癌物質需經酵素分解才會釋放出來，而切碎的動作可以加速防癌物質的釋放。建議烹煮不要超過 5 分鐘，否則會大量流失。

四季豆
String Bean

四季豆又稱敏豆，由於一年四季都可以吃到，所以稱其為四季豆，是大家常常吃的一種豆類，但是營養的分類是蔬菜類，最有名的烹飪方式為乾煸四季豆。

四季豆的營養寶庫
營養成分（每一百克的營養成分）

一般成分	礦物質	維生素	其他	主要的植化素
熱量 (Kcal) 27	鈉 (mg) 7	維生素 A 視網醇當量 (RE)(ug) 32.4	膽固醇 (mg) 0	花青素 (anthocyanin)
水分 (g) 92.8	鉀 (mg) 192	維生素 E 總量 (mg) 0.13		前花青素 (proanthocyanidin)
粗蛋白 (g) 1.7	鈣 (mg) 24	維生素 B 群 & C		楊梅素 (myricetin)
粗脂肪 (g) 0.1	鎂 (mg) 20	維生素 B1 (mg) 0.05		槲皮素 (quercetin)
灰分 (g) 0.5	鐵 (mg) 3.2	維生素 B2 (mg) 0.08		木犀草素 (luteolin)
總碳水化合物 (g) 5.0	鋅 (mg) 0.4	菸鹼素 (mg) 0.52		beta-穀固醇 (beta-sitosterol)
膳食纖維 (g) 1.9	磷 (mg) 40	維生素 B6 (mg) 0.05		皂素 (saponin)
		維生素 B12 (ug) 0		
		維生素 C (mg) 8.3		

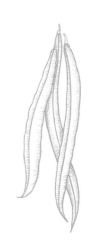

選購及保存要領

選擇豆莢光澤富彈性且無皺摺、豆仁均勻飽滿者為佳。四季豆耐久放，若以紙張包裹封於塑膠袋內，可存放於冰箱約三週。十一月至隔年五月是盛產期，其他月分則為淡產期。

哪些人要多吃四季豆？

• 想要降低膽固醇的人

四季豆中所含的 beta-穀固醇，能在腸道中阻礙身體吸收食物中的膽固醇，所含的皂素，也能增加膽

固醇從膽汁排出的量。想要降膽固醇的人，可以多吃一些四季豆。

● 想要排便通暢的人

四季豆的豆莢含有豐富的膳食纖維，可以促進腸胃蠕動及排便。便祕的人可以多吃一些四季豆，使排便順暢。

● 想要預防大腸癌的人

四季豆中含有豐富的膳食纖維，可以減少毒素殘留於腸道內。而且，四季豆中所含的葉綠素與多種類黃酮素，都是打擊癌細胞的最佳工具，平時多吃一些準沒錯。

飲食小叮嚀

● 豆類不可生吃

豆類含有豆角毒素，會造成紅血球破裂，形成溶血的現象；然而豆角毒素可經由加熱去除其破壞力，因此，若要得到四季豆的好處一定要將它煮熟。

芭樂
Guava

芭樂是我們最常吃的水果之一,又稱番石榴、拔仔或那拔仔。芭樂具有豐富的維生素 C,同等重量的芭樂及橘子比起來,芭樂的維生素 C 含量是橘子的 5 倍,而且芭樂也含有許多令人驚豔的植化素,是一種很有保健功效的水果。

白肉芭樂的營養寶庫
營養成分(每一百克的營養成分)

一般成分	礦物質	維生素		其他	主要的植化素
熱量 (Kcal) 38	鈉 (mg) 2	維生素 A 視網醇當量 (RE)(ug) 6.9		膽固醇 (mg) 0	beta-胡蘿蔔素 (beta-carotene)
水分 (g) 89.1	鉀 (mg) 142	維生素 E 總量 (mg) 0.22			鞣花酸 (ellagic acid)
粗蛋白 (g) 0.7	鈣 (mg) 7	維生素 B 群 & C			沒食子酸 (gallic acid)
粗脂肪 (g) 0.1	鎂 (mg) 5	維生素 B1 (mg) 0.03			楊梅素 (myricetin)
灰分 (g) 0.5	鐵 (mg) 0.2	維生素 B2 (mg) 0.02			芹菜素 (apigenin)
總碳水化合物 (g) 9.6	鋅 (mg) 0.8	菸鹼素 (mg) 0.66			
膳食纖維 (g) 3.6	磷 (mg) 13	維生素 B6 (mg) 0.08			
		維生素 B12 (ug) 0			
		維生素 C (mg) 120.9			

選購及保存要領

選擇果皮無腐爛、用手秤起來有分量者。軟硬度則依個人的喜好選擇。尚未熟透的芭樂很耐放,置於冰箱中可達半個月之久。全年都為產期。

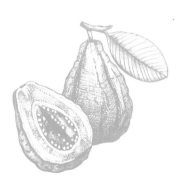

哪些人要多吃芭樂?

• 想要降低血糖的人

芭樂具有豐富的楊梅素能夠將血糖帶入細胞中,不讓血糖留在血管裡造成高血糖或糖尿病。這也是為什麼中醫認為芭樂性平、味甘澀,具治糖尿病殊

效的原因。想要預防或改善糖尿病的人,可以多吃一些芭樂。但芭樂放太熟後糖分變多,GI 值會升高,也就是食用後會加速血糖上升,需要控制食用量。

● **想要養顏美容的人**

芭樂的熱量低,所含的豐富維生素 C 是製造皮膚中膠原蛋白的重要因子,因此,充足的維生素 C 能使皮膚白皙且具彈性,難怪芭樂是愛美的女性愛不釋手的水果。

● **想要遠離慢性病的人**

美國農業部(USDA)的研究人員發現,芭樂所含的抗氧化劑總量在水果中算是很高的,如維生素 C、beta-胡蘿蔔素、楊梅素、沒食子酸、芹菜素,個個都是抗氧化高手。芭樂在台灣價廉又物美,是日常生活中很好的抗氧化水果,常常食用可以遠離因自由基引起的一些慢性病,如癌症、糖尿病及冠心病等。

飲食小叮嚀

● **消化系統不好的人不可多吃**

芭樂基本上可以連籽一起吃,然而,平時消化系統就不好的人(像是胃潰瘍、十二指腸潰瘍),芭樂籽反而會刺激腸胃道,造成消化不良。

空心菜
Water Spinach

空心菜又稱應菜或蕹菜,是非常大眾化的蔬菜。空心菜的生命力旺盛,旱地及水中都能生長,一般而言,蕹菜纖維質豐富,但種植在水中的水蕹菜,其膳食纖維較少。

空心菜的營養寶庫
營養成分(每一百克的營養成分)

一般成分	礦物質	維生素	其他	主要的植化素
熱量 (Kcal) 21	鈉 (mg) 66	維生素 A 視網醇當量 (RE)(ug) 230.9	膽固醇 (mg) 0	beta-胡蘿蔔素 (beta-carotene)
水分 (g) 93.0	鉀 (mg) 397	維生素 E 總量 (mg) 0.67		葉黃素 (lutein)
粗蛋白 (g) 2.0	鈣 (mg) 70	維生素 B 群 & C		槲皮素 (quercetin)
粗脂肪 (g) 0.3	鎂 (mg) 29	維生素 B1 (mg) 0.05		
灰分 (g) 1.2	鐵 (mg) 2.1	維生素 B2 (mg) 0.15		
總碳水化合物 (g) 3.5	鋅 (mg) 0.3	菸鹼素 (mg) 0.79		
膳食纖維 (g) 2.5	磷 (mg) 41	維生素 B6 (mg) 0.10		
		維生素 B12 (ug) 0		
		維生素 C (mg) 12.7		

選購及保存要領

應選擇整株完整、葉片青嫩、葉柄及莖硬挺者,若有枯黃、腐爛長出鬚根者不宜選購。空心菜容易腐壞,購買後最好立刻食用,若以紙張包裹後置於冰箱,不要存放超過一個星期。三~十一月是盛產期,其他月分為淡產期。

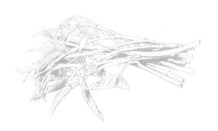

哪些人要多吃空心菜?

• 想要降血糖的人

空心菜含有類似胰島素的物質,可以降低血糖、

穩定血糖。在印度或中國，常以空心菜做為降血糖的食療偏方。所以，想降血糖的人不妨多吃一些。

● 想要預防或改善高血壓的人

空心菜中含有高量的鉀離子，有助於將多餘的水分排出體外，以降低血壓。民間常以空心菜的老莖頭，連根煎湯飲用，可用來降血壓、治暑熱、牙齦浮腫、眼睛浮腫等症狀。

● 想要預防心血管疾病的人

有研究發現，空心菜葉萃取物中含有高量的類黃酮素，例如所含的槲皮素其抗氧化能力，遠遠超過維生素 E 與維生素 C，可以有效清除血管中的自由基，保持血管的暢通與彈性。想要預防心血管疾病的人，不妨多吃一些空心菜。

飲食小叮嚀

● **體質虛寒者及產婦不可多吃**

空心菜是寒性蔬菜，若是體質虛寒，常常手腳冰冷、拉肚子者不可多吃，正在坐月子的產婦也不宜吃空心菜。

● **腎功能不佳者應留意**

空心菜的含鉀量相當高，腎功能不好需要限鉀的人應避免攝食太多。

芥菜
Mustard Green

芥菜是屬於十字花科的蔬菜,又稱長年菜,是中國人年夜飯一定要吃的吉祥菜,代表長長久久的意思;它又叫做刈菜,經過加工醃漬後又稱為酸菜或鹹菜。客家人亦常常取芥菜的頂芽或側芽,製作有芥末般辣味的衝菜。

芥菜的營養寶庫
營養成分(每一百克的營養成分)

一般成分	礦物質	維生素		其他	主要的植化素
熱量 (Kcal) 19	鈉 (mg) 9	維生素 A 視網醇當量 (RE)(ug) 123.4		膽固醇 (mg) 0	beta-胡蘿蔔素 (beta-carotene)
水分 (g) 93.8	鉀 (mg) 330	維生素 E 總量 (mg) 0.66			葉黃素 (lutein)
粗蛋白 (g) 1.5	鈣 (mg) 80	維生素 B 群 & C			吲哚-3- 甲醇 (indole-3-carbinol)
粗脂肪 (g) 0.2	鎂 (mg) 14	維生素 B1 (mg) 0.04			蘿蔔硫素 (sulforaphane)
灰分 (g) 1.0	鐵 (mg) 1.2	維生素 B2 (mg) 0.08			異硫氰酸苯乙酯 (phenethyl isothiocyanate, PEITC)
總碳水化合物 (g) 3.5	鋅 (mg) 0.6	菸鹼素 (mg) 0.34			
膳食纖維 (g) 1.6	磷 (mg) 32	維生素 B6 (mg) 0.11			
		維生素 B12 (ug) 0			
		維生素 C (mg) 41.0			

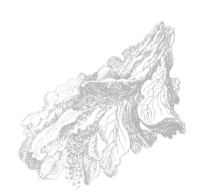

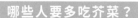 選購及保存要領

芥菜有許多品種,若是葉用芥菜,就選擇葉片完整、沒有枯黃也沒有開花者為佳;若是包心芥菜,葉柄不要有軟化現象、越肥厚越好。芥菜不易腐壞,若以紙張包裹後放於冰箱可達兩週。九月至隔年二月是盛產期,其他月分為淡產期。

哪些人要多吃芥菜?

● 想要遠離癌症的人

芥菜中所含的主要植化素有:葉黃素、吲哚-3- 甲

醇、蘿蔔硫素、異硫氰酸苯乙酯等，個個都是防癌高手，每種植化素都有自己一套的防癌方式。我們可以多吃芥菜來預防癌症發生。

● 想要改善氣喘症狀的人

芥菜含有豐富的維生素 C，不僅能清除引起氣管收縮的自由基，還能加速發炎物質組織胺（histamine）的代謝，降低氣管的慢性發炎現象。此外，芥菜也含有豐富的 beta-胡蘿蔔素，能幫助氣管放鬆，這正解釋了為何中醫認為芥菜有去痰利肺氣的功能。

● 想要降低膽固醇的人

身體可以透過膽汁生成來代謝膽固醇，肝臟為了維持人體需要的膽汁量，因此可以間接加速代謝膽固醇。研究發現，芥菜膳食纖維可以與膽汁混合，增加膽汁從糞便排泄，且以煮熟的芥菜效果更好。

● 想要擁有年輕視力的人

芥菜中含有許多維持雙眼視力的營養素，葉黃素及玉米黃素能降低有害光對於眼睛視網膜與水晶體的傷害，beta-胡蘿蔔素可以經由身體轉化成維生素 A，預防夜盲症的發生。因此，想保護眼睛的人平時可增加芥菜的選擇。

飲食小叮嚀

● **腎臟結石或膀胱結石者少吃**

芥菜中含有豐富的草酸 (oxalate)，容易在體內形成結石，有腎臟結石或膀胱結石的人應少吃。在烹調時，可將芥菜於滾水中川燙溶出草酸，濾掉湯汁後再烹調。

● **甲狀腺功能失調者應少吃**

因為芥菜含有一種天然甲狀腺腫大劑，會干擾甲狀腺的正常功能，正常人每天吃 1 份芥菜沒問題，但是甲狀腺功能失調者應少吃。

芥藍
Kale

芥藍菜是屬於十字花科的蔬菜,又稱格藍菜或綠葉甘藍,吃起來有點苦苦的。它含有非常豐富的維生素 A,是日常生活中普遍食用的蔬菜。

芥藍的營養寶庫
營養成分(每一百克的營養成分)

一般成分	礦物質	維生素	其他	主要的植化素
熱量 (Kcal) 20	鈉 (mg) 27	維生素 A 視網醇當量 (RE)(ug) 738	膽固醇 (mg) 0	beta-胡蘿蔔素 (beta-carotene)
水分 (g) 93.6	鉀 (mg) 292	維生素 E 總量 (mg) 1.34		玉米黃素 (zeaxanthin)
粗蛋白 (g) 1.7	鈣 (mg) 181	維生素 B 群 & C		葉黃素 (lutein)
粗脂肪 (g) 0.3	鎂 (mg) 31	維生素 B1 (mg) 0.03		吲哚-3- 甲醇 (indole-3-carbinol)
灰分 (g) 1.1	鐵 (mg) 1.4	維生素 B2 (mg) 0.08		蘿蔔硫素 (sulforaphane)
總碳水化合物 (g) 3.2	鋅 (mg) 0.4	菸鹼素 (mg) 0.43		異硫氰酸鹽 (isothiocyanate)
膳食纖維 (g) 1.9	磷 (mg) 37	維生素 B6 (mg) 0.11		楊梅素 (myricetin)
		維生素 B12 (ug) 0		槲皮素 (quercetin)
		維生素 C (mg) 51.9		芹菜素 (apigenin)

選購及保存要領

選擇葉片顏色深綠、葉梗硬挺但不粗老,莖至葉部會有粉質覆蓋、花苞未開者為佳。芥藍菜很容易老化、枯黃,建議購買後盡快食用,因為放越久苦味越明顯。全年都為產期。

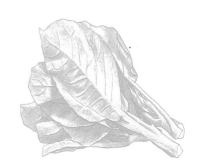

哪些人要多吃芥藍?

● 想要遠離癌症的人

芥藍就像其他十字花科蔬菜一樣,具有特殊的含硫植化素,如吲哚-3-甲醇、蘿蔔硫素及異硫氰酸

鹽，都是防癌高手。芥藍菜能夠預防乳癌、攝護腺癌、食道癌、結腸癌等。此外，芥藍菜中豐富的 beta-胡蘿蔔素可以預防皮膚癌。

- **想要擁有健康視力的人**

芥藍中豐富的 beta-胡蘿蔔素可轉換成維生素 A，而維生素 A 是用來預防夜盲症的重要營養素，而且芥藍中的葉黃素及玉米黃素，都是預防視網膜病變與白內障的視力守護者。

- **想要預防心血管疾病的人**

芥藍中楊梅素及槲皮素的抗氧化能力，都遠超過維生素 C 及維生素 E，能阻止低密度脂蛋白膽固醇（LDL-cholesterol，俗稱壞的膽固醇）氧化卡在血管壁上，所以中醫認為芥藍有清血的效果。

- **想要擁有強健骨骼的人**

芥藍是高鈣的蔬菜，人體可以順利的從芥藍中吸收鈣質，且其中所含的葉酸及維生素 B6，亦能幫助骨骼中膠原蛋白的形成，是保健骨骼的好蔬菜。

飲食小叮嚀

- **甲狀腺功能失調者應少吃**

因為芥藍菜含有一種天然甲狀腺腫大劑，會干擾甲狀腺的正常功能，甲狀腺功能失調者應少吃。

奇異果
Kiwi Fruit

原產於中國稱為獼猴桃、猴桃或猴梨，後來才在紐西蘭發揚光大，重新命名為奇異果。奇異果與芭樂、柳橙等都屬於維生素 C 豐富的水果。

奇異果的營養寶庫
營養成分（每一百克的營養成分）

一般成分	礦物質	維生素	其他	主要的植化素
熱量 (Kcal) 56	鈉 (mg) 3	維生素 A 視網醇當量 (RE)(ug) 11.0	膽固醇 (mg) 0	beta-胡蘿蔔素 (beta-carotene)
水分 (g) 84.0	鉀 (mg) 291	維生素 E 總量 (mg) 1.69		葉黃素 (lutein)
粗蛋白 (g) 1.1	鈣 (mg) 28	維生素 B 群 & C		玉米黃素 (zeaxanthin)
粗脂肪 (g) 0.3	鎂 (mg) 12	維生素 B1 (mg) 0.01		beta-隱黃素 (beta-cryptoxanthin)
灰分 (g) 0.7	鐵 (mg) 0.3	維生素 B2 (mg) 0.03		單寧酸 (tannic acid)
總碳水化合物 (g) 14.0	鋅 (mg) 0.2	菸鹼素 (mg) 0.18		
膳食纖維 (g) 2.7	磷 (mg) 30	維生素 B6 (mg) 0.14		
		維生素 B12 (ug) 0		
		維生素 C (mg) 73.0		

選購及保存要領

選擇果實飽滿、果皮絨毛多者，若要馬上食用，宜選擇可聞到果香且輕壓蒂頭已軟化者。若果皮還是硬的，可放於室溫催熟；果皮已軟的可放於冰箱約兩週。十～十二月盛產，其他月分為淡產。

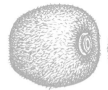

哪些人要多吃奇異果？

• 想要擁有年輕視力的人

奇異果中含有許多對視力有幫助的好東西，beta-胡蘿蔔素能轉化成維生素 A 來預防夜盲症，而葉黃

素及玉米黃素是能保護視網膜及水晶體，免於受到陽光傷害的護眼雙傑。若想擁有銳利的視力，多吃奇異果是很好的選擇。

• 想要預防大腸癌的人

奇異果中含有豐富的膳食纖維，可以減少毒素殘留於腸道內。而且，奇異果中所含的 beta-隱黃素能阻止自由基對 DNA 的攻擊，此外，還有研究發現 beta-隱黃素能降低大腸癌的發生率。

• 想要預防或減緩氣喘症狀的人

奇異果中的維生素 C 對氣管有很好的保護作用，在義大利有一項針對一千八百多位六、七歲學童所做的研究，發現一星期吃 5 ～ 7 份奇異果的學童，其氣喘的現象有相當程度的改善。

• 想要改善睡眠品質的人

在水果中，奇異果所含的鈣質算豐富的，鈣質可穩定且放鬆神經系統，有研究發現一天吃 2 顆奇異果，可以明顯地縮短入睡時間，若有睡眠障礙的人，可以試著每天吃 2 顆奇異果。

• 想要預防心血管疾病的人

奇異果中所含的維生素 C、beta-胡蘿蔔素、葉黃素等都是很好的抗氧化劑，可以保護心血管。而且有研究發現，若每天吃 2 ～ 3 顆奇異果，連續吃二十八天，血小板凝集的反應下降 18％，三酸甘油酯則降低 15％。

• 想降低腸躁症發生的人

奇異果被歸類為「低腹敏」的水果，有研究發現，腸躁症患者連續四週每天吃 2 顆奇異果，可讓蛋白質在腸道的運輸時間減少二成，促使胃腸排空，舒緩脹氣，減少吃過多蛋白質時引起的腹脹感。

飲食小叮嚀

• 腎臟病患者需留意

1 份奇異果 (約 105 克) 的含鉀量算是高的，有腎臟病且需限制鉀離子攝取量的人要少吃。

• 體質虛寒的人不要多吃

奇異果算是寒性水果，體質虛寒者、腸胃不佳者不宜多吃。

青椒
Bell Pepper

青椒又稱番椒、菜椒或甜椒，原產於中南美洲。以前的甜椒帶有腥臭味，後來經過品種改良，消除腥臭味，甜度也增加了，除了綠色外，還改良出黃、紅、橘、紫等顏色，不但做菜時可用來配色，且具有許多保健功效。

青椒的營養寶庫
營養成分（每一百克的營養成分）

一般成分	礦物質	維生素	其他	主要的植化素
熱量 (Kcal) 29	鈉 (mg) 2	維生素 A 視網醇當量 (RE)(ug) 45.6	膽固醇 (mg) 0	beta-胡蘿蔔素 (beta-carotene)
水分 (g) 92.2	鉀 (mg) 196	維生素 E 總量 (mg) 0.75		楊梅素 (myricetin)
粗蛋白 (g) 1.0	鈣 (mg) 12	**維生素 B 群 & C**		槲皮素 (quercetin)
粗脂肪 (g) 0.4	鎂 (mg) 15	維生素 B1 (mg) 0.05		芹菜素 (apigenin)
灰分 (g) 0.4	鐵 (mg) 0.4	維生素 B2 (mg) 0.05		對香豆酸 (p-Coumaric acid)
總碳水化合物 (g) 5.9	鋅 (mg) 0.4	菸鹼素 (mg) 0.97		
膳食纖維 (g) 3.0	磷 (mg) 25	維生素 B6 (mg) 0.37		
		維生素 B12 (ug) 0		
		維生素 C (mg) 107.5		

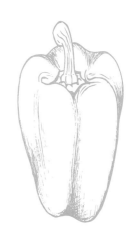

選購及保存要領

選擇果蒂無腐壞、果實表面光滑、顏色鮮艷者，無萎縮水傷者為佳。青椒可放於陰涼處，若以紙張包裹好封於塑膠袋中，在冰箱裡可存放約一星期。十二月至隔年五月是盛產期，其他月分為淡產期。

哪些人要多吃青椒？

• 想要預防心血管疾病的人

青椒富含許多優秀的抗氧化劑，如維生素 C、beta-胡蘿蔔素、楊梅素、槲皮素或芹菜素等，每

一種維生素或植化素都具有優秀的抗氧化功能，能清除讓血管老化的自由基。除此之外，青椒中也含有維生素 B6 及葉酸，它們能將傷害心血管的同半胱胺酸（homocysteine）代謝成無害的物質，減少心臟病及中風的危險。

● 想要養顏美容的人

青椒的維生素 C 含量相當高，比同份量的柑橘類水果高出許多，皮膚的膠原蛋白合成都需要大量的維生素 C，因此，若想要皮膚有彈性、白皙，平常可以多吃一些青椒或其他顏色的甜椒。

● 想要預防類風濕關節炎的人

曾經有一項大型研究針對兩萬人的飲食做分析，發現飲食中攝取非常低量維生素 C 的人，八年後罹患類風濕關節炎的機會，是飲食中含有非常豐富維生素 C 者的 3 倍之高。有類風濕家族史的人應多吃維生素 C，青椒就是一個很好的蔬菜。

● 想要預防胃癌發生的人

青椒中所含的對香豆酸，能夠抓住香腸或臘肉中做為保色劑的硝酸鹽，讓硝酸鹽沒有機會變身成致癌性極強的亞硝胺，進而阻止胃癌的發生。

飲食小叮嚀

● 不要烹煮太熟

青椒中所含的大量維生素 C 不耐熱，若烹煮太久會失去營養價值。

芹菜
Celery

芹菜可分為本土芹菜及西洋芹兩種，本土芹菜枝葉較細，而西洋芹枝葉肥厚。據說中國引進芹菜最初是做為藥用，目前已經成為非常大眾化的蔬菜。

芹菜的營養寶庫
營養成分（每一百克的營養成分）

一般成分	礦物質	維生素		其他	主要的植化素
熱量 (Kcal) 15	鈉 (mg) 65	維生素 A 視網醇當量 (RE)(ug) 66.4		膽固醇 (mg) 0	木犀草素 (luteolin)
水分 (g) 95.0	鉀 (mg) 314	維生素 E 總量 (mg) 0.14			芹菜素 (apigenin)
粗蛋白 (g) 0.8	鈣 (mg) 83	維生素 B 群 & C			苯酞類 (phthalides)
粗脂肪 (g) 0.1	鎂 (mg) 12	維生素 B1(mg) 0.02			香豆素 (coumarin)
灰分 (g) 0.9	鐵 (mg) 0.6	維生素 B2 (mg) 0.04			
總碳水化合物 (g) 3.1	鋅 (mg) 0.3	菸鹼素 (mg) 0.41			
膳食纖維 (g) 1.4	磷 (mg) 25	維生素 B6(mg) 0.05			
		維生素 B12(ug) 0			
		維生素 C (mg) 6.6			

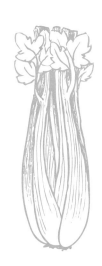

選購及保存要領

選擇葉片無枯黃，葉柄堅挺、青翠者。可將芹菜以紙張包裹好封於塑膠袋中，置於冰箱可放一星期之久。十月至隔年四月是盛產期，其他月分為淡產期。

哪些人要多吃芹菜？

• 想要降血壓的人

芹菜具有降血壓的功效，這是中國流傳下來的智慧，後來科學家發現芹菜中存在一種特有的活性物

質苯酞類（phthalides），它能放鬆血管周圍的平滑肌，造成血壓降低的效果。而且，芹菜含有高量的鉀離子，有利尿的效果，也能幫助控制血壓。有高血壓的人可多吃芹菜或喝芹菜汁。後來也有研究發現，芹菜籽降血壓的效果更顯著。

● 想要預防血管阻塞的人

芹菜含有豐富的膳食纖維，可以減少膽固醇的吸收量。此外，有研究發現，芹菜汁能增加膽固醇排到膽汁的量，因此膽固醇就能藉由膽汁從糞便中排出，可有效地降低血液中的膽固醇。而且，芹菜素及香豆素都有抑制血小板的凝集和阻止血栓生成的功效，因此能保持血管的暢通，預防血管阻塞。

● 想要遠離癌症的人

芹菜中的木犀草素、芹菜素及香豆素都是防癌高手，多吃芹菜可以增加防癌的戰鬥力。

● 想要降火氣的人

芹菜中的芹菜素能抑制體內的一些發炎現象，這些發炎現象也就是中醫所說的燥熱。若有口乾舌燥、便祕等燥熱症狀，可以多吃芹菜來改善。

飲食小叮嚀

● 可保留芹菜葉

芹菜葉的營養價值比葉柄還高，烹煮時應保留芹菜葉的部分。

● 體質虛寒、產後婦女少吃

芹菜屬於寒性蔬菜，體質較寒的人或是坐月子中的婦女，不適合食用芹菜。

韭菜
Chinese Chive

韭菜原產於中國大陸，兩千多年前即有栽培記錄，台灣則是兩百多年前才引入栽培。栽種時若覆蓋不透光的布，不讓陽光照到進行光合作用，即是韭黃。由於在中國栽種的歷史非常悠久，許多中醫典籍都對韭菜有詳細的記錄，如《本草拾遺》中敘述韭菜：「韭溫中下氣，補虛、調和臟腑，令人能食，益陽，止泄血脈……」，因此，古代時韭菜又稱壯陽草，現在又有天然威而剛的美名。

韭菜的營養寶庫
營養成分（每一百克的營養成分）

一般成分	礦物質	維生素		其他	主要的植化素
熱量 (Kcal) 23	鈉 (mg) 2	維生素 A 視網醇當量 (RE)(ug) 476.1		膽固醇 (mg) 0	有機硫化物 (organosulfur compounds)
水分 (g) 93.0	鉀 (mg) 312	維生素 E 總量 (mg) 1.12			檞皮素 (quercetin)
粗蛋白 (g) 1.9	鈣 (mg) 56	維生素 B 群 & C			beta-胡蘿蔔素 (beta-carotene)
粗脂肪 (g) 0.4	鎂 (mg) 18	維生素 B1 (mg) 0.05			
灰分 (g) 0.8	鐵 (mg) 1.4	維生素 B2 (mg) 0.10			
總碳水化合物 (g) 3.9	鋅 (mg) 0.4	菸鹼素 (mg) 0.39			
膳食纖維 (g) 2.4	磷 (mg) 30	維生素 B6 (mg) 0.12			
		維生素 B12 (ug) 0			
		維生素 C (mg) 18.7			

選購及保存要領

選擇全株新鮮，葉片完整不枯黃，嫩莖部白長粗大、不腐爛者為佳。韭菜還算耐放，若以報紙包裹好，放於冰箱中可存放十天之久。全年都為產期。

哪些人要多吃韭菜？

● 想要強精、壯陽的人

因韭菜中含有揮發性精油硫化丙烯及鋅，這些都是能增加男性雄風的物質，能改善陽痿、增強性功能，想要強精、壯陽的人可以多吃一點韭菜。

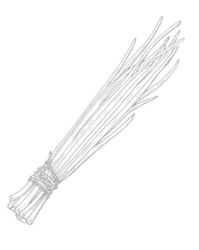

• 想要預防粥狀動脈硬化的人

韭菜中所含的有機硫化物及槲皮素都是血管中的清道夫，能防止氧化的膽固醇黏在血管壁上，再加上韭菜中含有不少的膳食纖維，也有降低膽固醇的功效，因此，想要保護心血管預防粥狀動脈硬化的人可多吃一些。

• 想要預防大腸癌的人

韭菜中的含硫化合物（thiosulfinates）不僅讓韭菜具有特殊的辛香風味，研究更發現，這種物質可以抑制大腸癌細胞的增生，促使癌細胞死亡並控制其成長，造就了韭菜良好的防癌功能。

• 想要預防血管阻塞的人

韭菜裡含有抑制血小板凝集與防止血栓生成的成分（amino-styrene-acrylic acids），因而能保持血管的暢通，也就是中醫認為韭菜可以行氣理血的主要原因。因此，若有在接受抗凝血相關藥物治療的人，最好避開韭菜以降低出血副作用發生的風險。

飲食小叮嚀

● 體質燥熱者不宜多食

平時常覺得口乾舌燥、口臭，體質屬於燥熱者不適合多吃韭菜。

莧菜
Chinese Amaranth

莧菜原產於中國大陸、印度等熱帶及亞熱帶地區,耐高溫、生長迅速、病蟲害少,是台灣夏季重要的蔬菜。莧菜又稱為荇菜或苦菜,含有豐富的鐵質及鈣質,而紅莧菜的鐵、鈣含量更是豐富,營養成分可媲美菠菜,因此另一個常見的英文名字為 Chinese spinach。

白梗綠莧菜的營養寶庫
營養成分（每一百克的營養成分）

一般成分	礦物質	維生素	其他	主要的植化素
熱量 (Kcal) 17	鈉 (mg) 20	維生素 A 視網醇當量 (RE)(ug) 283	膽固醇 (mg) 0	beta-胡蘿蔔素 (beta-carotene)
水分 (g) 93.9	鉀 (mg) 507	維生素 E 總量 (mg) 0.13		芹菜素 (apigenin)
粗蛋白 (g) 1.9	鈣 (mg) 146	維生素 B 群 & C		楊梅素 (myricetin)
粗脂肪 (g) 0.3	鎂 (mg) 46	維生素 B1 (mg) 0.02		槲皮素 (quercetin)
灰分 (g) 1.4	鐵 (mg) 4.6	維生素 B2 (mg) 0.08		
總碳水化合物 (g) 2.6	鋅 (mg) 0.6	菸鹼素 (mg) 0.36		
膳食纖維 (g) 2.4	磷 (mg) 45	維生素 B6 (mg) 0.01		
		維生素 B12 (ug) 0		
		維生素 C (mg) 12.5		

紅梗紅莧菜的營養寶庫
營養成分（每一百克的營養成分）

一般成分	礦物質	維生素	其他	主要的植化素
熱量 (Kcal) 20	鈉 (mg) 11	維生素 A 視網醇當量 (RE)(ug) 1105	膽固醇 (mg) 0	beta-胡蘿蔔素 (beta-carotene)
水分 (g) 92.3	鉀 (mg) 445	維生素 E 總量 (mg) 0.77		芹菜素 (apigenin)
粗蛋白 (g) 2.9	鈣 (mg) 218	維生素 B 群 & C		楊梅素 (myricetin)
粗脂肪 (g) 0.2	鎂 (mg) 74	維生素 B1 (mg) 0.01		槲皮素 (quercetin)
灰分 (g) 1.9	鐵 (mg) 11.8	維生素 B2 (mg) 0.15		
總碳水化合物 (g) 2.6	鋅 (mg) 0.6	菸鹼素 (mg) 0.63		
膳食纖維 (g) 2.7	磷 (mg) 53	維生素 B6 (mg) 0.12		
		維生素 B12 (ug) 0		
		維生素 C (mg) 16		

選擇葉片大而完整，葉莖脆嫩無纖維化者為佳。莧菜不易保存，購買後應立即食用，或以紙張包裹後封存於塑膠袋內，置放在冰箱裡不超過一星期。五～十月是盛產期，其他月分為淡產期。

哪些人要多吃莧菜？

• 想要有強健骨骼的人

無論是綠莧菜或是紅莧菜，鈣質的含量都高於菠菜，尤其莧菜的質地細軟，非常適合老人與小孩補充鈣質。

• 想要預防或改善貧血的人

綠色莧菜的鐵質含量是菠菜的 2 倍，紅色莧菜的鐵質含量則比菠菜高 4 倍之多，而且沒有草酸的干擾，鐵質吸收很好，因此，紅色莧菜是素食者的最佳補血食物。

• 想要維持正常血壓的人

綠色莧菜是低鈉高鉀的蔬菜，能幫助多餘的水分排出體外，維持血壓的穩定，高血壓患者可多吃一些莧菜；但是烹調莧菜時不要放太多鹽，否則就失去其低鈉、高鉀的特性了。

飲食小叮嚀

• 體質虛寒、經常腹瀉者不可多吃

莧菜屬於涼性的蔬菜，體質虛寒的人及或經常腹瀉者不可多吃。

• 腎功能不佳者應留意

莧菜的含鉀量相當高，腎功能不好需要限鉀的人不宜多吃。

菠菜
Spinach

大力水手最愛的強身補品就是菠菜，因為它蘊含了太多寶藏，每 100 克煮熟的菠菜之維生素 K 含量，占了每日建議攝取量的 470%；維生素 A 則占每日建議攝取量的 95%，葉酸及礦物質鎂、錳、鈣、鐵的含量也非常豐富，再加上一些優秀的植化素蘊含其中，難怪大力水手要選擇這個蔬菜之王做為強壯的祕方。

菠菜的營養寶庫
營養成分（每一百克的營養成分）

一般成分	礦物質	維生素	其他	主要的植化素
熱量 (Kcal) 18	鈉 (mg) 43	維生素 A 視網醇當量 (RE)(ug) 616.5	膽固醇 (mg) 0	beta-胡蘿蔔素 (beta-carotene)
水分 (g) 93.7	鉀 (mg) 510	維生素 E 總量 (mg) 1.42		葉黃素 (lutein)
粗蛋白 (g) 2.2	鈣 (mg) 81	維生素 B 群 & C		玉米黃素 (zeaxanthin)
粗脂肪 (g) 0.3	鎂 (mg) 62	維生素 B1 (mg) 0.06		槲皮素 (quercetin)
灰分 (g) 1.4	鐵 (mg) 2.9	維生素 B2 (mg) 0.12		葡萄糖二酸 (d-glucaric acid)
總碳水化合物 (g) 2.4	鋅 (mg) 0.7	菸鹼素 (mg) 0.41		麩胱甘肽 (glutathione)
膳食纖維 (g) 1.9	磷 (mg) 44	維生素 B6(mg) 0.06		
		維生素 B12 (ug) 0		
		維生素 C (mg) 12.1		

選購及保存要領

葉片要肥厚鮮嫩，不要有變黃、腐爛現象。菠菜不耐久放，室溫下不宜超過三天；放冰箱時宜用報紙包裹，以免營養素快速流失。九月至隔年二月盛產，三～五月為淡產期。

哪些人要多吃菠菜？

● 想要遠離癌症的人

菠菜中所含的主要植化素有 beta-胡蘿蔔素、葉黃素、槲皮素、葡萄糖二酸、麩胱甘肽等，每種都能

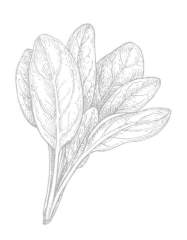

用其獨特的方式來防癌。目前已有研究發現，多吃菠菜能夠降低大腸癌的發生率。

● 想要擁有雪亮眼睛的人

菠菜富含豐富的維生素 A 能預防夜盲症的發生，而且其中所含的葉黃素及玉米黃素更是護眼雙傑，能夠有效地預防視網膜及白內障的退化。

● 想要有強壯骨骼的人

菠菜中含有非常豐富的維生素 K，能刺激骨鈣素的形成，而骨鈣素與骨骼的礦物質堆積及鈣離子的平衡有密切的關係。不僅如此，菠菜內豐富的鎂、錳、鈣等離子，能幫助骨骼的形成。

● 想要保護心血管的人

菠菜含有太多優秀的抗氧化劑，如 beta-胡蘿蔔素、維生素 C 等，還有保護心血管的抗氧化高手槲皮素及葉黃素。值得一提的是，菠菜含有豐富的葉酸。葉酸可以降低血液中同半胱胺酸的濃度，過高濃度的同半胱胺酸堆積在血管內，會增加血管中的氧化傷害而導致心血管疾病，所以，多攝食富含葉酸的菠菜可降低冠心病的發生率。

飲食小叮嚀

● **先川燙再烹煮**

菠菜含有草酸，若怕草酸與其他食物的鈣結合形成草酸鈣而阻礙鈣的吸收，可以先將菠菜於沸水中川燙，使草酸溶於水中後，濾掉湯汁再烹煮。

● **腎功能不佳者應留意**

菠菜的含鉀量相當高，腎功能不好需要限鉀的人，應避免攝食太多。

● **服用抗凝血劑的人應少吃**

由於菠菜含有豐富的維生素 K，能幫助血液凝結，服用抗凝血劑的人不宜多吃，以免影響藥效。

萊姆
Lime

萊姆是日常生活中常見的水果,它的果皮是綠色的,而檸檬的果皮是黃色的。但是,在台灣,我們都稱綠色果皮的萊姆為檸檬。萊姆的維生素 C 含量不低,常常當做美容聖品。

萊姆的營養寶庫
營養成分（每一百克的營養成分）

一般成分	礦物質	維生素		其他	主要的植化素
熱量 (Kcal) 38	鈉 (mg) 1	維生素 A 視網醇當量 (RE)(ug) 1.8		膽固醇 (mg) 0	山奈酚 (kaempferol)
水分 (g) 90.5	鉀 (mg) 108	維生素 E 總量 (mg) 0.55			檸檬苦素 (limonin)
粗蛋白 (g) 0.5	鈣 (mg) 23	維生素 B 群 & C			諾米林 (nomilin)
粗脂肪 (g) 1.0	鎂 (mg) 7	維生素 B1(mg) 0.03			檸檬烯 (d-Limonene)
灰分 (g) 0.3	鐵 (mg) 0.3	維生素 B2 (mg) 0.03			
總碳水化合物 (g) 7.7	鋅 (mg) 0.2	菸鹼素 (mg) 0.09			
膳食纖維 (g) 1.9	磷 (mg) 15	維生素 B6(mg) 0.04			
		維生素 B12(ug) 0			
		維生素 C (mg) 28.1			

選購及保存要領

選擇果實飽滿,果皮光滑,皮薄多汁具有果香味者。萊姆耐放,存放於冰箱中,可保存二～三週。全年都為產期。

哪些人要多吃萊姆?

● 想要遠離癌症的人

萊姆中含有許多防癌的植化素,如檸檬苦素及諾米林就是柑橘類水果中的防癌左右護法,能活化體內的排毒酵素,加速將致癌物排出體外,降低癌症

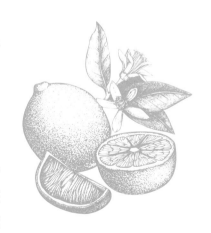

的發生率。而且山奈酚也是超級抗氧化劑，在防癌方面功不可沒。

● 想要降低膽固醇的人

萊姆中所含的檸檬烯可以阻礙體內膽固醇合成的路徑，因而能減少膽固醇堆積在血管的機會，當然，像動脈硬化或中風等疾病的發生率也會隨之減少。

● 想要預防膽結石的人

膽汁可以發揮幫助消化的功能。當飲食失衡或肝臟和膽汁代謝出現問題時，身體膽汁的組成比例會發生較大的變化，因而提高膽結石的發生機會。研究發現，萊姆中的檸檬烯，具有完全或部分溶解膽結石的效果。不過還是提醒大家，一旦發生膽結石症狀或併發症時，應立即接受適當的治療。

● 想要控制體重的人

萊姆具有特殊的芳香氣味。研究發現，萊姆皮的萃取物含有高量的檸檬烯，可以減少實驗動物的食慾，進而達到體重降低的效果。或許，檸檬烯將會是體重控管的明日之星。

飲食小叮嚀

● 以其他柑橘類水果取代萊姆

由於萊姆太酸了，很少人可以整顆食用，為了得到萊姆的各種好處而加入許多糖一起食用，反而是不智的。建議可以用其他柑橘類水果來取代萊姆。

● 美容聖品的迷思

雖然萊姆含的維生素C不低，但是，很少人有辦法大量食用，而植物性食材中還有維生素C含量更多的，如芭樂、奇異果，都可以取代萊姆用來養顏美容。此外，若用萊姆片直接敷臉美白，要小心光敏感作用而變成黑美人。

絲瓜
Vegetable Sponge

絲瓜又稱為菜瓜或布瓜，它全身是寶，除了瓜肉可食用外，絲瓜水是老祖母們年輕時的美容聖品；而果肉乾枯後，剩下的網狀纖維則是以前常用的清潔用品 —— 菜瓜布。在夏季享受絲瓜甜美的滋味，可是一大消暑良方。

絲瓜的營養寶庫
營養成分（每一百克的營養成分）

一般成分	礦物質	維生素	其他	主要的植化素
熱量 (Kcal) 19	鈉 (mg) 0	維生素 A 視網醇當量 (RE)(ug) 0.6	膽固醇 (mg) 0	楊梅素 (myricetin)
水分 (g) 94.6	鉀 (mg) 117	維生素 E 總量 (mg) 0.04		檞皮素 (quercetin)
粗蛋白 (g) 1.1	鈣 (mg) 10	維生素 B 群 & C		芹菜素 (apigenin)
粗脂肪 (g) 0.1	鎂 (mg) 10	維生素 B1(mg) 0.02		
灰分 (g) 0.3	鐵 (mg) 0.2	維生素 B2 (mg) 0.02		
總碳水化合物 (g) 3.9	鋅 (mg) 0.1	菸鹼素 (mg) 0.22		
膳食纖維 (g) 1.0	磷 (mg) 22	維生素 B6(mg) 0.08		
		維生素 B12 (ug) 0		
		維生素 C (mg) 6.5		

選購及保存要領

　　宜選擇深綠色且條紋明顯者，當顏色變成淡綠色時便是老瓜了。購買時用手秤秤看，覺得有些重量及飽實感者為佳。未洗切過的絲瓜置於陰涼處可存放約十天，若已切開應盡速食用。四～九月是盛產期，其他月分為淡產期。

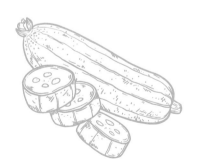

哪些人要多吃絲瓜？

• 想要預防粥狀動脈硬化的人

　　在中醫草藥書籍中記載，絲瓜性平味甘，有通經

路、行血脈、涼血解毒的功效。以現在營養學的觀念來看，絲瓜中所含的楊梅素、
槲皮素及芹菜素都具有通血路的功能，絲瓜的確是保持血管通順的好蔬菜。

● 想要降火氣的人

體質較燥熱的人，常口乾舌燥、便祕，自覺火氣大的人，絲瓜是降火氣的好蔬菜。
中醫書籍記載，絲瓜可涼血解毒，而以現在營養學的觀念來看，絲瓜中的芹菜素是
抗發炎的好物質，能降低體內一些發炎現象，就是降火氣的功能。

● 想要預防或改善便祕症狀的人

絲瓜本身具有清熱利腸的功效，而且含大量的水分及多量的黏質液，因此，有習
慣性便祕的人，絲瓜是一個能幫你解除困擾的優良蔬菜。

飲食小叮嚀

● 體質虛寒、經常腹瀉者不可多吃

絲瓜屬於涼性的蔬菜，時常手腳冰冷、經常腹瀉的人不宜多吃。

葉萵苣
Leaf Lettuce

萵苣的品種很多,大致可分為結球萵苣及不結球萵苣。在台灣本土常吃的為不結球萵苣,又稱作 A 仔菜或鵝仔菜。而西方國家則常以結球萵苣做為生菜沙拉的主角,又稱生菜。萵苣生長快速又蟲害少,不需用農藥,因此是生菜沙拉的好食材。

葉萵苣的營養寶庫
營養成分(每一百克的營養成分)

一般成分	礦物質	維生素		其他	主要的植化素
熱量 (Kcal) 16	鈉 (mg) 8	維生素 A 視網醇當量 (RE)(ug) 140.6		膽固醇 (mg) 0	beta-胡蘿蔔素 (beta-carotene)
水分 (g) 94.6	鉀 (mg) 283	維生素 E 總量 (mg) 0.52			芹菜素 (apigenin)
粗蛋白 (g) 1.1	鈣 (mg) 52	維生素 B 群 & C			楊梅素 (myricetin)
粗脂肪 (g) 0.3	鎂 (mg) 16	維生素 B1 (mg) 0.05			槲皮素 (quercetin)
灰分 (g) 0.8	鐵 (mg) 0.8	維生素 B2 (mg) 0.07			
總碳水化合物 (g) 2.8	鋅 (mg) 0.4	菸鹼素 (mg) 0.32			
膳食纖維 (g) 1.6	磷 (mg) 33	維生素 B6 (mg) 0.07			
		維生素 B12 (ug) 0			
		維生素 C (mg) 4.5			

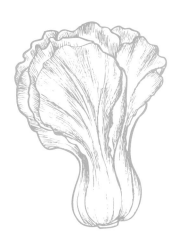

選購及保存要領

宜選擇葉片完整鮮綠不枯黃,沒有腐爛、斑點者為佳。萵苣不耐久放,購買後應盡速食用,若存放於冰箱中,需用紙張包裹好後封於塑膠袋內,不宜放超過一星期。全年都為產期。

哪些人要多吃萵苣?

● 想要擁有茂密秀髮、水嫩皮膚的人

萵苣中含有豐富的 beta-胡蘿蔔素及維生素 A,是人體合成皮膚及毛髮的重要因子,因此,若覺得近

來毛髮脫落、皮膚乾澀的人，可多吃萵苣，讓毛髮重新生長，皮膚恢復保水度。

● 想要降火氣的人

萵苣所含的芹菜素能抑制某些發炎反應的進行，也就是中醫所謂的退火功能，所以在中醫的觀念中，萵苣是解熱生津，能清心、胃、腸、胃火及穢氣、止血涼血的好蔬菜。

● 想要預防或改善貧血的人

萵苣中的鐵在有機酸的作用下，容易被人體吸收，所以萵苣是素食者補充鐵質的重要來源，可以預防或改善貧血現象。

● 想要擁有銳利視覺的人

萵苣含有豐富的維生素 A，而維生素 A 是預防夜盲症重要的營養素，若想在幽暗的光線下仍然擁有銳利視覺的人，可以多吃一點。

飲食小叮嚀

● 體質虛寒、產後婦女不可多吃

萵苣屬於涼性的蔬菜，體質虛寒的人及產後婦女不可多吃。

酪梨
Avocado

酪梨又稱鱷梨、牛油梨或油梨，和一般的水果口感不同，含油脂量較高，中南美洲的人稱它為「窮人的奶油」，可見它的營養成分相當高，而且酪梨所含的脂肪都是「好」脂肪，比真正的奶油健康。下次吃麵包塗奶油時，不妨改放酪梨，健康又美味。

酪梨的營養寶庫
營養成分（每一百克的營養成分）

一般成分	礦物質	維生素	其他	主要的植化素
熱量 (Kcal) 73	鈉 (mg) 1	維生素 A 視網醇當量 (RE)(ug) 32.9	膽固醇 (mg) 0	beta-胡蘿蔔素 (beta-carotene)
水分 (g) 85.5	鉀 (mg) 271	維生素 E 總量 (mg) 1.38		葉黃素 (lutein)
粗蛋白 (g) 1.5	鈣 (mg) 5	**維生素 B 群 & C**		對香豆酸 (p-Coumaric acid)
粗脂肪 (g) 4.8	鎂 (mg) 19	維生素 B1(mg) 0.05		綠原酸 (chlorogenic acid)
灰分 (g) 0.6	鐵 (mg) 0.2	維生素 B2 (mg) 0.14		阿魏酸 (ferulic acid)
總碳水化合物 (g) 7.5	鋅 (mg) 0.6	菸鹼素 (mg) 1.30		沒食子酸 (gallic acid)
膳食纖維 (g) 3.8	磷 (mg) 30	維生素 B6 (mg) 0.31		beta-穀固醇 (beta-sitosterol)
		維生素 B12 (ug) 0		麩胱甘肽 (glutathione)
		維生素 C (mg) 15.1		

選購及保存要領

　　選擇果皮光滑、果粒大，用手秤一秤覺得飽滿有重量者為佳。若輕按果皮還很尖硬，可以先放於室溫幾天催熟；若輕壓已有柔軟感應盡速食用，放冰箱也不要超過一週。七～十月是盛產期，十一月至隔年二月為淡產期。

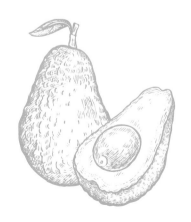

哪些人要多吃酪梨？

● 想要預防心血管疾病的人
　　酪梨中含有太多好東西可以保護心血管了，如

beta-穀固醇和阿魏酸能有效地降低膽固醇,對香豆酸、綠原酸、沒食子酸及麩胱甘肽,都是能防止膽固醇氧化卡在血管壁的好東西。此外,酪梨含的油脂多是單元不飽和脂肪酸,對心血管有保護作用。因此,不要因酪梨的油脂多就不敢碰它,適量攝取,酪梨絕對是能保護心血管的好油脂來源。

● 想要降低血糖的人

酪梨中所含的阿魏酸及綠原酸都是能降低血糖的植化素,血糖較高者或是糖尿病患者,可以試著吃一些酪梨來緩和血糖的升高。

● 想要預防攝護腺癌的人

酪梨所含的沒食子酸能有效地抑制攝護腺腫瘤的生長,此外,beta-胡蘿蔔素、葉黃素及阿魏酸等都是防癌高手,所以酪梨是能保護攝護腺的優良油脂來源。

飲食小叮嚀

● 想要減重的人不可多吃

酪梨是熱量較高的食材,雖然它的好處多多,但是若沒有節制的吃,小心體重上升哦!

綠色花椰菜
Broccoli

長得像一棵綠油油小樹的綠色花椰菜，我們有時稱它為青花菜或美國花菜，和白色花椰菜有如雙胞胎姊妹，但兩者的營養成分卻差很多。早期綠色花椰菜只有在義大利是主要的蔬菜，之後才漸漸地傳入其他國家。當你看完以下內容，將會發現綠色花椰菜原來含有這多令人驚豔的好東西，或許你日後與人打招呼的用語是：你今天吃綠色花椰菜了嗎？

綠色花椰菜的營養寶庫
營養成分（每一百克的營養成分）

一般成分	礦物質	維生素		其他	主要的植化素
熱量 (Kcal) 28	鈉 (mg) 15	維生素 A 視網醇當量 (RE)(ug) 59.9		膽固醇 (mg) 0	beta-胡蘿蔔素 (beta-carotene)
水分 (g) 90.8	鉀 (mg) 339	維生素 E 總量 (mg) 0.64			葉黃素 (lutein)
粗蛋白 (g) 3.7	鈣 (mg) 44	維生素 B 群 & C			蘿蔔硫素 (sulforaphane)
粗脂肪 (g) 0.2	鎂 (mg) 22	維生素 B1 (mg) 0.08			吲哚 (indole)
灰分 (g) 0.9	鐵 (mg) 0.8	維生素 B2 (mg) 0.13			槲皮素 (quercetin)
總碳水化合物 (g) 4.4	鋅 (mg) 0.5	菸鹼素 (mg) 0.43			山奈酚 (kaempferol)
膳食纖維 (g) 3.1	磷 (mg) 71	維生素 B6 (mg) 0.13			楊梅素 (myricetin)
		維生素 B12 (ug) 0			木犀草素 (luteolin)
		維生素 C (mg) 75.3			異硫氰酸苯乙酯 (phenethylisothiocyanate, PEITC)

選購及保存要領

綠色花椰菜越青翠越好，不要選購已泛黃的，莖部以不空心者為佳，用手秤秤看，有重量感覺的較好。綠色花椰菜不宜久放，買回來後應盡速烹調，不要放於冰箱太久。十二月至隔年五月盛產，其他月分為淡產。

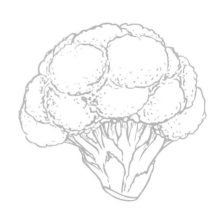

哪些人要多吃綠色花椰菜？

● 想要遠離癌症的人

綠色花椰菜算是蔬菜中的防癌戰士，它所含的蘿蔔硫素可以有效地將一些致癌物或有害物質排除於

身體之外，科學家發現多吃綠色花椰菜的人，得到大腸癌、肺癌、胃癌的機率較低。

綠色花椰菜還含有一種稱為吲哚的植化素，能降低一些女性特有的癌症，像乳癌或子宮內膜癌。而且綠色花椰菜中所含的槲皮素、山奈酚、楊梅素等植化素，都是超級抗氧化劑，更是防癌的好戰士。綠色花椰菜同時具有這麼多豐富的防癌物質，平時不妨多吃一些，以儲存防癌的本錢。

● 想要擁有年輕視力的人

我們要視力好除了經常看綠色的東西外，也要常吃深綠色的蔬菜，尤其是綠色花椰菜含有高量的葉黃素，可阻擋陽光對眼睛的傷害，多吃可以預防黃斑部病變及白內障的發生。綠色花椰菜是小朋友及大人保護視力的好食物。

● 想要擁有健康心血管的人

綠色花椰菜所含的葉黃素及槲皮素是保護心血管的兩員大將，能阻止壞的膽固醇氧化卡在血管壁上，減少粥狀動脈硬化。此外，槲皮素也能抑制血小板的凝集，使血管順暢，降低中風的機率。為了保持心血管的健康，多吃綠色花椰菜準沒錯！

● 想要皮膚美白、健康的人

綠色花椰菜所含的維生素 C 在蔬菜中算是高的，維生素 C 能使皮膚保持彈性、白皙，因此綠色花椰菜也算是一種吃的保養品喔！國際期刊 *Cancer Letters* 早在二○○五年的研究報告中就指出，綠色花椰菜中的蘿蔔硫素能有效修復陽光對皮膚的傷害，是維持皮膚健康的重要物質。

● 想要擁有健康胃部的人

綠色花椰菜中的蘿蔔硫素能夠有效驅趕幽門桿菌，效果甚至比抗生素來得好，因此，綠色花椰菜是目前可以用來預防或治療消化性潰瘍的優良食物。

飲食小叮嚀

● **凝血功能不佳者少吃**

由於綠色花椰菜中含有抗凝血的成分，本身凝血功能有問題的人，如血友病患，不要大量攝取綠色花椰菜。

● **甲狀腺功能失調者應少吃**

因為綠色花椰菜含有一種天然甲狀腺腫大劑，會干擾甲狀腺的正常功能，正常人每天吃 1 份綠色花椰菜沒問題，但是甲狀腺功能失調者應少吃。

● **腎功能不佳者應留意**

綠色花椰菜的含鉀量相當高，腎功能不好需要限鉀的人，應避免攝食太多。

綠茶
Green Tea

十七世紀時，荷蘭與英國就開始從中國進口茶葉，當時在荷蘭沒有受到太大的歡迎，但在英國卻很快地得到廣泛好評，尤其在英國盛傳喝茶可以治療中風、癲癇及癱瘓，一時之間流行起一股喝茶風。唐朝學者陸羽盛讚茶是「天降甘露」，之後日本僧侶更將喝茶注入特有的精緻文化，而成日本茶道。

綠茶茶湯的營養寶庫
營養成分（每一百克的營養成分）

一般成分	礦物質	維生素	其他	主要的植化素
熱量 (Kcal) 0	鈉 (mg) 0	維生素 A 視網醇當量 (RE)(ug) 0.0	膽固醇 (mg) 0	兒茶素 (EGC, EC, EGCG, ECG)
水分 (g) 99.9	鉀 (mg) 0	維生素 E 總量 (mg) 0.00		咖啡鹼 (caffeine)
粗蛋白 (g) 0.1	鈣 (mg) 0	維生素 B 群 & C		可可鹼 (theobromine)
粗脂肪 (g) 0.0	鎂 (mg) 0	維生素 B1 (mg) 0.00		槲皮素 (quercetin)
灰分 (g) 0.0	鐵 (mg) 0	維生素 B2 (mg) 0.00		芸香素 (rutin)
總碳水化合物 (g) 0.0	鋅 (mg) 0	菸鹼素 (mg) 0.00		芹菜素 (apigenin)
膳食纖維 (g) 0.0	磷 (mg) 0	維生素 B6 (mg) 0.00		綠原酸 (chlorogenic acid)
		維生素 B12 (ug) 0		肉桂酸 (cinnamic acid)
		維生素 C (mg) 0.00		山奈酚 (kaempferol)
				楊梅素 (myricetin)

選購及保存要領

　　拿起一小撮茶葉輕捏，聞起來香氣新鮮濃郁，所有茶類凡是有油光且新鮮者為佳；色澤灰暗、雜而不勻為劣等茶。保存則應放在乾燥、陰涼的地方，放冰箱冷藏容易受潮且沾染其他食物的異味。

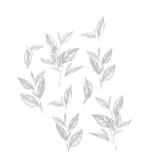

哪些人要多喝綠茶？

• 想要預防心血管疾病的人

　　茶為對抗心血管疾病的優質健康飲品，在茶中最著名的多酚類就是兒茶素，兒茶素的抗氧化能力，

相當於維生素 C 及維生素 E 的 25 ～ 100 倍，再加上其他類黃酮素的抗氧化能力，也非常優異。無論是人體研究或動物實驗都發現，兒茶素的確能降低血中的三酸甘油酯及總膽固醇含量。也有人體研究發現，若連續喝四週的綠茶，不但可以降低血脂肪濃度，還能增加高密度脂蛋白膽固醇（HDL-cholesterol，俗稱好的膽固醇）的濃度。而綠茶的抗氧化能力優於紅茶 6 倍，因此，若要預防心血管疾病選擇綠茶較好。

● 想要遠離癌症的人

茶中含有優秀的多酚類，除了可以保護心血管以外，也能預防癌症，它能摧毀自由基並激發體內的解毒酵素；也有研究發現，茶葉中的植化素能啟動癌症細胞自我摧毀的機制，種種研究的成果都顯示，茶不但是一種飲料，更是一種保健飲品。

● 想要減少感染發生的人

綠茶中含有豐富的兒茶素，可以阻止細菌或病毒附著在健康細胞上，而且還能破壞細菌分泌的毒性蛋白質，減少身體遭到細菌或病毒感染的機會。

● 想要降低血糖的人

綠茶中的兒茶素是幫助身體調節血糖的重要植化素。許多研究指出，兒茶素可以抑制腸道內澱粉分解酵素的活性，降低腸道吸收葡萄糖的速度，因此達到減緩飯後血糖上升的程度；此外，兒茶素也可強化胰島素的作用，協助血糖進入細胞中被利用，進而達到降低血糖的效果。

飲食小叮嚀

● 現泡的茶最新鮮

要得到茶的好處，煮茶的方式非常重要，最好是以熱水沖泡茶葉，讓茶葉浸泡幾分鐘，使多酚類溶出，等溫度不燙口了再喝，以免刺激喉嚨。市售的加糖或調味茶飲，無法得到茶的好處。

蔥
Green Onion

蔥是日常生活中不可缺乏的調味菜之一，雖然它常是菜餚中的配角，但是在去腥、提味上功不可沒。其實從營養的角度看來，蔥是屬於蔥科的蔬菜，具有許多對健康有益的功效。

蔥的營養寶庫
營養成分（每一百克的營養成分）

一般成分	礦物質	維生素	其他	主要的植化素
熱量 (Kcal) 31	鈉 (mg) 8	維生素 A 視網醇當量 (RE)(ug) 0.0	膽固醇 (mg) 0	有機硫化物 (organosulfur compounds)
水分 (g) 91.4	鉀 (mg) 2067	維生素 E 總量 (mg) 0.08		麩胱甘肽 (glutathione)
粗蛋白 (g) 1.3	鈣 (mg) 316	維生素 B 群 & C		蒜素 (allicin)
粗脂肪 (g) 0.1	鎂 (mg) 91	維生素 B1 (mg) 0.05		
灰分 (g) 0.5	鐵 (mg) 7.1	維生素 B2 (mg) 0.05		
總碳水化合物 (g) 6.7	鋅 (mg) 5.6	菸鹼素 (mg) 0.21		
膳食纖維 (g) 1.3	磷 (mg) 263	維生素 B6 (mg) 0.09		
		維生素 B12 (ug) 0		
		維生素 C (mg) 29.7		

選購及保存要領

宜選擇全株結實不枯黃者，蔥白的部分長且粗，無水傷或腐爛味道為佳。購買後應置於陰暗處，若以紙張包裹好封於塑膠袋內，置於冰箱中可存放兩週。全年都為產期。

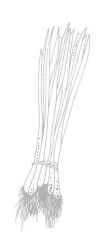

哪些人要多吃蔥？

● 想要遠離癌症的人

蔥含有豐富的有機硫化物，能增加身體內排除致癌物的酵素活性，使致癌物不會留在體內作怪。青

蔥、大蒜及洋蔥等蔥類蔬菜，雖然具有特殊的氣味，但都是防癌尖兵，平時不妨多吃一些。

● 想要預防或改善胃潰瘍的人

蔥也包含蒜素這種有機硫化物，因具有抗菌的功能，所以能抑制胃部幽門桿菌的生長，降低胃潰瘍的機率。在中醫的觀念中，蔥有健胃的功能，原因可能在此。

● 想要擁有健康心血管的人

蔥和大蒜、洋蔥一樣，能降低血液中壞的膽固醇及增加好的膽固醇，並可抑制血小板凝集形成血栓，因此蔥有活血功能，可以預防血管硬化或中風的發生。

飲食小叮嚀

● **不要與高鈣的食物一起烹煮**

蔥含有豐富的草酸，以蔥為「主角」時，大量的蔥不要和高鈣的食物一起烹煮，例如豆腐，一起煮會形成草酸鈣而減少腸道對鈣的吸收。若只是用少量蔥來提味則無妨。

蘆筍
Asparagus

蘆筍原產於歐洲沿海溫暖的地區，後來引進台灣栽種。我們食用的是蘆筍整株植物的莖部，若嫩莖未突出地面就採收稱為白蘆筍；若嫩莖已伸出地面，照到陽光行光合作用後才採收稱為綠蘆筍，而綠蘆筍的營養成分優於白蘆筍。

綠蘆筍的營養寶庫
營養成分（每一百克的營養成分）

一般成分	礦物質	維生素	其他	主要的植化素
熱量 (Kcal) 22	鈉 (mg) 4	維生素 A 視網醇當量 (RE)(ug) 68.5	膽固醇 (mg) 0	beta-胡蘿蔔素 (beta-carotene)
水分 (g) 93.1	鉀 (mg) 271	維生素 E 總量 (mg) 0.48		花青素 (anthocyanin)
粗蛋白 (g) 2.4	鈣 (mg) 14	維生素 B 群 & C		蒜素 (allicin)
粗脂肪 (g) 0.2	鎂 (mg) 16	維生素 B1 (mg) 0.10		芸香素 (rutin)
灰分 (g) 0.7	鐵 (mg) 1.1	維生素 B2 (mg) 0.13		槲皮素 (quercetin)
總碳水化合物 (g) 3.6	鋅 (mg) 0.8	菸鹼素 (mg) 1.08		麩胱甘肽 (glutathione)
膳食纖維 (g) 1.3	磷 (mg) 57	維生素 B6 (mg) 0.11		皂素 (saponin)
		維生素 B12 (ug) 0		
		維生素 C (mg) 12.3		

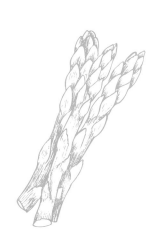

選購及保存要領

　　選擇整株翠綠挺直、筍尖的鱗片緊密為佳，聞起來不要有腐臭味。購買後應盡速食用，亦可加入少許鹽巴川燙後，以塑膠袋包裹，可置於冰箱冷藏儲存三～五天。每年四～十月是盛產期。

哪些人要多吃蘆筍？

● 想要擁有正常血壓的人

　　蘆筍是一種高鉀低鈉的蔬菜，對於身體內液體的排除相當有幫助，具有利尿功能。蘆筍中的芸香素

能抑制血小板凝集，保持血管通暢。對高血壓患者來說，蘆筍絕對是不可不吃的蔬菜。

● 想要擁有健康心血管的人

蘆筍中所含的芸香素、槲皮素及花青素都是抗氧化的高手，能夠防止壞的膽固醇氧化後卡在血管壁上。而且芸香素本身具有強化血管的功能，所以想要擁有健康心血管的人，平常記得多吃一些蘆筍。

● 想要保護肝臟的人

蘆筍中所含的麩胱甘肽是肝臟進行解毒時不可或缺的原料，一旦缺乏，肝臟的解毒工作就會停頓，對肝臟以及身體都是傷害。

● 想要生出健康寶寶的孕婦

胎兒在發育初期若缺乏葉酸會有神經管缺陷的危險，蘆筍所含的葉酸非常豐富，100 克煮熟的蘆筍大約含我們人體一日葉酸建議攝取量的 37.5％。孕婦在懷孕初期可多吃一些蘆筍來補充葉酸。

飲食小叮嚀

● 痛風者少吃

蘆筍算是高普林的蔬菜，尿酸太高、有痛風的人不建議食用。但痛風沒有發作時，吃蘆筍並不會引起痛風。

黃色植物食材
（包含橘色）

坐在橙黃色樹葉覆蓋的大樹下，一絲溫暖的金黃色陽光穿過樹葉，灑在開滿黃花的草地上，輕啜一口香噴噴的黃橙色熱桔茶，配上一塊由橘黃色胡蘿蔔做成的蛋糕，享受秋天午後微風徐徐吹過臉頰，這是多麼愜意、舒適的畫面。

由橘色及黃色所組成的畫面，就是讓人覺得清爽、舒服，不要忘了黃色（含橘色）的植物食材也能保護你的身體，讓你神清氣爽。會有橘黃色這種亮麗的顏色，是因為特殊的植化素所造成的，而這些植化素對人體也有特殊的貢獻。

大致而言，黃色（含橘色）植物食材對人體有四大功效：

1. 降低某些癌症的發生率。
2. 維護健康的視力。
3. 維持心血管的健康。
4. 保護免疫系統。

當你布置五色餐盤時，千萬不要忘了黃色（含橘色）植物食材，它不但會使你的視覺更豐富，還能讓你的健康加分喔！

小麥胚芽
Wheat Germ

在孩子愛喝的牛奶、巧克力飲品中，都可以看見小麥胚芽的蹤影，為什麼孩童補充能量的食品中經常會添加小麥胚芽呢？小麥胚芽是小麥研磨時的副產品，指的是小麥種子尚未發芽時，營養密度最集中的部分。一顆小小的種子能發芽且成長茁壯，全仰賴胚芽的營養；同樣地，攝取小麥胚芽也可以成為人體能量來源，因此，近年來不論在健康食品店或有機市場都深受消費者喜愛。

小麥胚芽的營養寶庫
營養成分（每一百克的營養成分）

一般成分	礦物質	維生素	其他	主要的植化素
熱量 (Kcal) 417	鈉 (mg) 3	維生素 A 視網醇當量 (RE)(ug) 3	膽固醇 (mg) 0	類胡蘿蔔素 (carotenoids)
水分 (g) 4.2	鉀 (mg) 986	維生素 E 總量 (mg) 19.13		葉黃素 (lutein)
粗蛋白 (g) 31.4	鈣 (mg) 45	維生素 B 群 & C		玉米黃素 (zeaxanthin)
粗脂肪 (g) 11.6	鎂 (mg) 333	維生素 B1(mg) 2.44		植物固醇 (phytosterols)
灰分 (g) 4.9	鐵 (mg) 6.0	維生素 B2 (mg) 0.52		類黃酮素 (flavonoids)
總碳水化合物 (g) 47.9	鋅 (mg) 14.9	菸鹼素 (mg) 4.02		
膳食纖維 (g) 10.0	磷 (mg) 1173	維生素 B6(mg) 1.4		
		維生素 B12 (ug) 0		
		維生素 C (mg) 0.0		

選購及保存要領

由於小麥胚芽中含有豐富的不飽和脂肪酸與促進脂肪分解的酵素，導致產品的保存期限較短，且需留意儲存環境的條件，建議存放於陰涼乾燥處。

哪些人要多吃小麥胚芽？

• 想要擁有健康心血管疾病的人

小麥胚芽中富含多元不飽和脂肪，不僅可以預防心血管疾病、減少體內壞的膽固醇與總膽固醇含量，

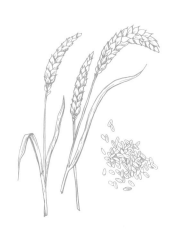

豐富的維生素 E、類胡蘿蔔素、類黃酮素、硒等抗氧化物質，還能阻止自由基對血管壁的攻擊傷害，對血管的保護功效無庸置疑。

● 想要預防癌症的人

許多研究發現，小麥胚芽的萃取物中含有高量的酚類化合物，能讓乳癌、淋巴癌與胃癌細胞自動凋零，甚至會影響癌症細胞的生長。想要預防癌症疾病的人，不妨在果汁、牛奶中加一些小麥胚芽，還能增添豐富的口感。

● 想要養顏美容的人

缺乏維生素 E，皮膚會有粗糙、老化的現象。而小麥胚芽的維生素 E 含量相當高，皮膚細胞膜的組成都需要大量的維生素 E 保護，因此，坊間許多預防衰老的保養品，都含有小麥胚芽的成分。

● 想要改善腸道菌相的人

小麥胚芽中含有無法被人體小腸消化吸收的「難消化澱粉」，不僅能降低腸道 pH 值，還能使腸道中的好菌大量繁殖、壞菌減少，進而維持腸道正常菌相。

● 想要擁有年輕腦袋的人

小麥胚芽中的維生素 E，可以保護腦部細胞膜免於自由基的攻擊，且其中豐富的卵磷脂參與腦中許多神經傳導物質的合成，是注意力集中、減緩注意力衰退與防止腦部退化的重要關鍵成分。

飲食小叮嚀

● **糖尿病患者要控制攝取量**

小麥胚芽屬於全穀雜糧的一部分，因此，糖尿病患者在食用小麥胚芽時，需控制其他飲食的主食攝取量。

木瓜
Papaya

木瓜有百果之王的封號，原產於熱帶的南美洲，至清末才引入台灣種植，又稱番瓜或番木瓜。
木瓜含有豐富的維生素 C，含量比同等重量的橘子還高；無論生食或入菜，都相當美味。

木瓜的營養寶庫
營養成分（每一百克的營養成分）

一般成分	礦物質	維生素	其他	主要的植化素
熱量 (Kcal) 38	鈉 (mg) 3	維生素 A 視網醇當量 (RE)(ug) 66.5	膽固醇 (mg) 0	beta-胡蘿蔔素 (beta-carotene)
水分 (g) 89.1	鉀 (mg) 186	維生素 E 總量 (mg) 0.30		番茄紅素 (lycopene)
粗蛋白 (g) 0.6	鈣 (mg) 23	維生素 B 群 & C		beta-隱黃素 (beta-cryptoxanthin)
粗脂肪 (g) 0.1	鎂 (mg) 15	維生素 B1 (mg) 0.03		
灰分 (g) 0.4	鐵 (mg) 0.3	維生素 B2 (mg) 0.03		
總碳水化合物 (g) 9.9	鋅 (mg) 0.2	菸鹼素 (mg) 0.45		
膳食纖維 (g) 1.4	磷 (mg) 11	維生素 B6 (mg) 0.09		
		維生素 B12 (ug) 0		
		維生素 C (mg) 58.3		

選購及保存要領

應選擇瓜身完整有彈性者，果皮不要長斑點，而
且瓜蒂連於瓜身上者為佳。已成熟的木瓜應盡速食
用，若無法馬上食用者，也不要放在冰箱太久，容
易長斑點或變黑。九～十一月是盛產期，其他月分
為淡產期。

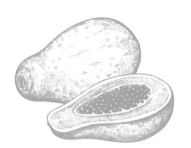

哪些人要多吃木瓜？

● 想要預防類風濕關節炎的人

木瓜含有豐富的維生素 C 及 beta-隱黃素，在流行

病學研究中發現，飲食中含有高量的維生素 C 或 beta-隱黃素的人，發生類風濕關節炎的機率顯著降低。此外，木瓜中的木瓜酵素能抑制發炎反應，減少疼痛的程度；因此木瓜是預防類風濕關節炎的好水果。

● 想要預防大腸癌的人

木瓜中的 beta-隱黃素是個強力抗氧化劑，研究發現，它能夠有效預防大腸癌的發生。而且木瓜所含的膳食纖維不低，可以減少致癌物留在大腸中的時間；在中醫的觀念裡，木瓜具潤腸通便的功效。有大腸癌家族史的人，平常可以多吃木瓜。

● 想要擁有銳利視覺的人

維生素 A 是預防夜盲症非常重要的營養素，若想在幽暗的光線下還能擁有銳利視覺的人，可以多吃一些木瓜來補充維生素 A。

● 想要促進胸部發育的人

木瓜中的木瓜酵素可以幫助食物中的蛋白質消化分解，以利於被人體吸收利用，而這種酵素在未成熟的木瓜中含量最多。因此，青春期的少女不妨多吃青木瓜燉排骨來幫助發育，產後婦女也可以多吃青木瓜燉鮮魚，促進乳汁分泌。

飲食小叮嚀

● **常腹瀉者不宜大量食用**

木瓜有潤腸通便的功效，便祕者可多吃，時常拉肚子的人則不宜多吃。

芒果
Mango

芒果原產於印度，唐朝時才由印度引入中國。在宋朝及明代的中醫藥典中，芒果均有入藥的記載。芒果性溫且能止吐解渴，以現在營養學觀念來看，芒果含有許多優秀的植化素，是防癌的好水果。

芒果的營養寶庫
營養成分（每一百克的營養成分）

一般成分	礦物質	維生素	其他	主要的植化素
熱量 (Kcal) 50	鈉 (mg) 5	維生素 A 視網醇當量 (RE)(ug) 186.5	膽固醇 (mg) 0	beta-胡蘿蔔素 (beta-carotene)
水分 (g) 86.0	鉀 (mg) 119	維生素 E 總量 (mg) 1.20		beta-隱黃素 (beta-cryptoxanthin)
粗蛋白 (g) 0.6	鈣 (mg) 8	**維生素 B 群 & C**		花青素 (anthocyanin)
粗脂肪 (g) 0.2	鎂 (mg) 9	維生素 B1 (mg) 0.05		沒食子酸 (gallic acid)
灰分 (g) 0.2	鐵 (mg) 0.3	維生素 B2 (mg) 0.05		槲皮素 (quercetin)
總碳水化合物 (g) 13.0	鋅 (mg) 0.2	菸鹼素 (mg) 0.50		山奈酚 (kaempferol)
膳食纖維 (g) 1.2	磷 (mg) 12	維生素 B6 (mg) 0.11		
		維生素 B12 (ug) 0		
		維生素 C (mg) 22.7		

選購及保存要領

應選擇果粒大，果皮無黑點或傷痕，輕壓果皮覺得稍軟且具彈性者為佳。置於陰涼處可存放十天左右，若已剝皮應盡速食用。四～十月是產期。

哪些人要多吃芒果？

• 想要預防攝護腺癌的人

芒果中所含的植化素沒食子酸及槲皮素，都能抑制攝護腺腫瘤的生長。若有攝護腺腫大問題的男性，可以多吃一些芒果來維護攝護腺的健康。

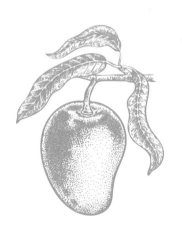

● 想要減輕關節炎症狀的人

維生素 C、beta-隱黃素及槲皮素，都是能清除自由基、改善關節發炎症狀的好物質，花青素也能有效抑制發炎物質的產生，減輕紅、腫、熱、痛的現象。因此不妨多吃一些芒果來預防或改善關節炎不適的症狀。

● 想要預防骨質流失的人

芒果中富含 beta-隱黃素，能抑制蝕骨細胞的活性，也能刺激成骨細胞的活性，可預防骨質流失。芒果若與高鈣的食物一起搭配，保健骨骼的效果更好，如芒果牛乳汁就是一道不錯的健骨果汁。

● 想要預防心血管疾病的人

芒果中所含的主要植化素都是很好的抗氧化劑，能幫助清除血管中的自由基，使壞的膽固醇較不會被自由基破壞後氧化黏在血管壁上，進而造成血管硬化。

● 想要擁有銳利視覺的人

維生素 A 是預防夜盲症非常重要的營養素，若想要在幽暗的光線下還能擁有銳利視覺的人，可以多吃一些芒果來補充維生素 A。

飲食小叮嚀

● **容易過敏的人宜少吃**

芒果皮含有許多會引起過敏的物質，有些人的體質會對芒果過敏，應減少食用。對芒果過敏的人，盡量避免接觸芒果皮，以免皮膚發癢，並以叉子將果肉送入口中，避免與皮膚接觸。

花生
Peanuts

我們的生活中隨處可見花生相關產品，花生糖、花生小魚乾等都是大眾經常食用的點心。花生又稱為落花生、長壽果，是台灣重要的雜糧作物，主產地為彰化、雲林一帶，為豆科植物的一種，可食用部分為其種子。《本草綱目》中記載，花生有悅脾胃、潤肺清痰、滋養理氣以及清咽止痰等不同功效。

花生的營養寶庫
營養成分（每一百克的營養成分）

一般成分	礦物質	維生素	其他	主要的植化素
熱量 (Kcal) 331	鈉 (mg) 1	維生素 A 視網醇當量 (RE)(ug) 0.0	膽固醇 (mg) 0	白藜蘆醇 (resveratrol)
水分 (g) 43.7	鉀 (mg) 473	維生素 E 總量 (mg) 5.37		植物固醇 (phytosterols)
粗蛋白 (g) 15.3	鈣 (mg) 43	維生素 B 群 & C		酚酸類 (phenolic acids)
粗脂肪 (g) 27.2	鎂 (mg) 130	維生素 B1 (mg) 0.94		對香豆酸 (p-Coumaric acid)
灰分 (g) 1.6	鐵 (mg) 2.0	維生素 B2 (mg) 0.1		類黃酮素 (flavonoids)
總碳水化合物 (g) 12.2	鋅 (mg) 2.4	菸鹼素 (mg) 2.69		
膳食纖維 (g) 8.1	磷 (mg) 246	維生素 B6 (mg) 0.37		
		維生素 B12 (ug) 0		
		維生素 C (mg) 7.6		

選購及保存要領

　　台灣氣候潮濕，花生特別容易受潮而被黴菌感染，產生如黃麴毒素等有毒物質。因此建議購買時要注意產品是否有檢驗合格的資訊，而且最好買帶殼花生，選擇外殼紋路深而清楚、顆粒形狀飽滿者；如果是不帶殼的花生仁，要挑豆粒完整、表面光潤、沒有外傷者。如果一時吃不完，要放在保鮮袋中冷藏保存，不僅能降低黃麴毒素生長，也能減少富含油脂的花生受熱而導致油質劣變。

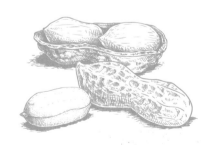

想要預防心血管疾病的人

花生含較多的單元不飽和脂肪酸，對心血管有保護作用，不僅能夠降低血液裡壞的膽固醇，保護心臟血管，其所含的植物固醇構造與膽固醇類似，可以降低腸道吸收食物中的膽固醇，因而具有改善血脂的效果。

想要遠離癌症的人

花生含有水溶性膳食纖維，可以減少致癌物在腸道中停留的機會，豐富的不飽和脂肪酸與維生素 E，具有抗氧化的效果；除此之外，花生也含有豐富的白藜蘆醇、多酚類、類黃酮素、植物固醇等豐富的防癌物質，可以使癌症腫瘤的生長受到阻礙，特別是針對大腸癌。

想要預防老年痴呆症的人

花生中豐富的菸鹼素與維生素 E，不僅是延緩阿茲海默症或防止病情惡化的重要營養素，豐富的白藜蘆醇也與改善記憶力、學習能力與腦部退化疾病有關。

想要降低膽結石發生的人

哈佛大學一項針對五萬名男性所進行的大型研究顯示，每週攝取花生超過 5 盎司（1 盎司約 28.6 克）的男性，能有效地減少膽結石的形成。因為膽固醇代謝之後可以變成膽汁，而花生豐富的膳食纖維與膽汁混合後，增加膽汁從糞便排泄，肝臟為了人體所需要的膽汁量，進而加速代謝膽固醇；此外，豐富的維生素 E 與礦物質鎂可以改善胰島素敏感性，減少過多的膽固醇合成，以及降低膽汁中膽固醇處於過飽和狀態，進而減少膽結石生成的機會。

飲食小叮嚀

- **不可生吃避免被寄生蟲感染**

由於花生主要栽種在泥土裡，容易有寄生蟲卵汙染，因此不建議生吃，以避免感染寄生蟲相關疾病。

- **多吃容易發胖**

花生屬於油脂與堅果種子類，雖然好處多多，但若沒有節制地吃，小心體重上升，增加身體負擔。

柳丁
Orange

柳丁又稱柳橙、甜橙或 sunkist，雖然和橘子一樣屬於柑橘類的水果，但是，柳丁性平，橘子則性寒。以現在營養學的觀點來看，柳丁的確是一個營養寶庫，也具有相當多優秀的植化素，是一種很好的保健水果。

柳丁的營養寶庫
營養成分（每一百克的營養成分）

一般成分	礦物質	維生素	其他	主要的植化素
熱量 (Kcal) 46	鈉 (mg) 3	維生素 A 視網醇當量 (RE)(ug) 2.1	膽固醇 (mg) 0	beta-隱黃素 (beta-cryptoxanthin)
水分 (g) 87.2	鉀 (mg) 149	維生素 E 總量 (mg) 0.24		玉米黃素 (zeaxanthin)
粗蛋白 (g) 0.8	鈣 (mg) 35	**維生素 B 群 & C**		葉黃素 (lutein)
粗脂肪 (g) 0.2	鎂 (mg) 12	維生素 B1 (mg) 0.08		橙皮素 (hesperetin)
灰分 (g) 0.4	鐵 (mg) 0.2	維生素 B2 (mg) 0.04		檸檬苦素 (limonin)
總碳水化合物 (g) 11.04	鋅 (mg) 0.2	菸鹼素 (mg) 0.30		諾米林 (nomilin)
膳食纖維 (g) 2.0	磷 (mg) 22	維生素 B6 (mg) 0.04		beta-穀固醇 (beta-sitosterol)
		維生素 B12 (ug) 0		麩胱甘肽 (glutathione)
		維生素 C (mg) 56.8		葡萄糖二酸 (d-glucaric acid)

選購及保存要領

　　宜選擇表皮光滑無斑點，輕壓感覺飽滿有彈性，果皮為橙黃色，聞起來有濃郁的果香。置於陰涼通風處可存放很久，但潮濕的氣候容易使柳丁發黴，若發黴應盡速丟棄。每年九月至隔年一月為產期。

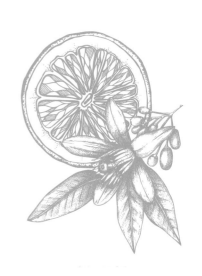

哪些人要多吃柳丁？

• 想要預防心血管疾病的人

　　柳丁中的橙皮素及檸檬苦素都會抑制身體中壞的膽固醇合成；beta-穀固醇及果膠能減少食物中的膽

固醇被人體吸收。好處還不止於此，柳丁中其他具有抗氧化功能的植化素，能防止壞的膽固醇被氧化而卡在血管壁上，可預防血管硬化、中風。

- ### 想要遠離癌症的人

柳丁中的 beta-隱黃素、葉黃素、橙皮素等均是優秀的抗氧化劑，而檸檬苦素及諾米林能增加體內解毒酵素的活性；葡萄糖二酸能加速致癌物排出體外。這麼多好的防癌成分集中在柳丁中，我們能不多吃一點嗎？

- ### 想要預防肺癌的人

柳丁中的 beta-隱黃素能有效預防肺癌，飲食中若多攝取含有 beta-隱黃素的食物，其罹患肺癌的危險將顯著降低。

- ### 想要擁有年輕視力的人

柳丁中所含的玉米黃素和葉黃素是護眼雙傑，有助於擋掉傷害眼睛的藍光，因此平常多吃些柳丁，可以預防白內障及視網膜病變這類老人病。

- ### 想預防類風濕關節炎的人

有研究發現，類風濕關節炎的患者每天喝 1 杯柳橙汁，關節炎不適的症狀明顯減輕。這是因為 beta-隱黃素及維生素 C 具有抗發炎的功效，能舒緩關節炎的不適。

飲食小叮嚀

- ### 無特別飲食禁忌

柳丁性平，並無特殊的飲食禁忌，是一種溫和、安全的保健水果。

南瓜
Pumpkin

南瓜常稱為金瓜，是非常古老的農作物之一，它的果肉細緻可口，富含許多營養素及植化素。南瓜籽中含有大量的鋅、鎂、單元不飽和脂肪酸，具有壯陽、強精的功效，長期食用還能預防攝護腺肥大。

南瓜的營養寶庫
營養成分（每一百克的營養成分）

一般成分	礦物質	維生素	其他	主要的植化素
熱量 (Kcal) 74	鈉 (mg) 1	維生素 A 視網醇當量 (RE)(ug) 368.1	膽固醇 (mg) 0	alpha-胡蘿蔔素 (alpha-carotene)
水分 (g) 79.8	鉀 (mg) 426	維生素 E 總量 (mg) 1.11		beta-胡蘿蔔素 (beta-carotene)
粗蛋白 (g) 1.9	鈣 (mg) 14	**維生素 B 群 & C**		玉米黃素 (zeaxanthin)
粗脂肪 (g) 0.2	鎂 (mg) 17	維生素 B1 (mg) 0.07		葉黃素 (lutein)
灰分 (g) 0.9	鐵 (mg) 0.5	維生素 B2 (mg) 0.07		beta-隱黃素 (beta-cryptoxanthin)
總碳水化合物 (g) 17.3	鋅 (mg) 0.3	菸鹼素 (mg) 1.21		阿魏酸 (ferulic acid)
膳食纖維 (g) 2.5	磷 (mg) 46	維生素 B6 (mg) 0.29		山奈酚 (kaempferol)
		維生素 B12 (ug) 0		麩胱甘肽 (glutathione)
		維生素 C (mg) 15.0		

選購及保存要領

選擇表皮完整無刮傷、無黑點者，若瓜蒂連在瓜身者更佳。尚未洗切過的南瓜，可在陰涼處放將近一個月左右。切開後應盡速食用，若封好後置於冰箱內不要放超過一星期。三～十月盛產，其他月分為淡產。

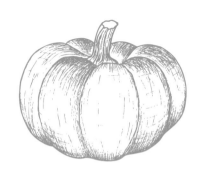

哪些人要多吃南瓜？

• 想要遠離癌症的人

放眼望去南瓜中所含的植化素有 alpha-胡蘿蔔素、

beta-胡蘿蔔素、玉米黃素、葉黃素、beta-隱黃素、阿魏酸、山奈酚或麩胱甘肽等，真像是一個抗氧化寶庫，而且個個都是防癌高手。所以，南瓜和大蒜、洋蔥同屬頂級的防癌食物。

● 想要預防肺癌發生的人

南瓜中所含的 beta-隱黃素是預防肺癌發生的寶藏。有一項大型的流行病學研究，針對六萬三千多人做了八年的追蹤，發現飲食中富含 beta-隱黃素的人，肺癌的發生率比低飲食中低 beta-隱黃素的人少 27%。因此，南瓜是預防肺癌的好食物。

● 想要預防或改善攝護腺肥大的人

南瓜籽是保護攝護腺的寶藏，其所含的大量鋅、鎂、單元不飽和脂肪酸及 beta-穀固醇，能改善慢性攝護腺增生的問題。因此，南瓜籽不要挖掉丟棄，可以洗淨後擦乾，灑一點橄欖油及鹽，放入烤箱中以 190°C 烤 45 分鐘，期間記得翻面，將可製作出保護攝護腺的零嘴。

● 想要擁有銳利視覺的人

人體若缺乏維生素 A 會罹患夜盲症，南瓜是相當好的維生素 A 來源，1 份約 200 克的南瓜，所含的維生素 A 就超出我們每日建議攝取量。此外，南瓜還含有玉米黃素與葉黃素，能夠預防黃斑部退化及白內障這種老人病，讓我們保有年輕的視力。

飲食小叮嚀

● 吃太多皮膚會變黃

南瓜吃太多時，其中的胡蘿蔔素會沉積在皮膚中，讓皮膚染成蠟黃色，但這只是暫時現象，對身體無害，停止食用後幾天就會消失。

胡蘿蔔
Carrot

胡蘿蔔是繖形花科的植物，和白蘿蔔這種十字花科類的蔬菜不屬於同一類，功效也不一樣。
胡蘿蔔富含維生素 A 及多種植化素，是一種極佳的保健蔬果，素有平民人參之美稱。

胡蘿蔔的營養寶庫
營養成分（每一百克的營養成分）

一般成分	礦物質	維生素	其他	主要的植化素
熱量 (Kcal) 39	鈉 (mg) 89	維生素 A 視網醇當量 (RE)(ug) 2072.2	膽固醇 (mg) 0	alpha- 胡蘿蔔素 (alpha-carotene)
水分 (g) 89.3	鉀 (mg) 198	維生素 E 總量 (mg) 0.42		beta- 胡蘿蔔素 (beta-carotene)
粗蛋白 (g) 1.1	鈣 (mg) 27	維生素 B 群 & C		葉黃素 (lutein)
粗脂肪 (g) 0.1	鎂 (mg) 11	維生素 B1 (mg) 0.04		beta- 隱黃素 (beta-cryptoxanthin)
灰分 (g) 0.6	鐵 (mg) 0.3	維生素 B2 (mg) 0.04		番茄紅素 (lycopene)
總碳水化合物 (g) 8.9	鋅 (mg) 0.2	菸鹼素 (mg) 0.31		芹菜素 (apigenin)
膳食纖維 (g) 2.6	磷 (mg) 29	維生素 B6 (mg) 0.15		山奈酚 (kaempferol)
		維生素 B12 (ug) 0		木犀草素 (luteolin)
		維生素 C (mg) 5.4		咖啡酸 (caffeic acid)
				綠原酸 (chlorogenic acid)
				對香豆酸 (p-Coumaric acid)

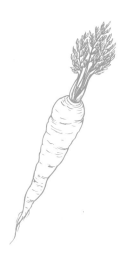

選購及保存要領

選擇形體圓直、表皮紅橙鮮艷、光滑無凸起顆粒，
且沒有長鬚根者為佳。胡蘿蔔非常耐放，置於陰涼
處或封好放入冰箱內，可以保存好幾個月。十二月
至隔年四月盛產，其他月分為淡產。

哪些人要多吃胡蘿蔔？

- **想要預防心臟病的人**

至少有六項流行病學研究發現，飲食中攝取較高
量類胡蘿蔔素的人，其心臟病發的機率大幅降低。

其原因可能是，類胡蘿蔔素如 alpha-胡蘿蔔素、beta-胡蘿蔔素、葉黃素、beta-隱黃素或番茄紅素等都是超級抗氧化劑，具保護心臟功能。

● 想要遠離癌症的人

胡蘿蔔中的類胡蘿蔔素能夠降低癌症的發生率，針對類胡蘿蔔素防癌的研究包括：能降低停經後婦女乳癌的發生率、也能降低膀胱癌、攝護腺癌、大腸癌、食道癌等的發生率。但要特別強調，不要迷信單一類胡蘿蔔素的補充劑能防癌，因為類胡蘿蔔素必須與其他植化素及營養素一起協同作用，才能發揮最安全、最有效的防癌效果。

● 想要降血糖的人

在中醫的觀念中胡蘿蔔有健脾潤腸、降血糖等功能。這是因為胡蘿蔔中含有綠原酸，能幫助體內血糖的調控，且減緩腸胃道吸收糖分的作用。

● 想要擁有銳利視覺的人

胡蘿蔔所擁有的維生素 A 可說是蔬果中的冠軍，1 份 100 克胡蘿蔔的維生素 A 含量，等於每日建議攝取量的 3.5 倍以上。

● 想要擁有水嫩皮膚的人

缺乏維生素 A，皮膚會乾燥脫屑，多補充維生素 A 能讓皮膚恢復光澤水嫩。

飲食小叮嚀

● **煮過的胡蘿蔔更營養**

胡蘿蔔中的許多維生素及植化素都是脂溶性的，放些食用油脂與胡蘿蔔一起烹煮，更能使胡蘿蔔中的好東西釋放出來，讓人體吸收。

● **吃過多胡蘿蔔會使皮膚染黃**

吃太多胡蘿蔔，beta-胡蘿蔔素會沉積在皮膚中，使皮膚變成蠟黃色，但這不影響身體健康，暫停食用幾天後即會消失。

哈密瓜
Cantaloup

哈密瓜原產於中東、非洲一帶，在西元八世紀時傳入中國的哈密，進而發揚光大、遠近馳名，這就是哈密瓜名稱的來源。哈密瓜又名甜瓜、洋香瓜、美濃瓜等，具有解熱、利尿的功效。

哈蜜瓜的營養寶庫
營養成分（每一百克的營養成分）

一般成分	礦物質	維生素		其他	主要的植化素
熱量 (Kcal) 39	鈉 (mg) 9	維生素 A 視網醇當量 (RE)(ug) 61		膽固醇 (mg) 0	alpha-胡蘿蔔素 (alpha-carotene)
水分 (g) 88.7	鉀 (mg) 259	維生素 E 總量 (mg) 0.13			beta-胡蘿蔔素 (beta-carotene)
粗蛋白 (g) 0.7	鈣 (mg) 10	維生素 B 群 & C			對香豆酸 (p-Coumaric acid)
粗脂肪 (g) 0.0	鎂 (mg) 2	維生素 B1 (mg) 0.02			阿魏酸 (ferulic acid)
灰分 (g) 0.5	鐵 (mg) 2	維生素 B2 (mg) 0.02			麩胱甘肽 (glutathione)
總碳水化合物 (g) 10.1	鋅 (mg) 1	菸鹼素 (mg) 0.27			
膳食纖維 (g) 0.5	磷 (mg) 4	維生素 B6 (mg) 0.14			
		維生素 B12 (ug) 0.00			
		維生素 C (mg) 24.7			

選購及保存要領

宜選擇果皮網狀紋路均勻清晰、果蒂連於果身者，以手秤重可感受其重量，並散發出濃郁果香者為佳。已成熟的哈密瓜應盡速食用，若尚未熟透可放置於陰暗通風處約一星期之久。三～十一月是盛產期，十二月至隔年二月為淡產期。

哪些人要多吃哈密瓜？

● 想要預防心血管疾病的人

哈密瓜所含的 beta-胡蘿蔔素、對香豆酸、阿魏酸

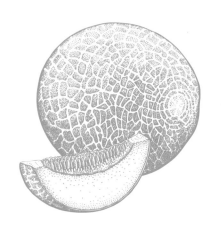

等植化素，都能有效抑制壞的膽固醇氧化黏在血管壁上，因此，哈密瓜是能預防血管硬化、保護心血管的水果。

● 想要養顏美容的人

哈密瓜中所含的維生素 A 及維生素 C，都是養顏美容的好東西，維生素 A 讓皮膚水嫩，維生素 C 則可使皮膚白皙有彈性。此外，阿魏酸能幫助皮膚抵抗紫外線的傷害。哈密瓜可說是一種吃的保養品。

● 想要擁有年輕視力的人

哈密瓜含有豐富的護眼成分 beta-胡蘿蔔素，可以對抗有害光對眼睛所造成的自由基傷害，玉米黃素與葉黃素可以過濾掉有害的藍光，有助於降低白內障和黃斑部退化等眼疾的發生風險。

● 想要改善胃腸消化機能的人

哈密瓜的水分含量非常高，有助於消化道代謝機制的正常運轉。此外，相較於西瓜，哈密瓜屬低 FODMAP（fermentable oligosaccharides disaccharides monosaccharides and polyols）的水果，也就是較不含短鏈碳水化合物及糖醇這些容易被腸道細菌發酵產生氣體，導致引起腹脹、腹痛腸胃不舒服症狀的物質。

飲食小叮嚀

● 體質虛寒者、常腹瀉或寒咳者不宜多吃

哈密瓜屬於寒性的水果，體質虛寒者、常腹瀉或寒咳者不宜多吃。

● 腎臟病患者或飲食需限鉀者需留意

1 份哈密瓜（約 150 克）的鉀含量較高，有腎臟病且需限鉀的人不可多吃。

柿子
Persimmon

柿子又稱紅柿、甜柿，原產於中國大陸。柿子保存不易，常加工曬乾後做成柿餅，俗稱柿粿，柿粿的表面上常有一層白色果糖結晶，稱為柿霜，是名貴的中藥材。現在的營養學發現柿子所含的膳食纖維極為豐富，並有許多優良的植化素。

柿子的營養寶庫
營養成分（每一百克的營養成分）

一般成分	礦物質	維生素	其他	主要的植化素
熱量 (Kcal) 57	鈉 (mg) 3	維生素 A 視網醇當量 (RE)(ug) 63.9	膽固醇 (mg) 0	beta-隱黃素 (beta-cryptoxanthin)
水分 (g) 84.0	鉀 (mg) 131	維生素 E 總量 (mg) 0.12		alpha-胡蘿蔔素 (alpha-carotene)
粗蛋白 (g) 0.5	鈣 (mg) 8	維生素 B 群 & C		beta-胡蘿蔔素 (beta-carotene)
粗脂肪 (g) 0.1	鎂 (mg) 5	維生素 B1 (mg) 0.02		玉米黃素 (zeaxanthin)
灰分 (g) 0.3	鐵 (mg)0.4	維生素 B2 (mg) 0.02		番茄紅素 (lycopene)
總碳水化合物 (g)15.2	鋅 (mg) 0.2	菸鹼素 (mg) 0.37		兒茶素 (EGC, EC, EGCG)
膳食纖維 (g) 1.2	磷 (mg) 13	維生素 B6 (mg) 0.05		槲皮素 (quercetin)
		維生素 B12 (ug) 0		前花青素 (proanthocyanidin)
		維生素 C (mg) 44.8		

選購及保存要領

宜選擇果粒大而均勻，外表無斑點、水傷，若輕壓可感覺其飽滿彈性。柿子不耐久放，軟柿置於陰涼處可保存約兩週，硬柿則保存一週。柿餅則可放入冷凍庫中保存，要煮食、熬湯入藥膳時再取出。八～十月是盛產期，十～十二月為淡產期。

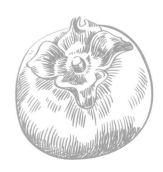

● 想要預防心血管疾病的人

柿子中含有許多保護心血管的尖兵，如兒茶素能有效降低三酸甘油酯及總膽固醇的含量，還能增加好的膽固醇的濃度；槲皮素及前花青素都是超級抗氧化劑，能有效清除血管中的自由基，有助於保持血管的彈性；番茄紅素也是保護心血管的模範生。這些好東西都能阻止後續的血管硬化、中風等發生。

● 想要預防便祕、大腸癌的人

柿子含有豐富的膳食纖維，可說是腸道最佳清道夫；另外所含的 beta-隱黃素也是預防大腸癌的重要植化素。

● 想要擁有銳利視覺的人

維生素 A 是預防夜盲症非常重要的營養素，若想要在幽暗的光線下還能擁有銳利視覺的人，可以多吃一些柿子來補充維生素 A。

飲食小叮嚀

● **有貧血者不宜多吃**

柿子中富含大量的單寧酸，會與食物中的鐵結合，阻止鐵的吸收。因此，貧血者應少吃，若要吃應和正餐相隔 1 小時以上。

● **體質虛寒者不可多食**

柿子為寒性的水果，體弱多病、常感冒者不宜多吃。據說，柿子與螃蟹同屬寒性食物，不可同食會中毒，但尚無科學根據。

甜玉米
Sweet Corn

玉米原產於中南美洲，十六世紀初由先民引入台灣，後來成為原住民的主食，因此又稱為番麥，此外它也稱作玉蜀黍或包穀。在中醫的觀念裡，玉米全身是寶，連玉米鬚都具有利尿、降血壓、降血糖等功效。至於玉米粒更是營養豐富，除了可當主食外，也是保健的好食物。

甜玉米的營養寶庫
營養成分（每一百克的營養成分）

一般成分	礦物質	維生素	其他	主要的植化素
熱量 (Kcal) 107	鈉 (mg) 2	維生素 A 視網醇當量 (RE)(ug) 18.0	膽固醇 (mg) 0	玉米黃素 (zeaxanthin)
水分 (g) 75.7	鉀 (mg) 269	維生素 E 總量 (mg) 0.75		葉黃素 (lutein)
粗蛋白 (g) 3.3	鈣 (mg) 3	維生素 B 群 & C		beta-隱黃素 (beta-cryptoxanthin)
粗脂肪 (g) 2.5	鎂 (mg) 34	維生素 B1 (mg) 0.13		阿魏酸 (ferulic acid)
灰分 (g) 0.7	鐵 (mg) 0.5	維生素 B2 (mg) 0.10		
總碳水化合物 (g) 17.8	鋅 (mg) 0.6	菸鹼素 (mg) 1.84		
膳食纖維 (g) 4.7	磷 (mg) 84	維生素 B6 (mg) 0.20		
		維生素 B12 (ug) 0		
		維生素 C (mg) 5.4		

選購及保存要領

宜選擇果身長，玉米粒飽滿有彈性、色澤金黃者為佳。若不會馬上食用，先不要除去外葉，以紙張包裹放入冰箱可存放一週之久。九月至隔年三月是盛產期，其他月分為淡產期。

哪些人要多吃玉米？

● 想要預防肺癌及大腸癌的人

玉米含有豐富的膳食纖維，只要攝取 1 杯約 165

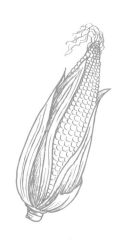

克的煮熟玉米，便可供應每日膳食纖維建議量的 1/5，有助於清除腸道中的廢物；不僅如此，玉米中所含的 beta-隱黃素及阿魏酸能有效預防腸癌，而這兩種植化素對肺癌的預防也具有效果。

● 想要預防心血管疾病的人

玉米中的阿魏酸是降低膽固醇的好物質，而且阿魏酸本身及葉黃素、玉米黃素或 beta-隱黃素都是非常好的抗氧化劑，能清除血管中的自由基，免於壞的膽固醇氧化後卡在血管壁上，造成血管硬化、阻塞。

● 想要擁有年輕視力的人

玉米中所含的玉米黃素和葉黃素是護眼雙傑，都是能保護眼睛、避免老化的重要植化素，平時多吃些可以預防白內障及視網膜病變。

● 想要擁有健康骨骼的人

雖然玉米所含的鈣質很低，但是，玉米中所含的 beta-隱黃素能刺激成骨細胞的活性，並抑制骨質流失，所以，玉米和高鈣食物一起烹煮是保護骨本的絕佳搭配，如牛奶玉米湯就是一道非常適合小朋友骨骼發育的湯品。

飲食小叮嚀

● 絕對不吃發黴的玉米

發黴的玉米含有黃麴毒素，會誘發肝癌，所以發黴的玉米千萬不可食用。

黃豆
Soy Bean

黃豆，古名菽，因具有豐富的營養價值，老祖宗把它列為「五穀」之一。由於黃豆營養成分均衡豐富，蛋白質的胺基酸組成接近人體的需求，因此在現行的扇形飲食指南圖中，將黃豆與魚、蛋、肉並列，為攝取植物性蛋白質的重要來源之一。直到現在亞洲人的生活中，豆製品仍然隨處可見，豆漿、豆皮、豆包、豆花等，從飲料、點心到正餐都不缺席。美國食品藥物管理局更在二十世紀初，通過了「每日 25 克黃豆蛋白攝取，搭配低飽和脂肪酸、低膽固醇的飲食型態可降低心臟疾病發生」的健康宣示；流行病學研究也認為，亞洲地區民眾黃豆攝取相當普及，可能是其乳癌、大腸癌和攝護腺癌發生率低於西方國家的重要原因之一。

黃豆的營養寶庫
營養成分（每一百克的營養成分）

一般成分	礦物質	維生素	其他	主要的植化素
熱量 (Kcal) 389	鈉 (mg) 12	維生素 A 視網醇當量 (RE)(ug) 1.9	膽固醇 (mg) 0	大豆異黃酮 (soy isoflavones)
水分 (g) 11.3	鉀 (mg) 1667	維生素 E 總量 (mg) 15.91		皂素 (saponins)
粗蛋白 (g) 35.6	鈣 (mg) 194	維生素 B 群 & C		植酸 (phytic acid)
粗脂肪 (g) 15.7	鎂 (mg) 215	維生素 B1 (mg) 0.39		植物固醇 (phytosterols)
灰分 (g) 4.5	鐵 (mg) 6.5	維生素 B2 (mg) 0.21		酚酸類 (phenolic acids)
總碳水化合物 (g) 32.9	鋅 (mg) 2.7	菸鹼素 (mg) 1.11		
膳食纖維 (g) 14.5	磷 (mg) 445	維生素 B6 (mg) 0.72		
		維生素 B12 (ug) 0		
		維生素 C (mg) 0.0		

選購及保存要領

台灣的黃豆大多仰賴國外進口，因此挑選時應選擇表面完整有光澤、豆子飽滿粒大、無破損或蟲蛀的豆子。置於陰涼、乾燥處儲存，注意不能使其受潮而發芽。

哪些人要多吃黃豆？

● 想要減緩更年期症狀的人

每 1 克的大豆平均含有 0.1 ～ 5 毫克的大豆異黃

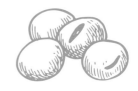

酮素，由於異黃酮素和女性荷爾蒙雌激素（estrogen）結構類似，因此又有「植物性雌激素」之稱。研究發現，亞洲婦女停經發生面潮紅等不適比例少於西方國家，可能與東方人習慣攝取豆類製品，增加大豆異黃酮素攝取量而減緩更年期症狀有關。所以停經婦女可以多攝取黃豆，減緩身體不適的症狀，讓更年期不再干擾生活品質，展現熟齡女人的優雅韻味。

● 想要預防及改善骨質疏鬆症的人

異黃酮素能抑制蝕骨細胞的活性，同時也能刺激成骨細胞的活性而減緩骨質的流失；此外，異黃酮素可增強腸道對鈣離子的吸收，進而提高骨質再生能力。因此更年期婦女或是有骨質疏鬆症狀的朋友，可以多吃黃豆製品來改善或預防。

● 想要預防及降低罹患心血管疾病的人

黃豆目前已被認為是能有效預防心血管疾病的健康食材，其抗氧化特性不僅可以保護體內膽固醇不受到自由基氧化攻擊，還可以增加身體膽固醇的分解代謝，達到減緩心血管疾病惡化之抗氧化保護作用。

● 想要擁有年輕腦袋的人

黃豆中所含的卵磷脂是大腦的重要成分之一，不僅可做為腦神經細胞修復原料，也與大腦中訊息傳導物質合成、改善壓力造成的精神疲倦有關，對於腦部具有優異的保護功能。因此忙於課業的學生、高壓力的上班族可以多吃黃豆製品，提升大腦執行力，精神滿分表現更加分！

飲食小叮嚀

● 烹煮前先浸泡

黃豆本身含有不被人體消化酵素所分解的寡醣類（如蜜三糖及水蘇四糖），會在大腸被細菌分解產生氣體引起脹氣等不適，在烹煮前先充分浸泡即可去除。

● 煮熟才可以吃

黃豆含有血球凝集素、甲狀腺腫素等影響身體營養吸收的物質，因此黃豆不可生吃，一定要加熱煮熟後才可食用。

番薯
Sweet Potato

番薯又稱為甘薯、甜薯或地瓜，早期是窮人家的食物，買不起白米飯的人就吃番薯籤。然而，這些年來發現番薯是極佳的高纖食品，而且營養豐富，反而成為現代人保健身體的替代主食。

番薯的營養寶庫
營養成分（每一百克的營養成分）

一般成分	礦物質	維生素	其他	主要的植化素
熱量 (Kcal) 121	鈉 (mg) 51	維生素 A 視網醇當量 (RE)(ug) 11.6	膽固醇 (mg) 0	beta-胡蘿蔔素 (beta-carotene)
水分 (g) 70.0	鉀 (mg) 276	維生素 E 總量 (mg) 0.50		咖啡酸 (caffeic acid)
粗蛋白 (g) 1.3	鈣 (mg) 46	維生素 B 群 & C		綠原酸 (chlorogenic acid)
粗脂肪 (g) 0.2	鎂 (mg) 24	維生素 B1 (mg) 0.13		槲皮素 (quercetin)
灰分 (g) 0.8	鐵 (mg) 0.3	維生素 B2 (mg) 0.04		
總碳水化合物 (g) 27.8	鋅 (mg) 0.2	菸鹼素 (mg) 0.51		
膳食纖維 (g) 2.5	磷 (mg) 42	維生素 B6 (mg) 0.23		
		維生素 B12 (ug) 0		
		維生素 C (mg) 19.8		

選購及保存要領

選擇表皮光滑完整，無斑點、無腐爛者。保存時可以用報紙包裹起來，置於陰涼處，注意不要使番薯受潮、發芽。一～五月是盛產期，其他月分為淡產期。

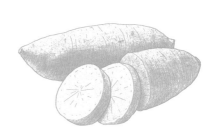

哪些人要多吃番薯？

● 想要遠離癌症的人

番薯中的 beta-胡蘿蔔素具有快速修復 DNA 的能

力，番薯中還含有抗氧化力極強的槲皮素及綠原酸，可說是一種很好的抗氧化食物，平常可以多吃一些來保健身體及遠離癌症。

● 想要預防便祕及大腸癌的人

番薯是膳食纖維量極豐富的食物，可以幫助排便，清除腸道中的髒東西，減少致癌物在腸道中停留的機會。而且，番薯中所含的抗氧化植化素都是預防大腸癌的好物質。

● 想要擁有銳利視覺的人

如果你在幽暗的燈光下，要很久才能看得見東西，此時可能要多吃一些番薯，因為，番薯能提供豐富的維生素 A，可以預防夜盲症。

● 想要水嫩有彈性皮膚的人

皮膚有乾燥、脫皮現象的人不妨多吃一些番薯，因為番薯中的維生素 A 能幫助皮膚恢復水嫩，而且番薯中的維生素 C 是皮膚製造膠原蛋白的重要因子，能使皮膚具有彈性。

飲食小叮嚀

● **彩色的番薯更健康**

現在的栽種技術培育出許多顏色鮮艷的番薯，將為健康帶來更多的紅利。

● **胃部時常脹氣、胃酸過多者不宜多吃**

番薯因含有很高的澱粉，較容易引起脹氣及胃酸過多的情形，所以胃部時常脹氣、胃酸過多的人不宜多吃。

葡萄柚
Grapefruit

葡萄柚因結成果實時形成一串串如葡萄的樣子而得名。台灣早期從夏威夷引進栽種,味道酸中帶苦,因此接受度不高。但如果你了解葡萄柚中所含的植化素後,將會驚嘆葡萄柚有如防癌寶庫一般,絕對是頂級的保健水果。

葡萄柚的營養寶庫
營養成分(每一百克的營養成分)

一般成分	礦物質	維生素	其他	主要的植化素
熱量 (Kcal) 37	鈉 (mg) 4	維生素 A 視網醇當量 (RE)(ug) 24.6	膽固醇 (mg) 0	beta-胡蘿蔔素 (beta-carotene)
水分 (g) 89.6	鉀 (mg) 90	維生素 E 總量 (mg) 0.20		番茄紅素 (lycopene)
粗蛋白 (g) 0.7	鈣 (mg) 20	**維生素 B 群 & C**		柚皮素 (naringenin)
粗脂肪 (g) 0.2	鎂 (mg) 10	維生素 B1 (mg) 0.03		檸檬烯 (d-Limonene)
灰分 (g) 0.3	鐵 (mg) 0.1	維生素 B2 (mg) 0.02		橙皮素 (hesperetin)
總碳水化合物 (g) 9.2	鋅 (mg) 0.1	菸鹼素 (mg) 0.22		槲皮素 (quercetin)
膳食纖維 (g) 1.1	磷 (mg) 17	維生素 B6 (mg) 0.22		山奈酚 (kaempferol)
		維生素 B12 (ug) 0		檸檬苦素 (limonin)
		維生素 C (mg) 36.5		諾米林 (nomilin)
				beta-穀固醇 (beta-sitosterol)
				阿魏酸 (ferulic acid)
				葡萄糖二酸 (d-glucaric acid)
				麩胱甘肽 (glutathione)

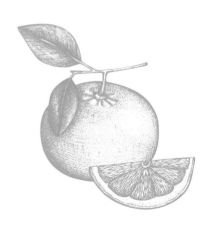

選購及保存要領

　　宜選擇果皮薄且光滑,輕壓果實有彈性,有重量感者為佳。葡萄柚置於陰涼處可放至少兩個星期,若放於冰箱中可存放一個月之久。十~十二月盛產,六~九月為淡產期。

哪些人要多吃葡萄柚?

● 想要遠離癌症的人
　　葡萄柚中可以抗腫瘤的植化素實在太豐富了,有

的是超級抗氧化劑，有的是能激發體內酵素功能，有的能抑制過多的荷爾蒙形成，個個武功高強，無法一一贅述，總之，若要遠離癌症，選擇葡萄柚準沒錯。

● 想要預防乳癌的人

葡萄柚裡有一些植化素特別能抑制乳腺腫瘤的生長，如橙皮素及柚皮素能抑制過多的雌激素合成。

● 想要預防大腸癌的人

葡萄柚中的檸檬苦素、諾米林及葡萄糖二酸都是預防大腸癌的優秀成員，當然，還有其他的植化素及營養素的幫忙，才能完成防癌大業。

● 想要降低膽固醇及三酸甘油酯的人

葡萄柚中的橙皮素、柚皮素及檸檬苦素都能減少體內膽固醇的合成，此外，葡萄柚中所含的可溶性膳食纖維果膠及beta-穀固醇，都是降膽固醇的好物質。不僅如此，有研究發現，紅肉葡萄柚不但能降低膽固醇及血液中的三酸甘油酯，其所含的番茄紅素也能保護心臟。由此可見，紅色葡萄柚是更佳的選擇。

● 想要養顏美容的人

葡萄柚中含有不低的維生素 C，可以幫皮膚製造膠原蛋白，而且阿魏酸是對皮膚很好的抗氧化劑。

飲食小叮嚀

● **葡萄柚不可與藥物共服**

葡萄柚中的柚皮素會抑制肝臟代謝許多藥物（如降血壓藥物、抗過敏藥物、降血脂藥物、鎮靜安眠藥物、心律不整藥物、痛風治療藥物等），導致藥物於血中濃度增加而產生副作用。因此在服用藥物時，絕對不可與葡萄柚汁共服，也不可以吃葡萄柚。

鳳梨
Pineapple

生長於熱帶的鳳梨又稱旺來或菠蘿，在民間是一種代表吉祥的水果。台灣曾靠著鳳梨加工賺進大筆的外匯，雖然此工業已沒落，但鳳梨仍是大家常吃的水果，無論是生食或入菜都別具一番風味。

鳳梨的營養寶庫
營養成分（每一百克的營養成分）

一般成分	礦物質	維生素	其他	主要的植化素
熱量 (Kcal) 53	鈉 (mg) 0	維生素 A 視網醇當量 (RE)(ug) 2.9	膽固醇 (mg) 0	對香豆酸 (p-Coumaric acid)
水分 (g) 85.2	鉀 (mg) 162	維生素 E 總量 (mg) 0.04		阿魏酸 (ferulic acid)
粗蛋白 (g) 0.7	鈣 (mg) 10	維生素 B 群 & C		綠原酸 (chlorogenic acid)
粗脂肪 (g) 0.1	鎂 (mg) 12	維生素 B1 (mg) 0.08		鳳梨酵素 (bromelain)
灰分 (g) 0.3	鐵 (mg) 0.3	維生素 B2 (mg) 0.04		
總碳水化合物 (g) 13.6	鋅 (mg) 0.4	菸鹼素 (mg) 0.20		
膳食纖維 (g) 1.1	磷 (mg) 11	維生素 B6 (mg) 0.15		
		維生素 B12 (ug) 0		
		維生素 C (mg) 12.0		

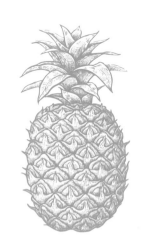

選購及保存要領

以手秤應有重量，並以手指頭彈果實，若覺得有如鼓聲，表示品質不良；若像是彈在皮革上的聲音，表示品質較佳。鳳梨若放於陰涼處可放約一星期左右，切好的鳳梨亦可置於保鮮盒中，存放於冰箱約一星期。全年皆為產季。

哪些人要多吃鳳梨？

● 想要減輕因發炎引起不適症狀的人

當人體在發炎時，常會有紅、腫、熱、痛等不適

症狀產生，鳳梨中所含的鳳梨酵素可以抑制這些發炎反應，減輕不舒服的感覺。因此當喉嚨痛、關節炎發作時，可以吃一些鳳梨減輕不適的感覺。

● 想要增加抗氧化能力的人

鳳梨是提供錳這種微量元素的最佳來源，而錳是人體內超氧歧化酶（superoxide dismutase）的重要元素，這種抗氧化酶能有效抓住搗蛋的自由基，減少自由基對身體的傷害，提升身體的抗氧化能力。

● 想要幫助消化的人

鳳梨中所含的鳳梨酵素可以幫助食物中的蛋白質分解，有利於被人體吸收，所以吃完大魚大肉之後，可以吃幾片鳳梨幫助消化。

● 想要養顏美容的人

鳳梨所含的阿魏酸可以擋掉陽光中的紫外線，而且，鳳梨是很好的抗氧化食物；想留住青春的人，平時不妨多吃一些鳳梨。

飲食小叮嚀

● 食用前可先泡在鹽水中

因鳳梨含有鳳梨酵素及生物鹼，對口腔黏膜會造成刺激，食用前可先泡在鹽水中 1～2 分鐘，不但能增加其風味，也能預防鳳梨對口腔產生刺痛現象。

● 有消化性潰瘍者不可食用

鳳梨的酸性及刺激性高，會刺激胃黏膜，有消化性潰瘍的人不可食用。

橘子
Tangerine

「橘」和「吉」的發音相近，因此，中國人過年時都會用橘子做為應景水果，象徵大吉大利。橘子原產於中國，因第一批運往歐洲的橘子是從摩洛哥北方丹吉爾（Tangier）出發，因此西方國家稱橘子為 tangerine 而不是柳丁（orange）。橘子和柳丁雖同屬於柑橘類，但所含的營養素及植化素卻不盡相同。

橘子的營養寶庫
營養成分（每一百克的營養成分）

一般成分	礦物質	維生素	其他	主要的植化素
熱量 (Kcal) 40	鈉 (mg) 2	維生素 A 視網醇當量 (RE)(ug) 57.1	膽固醇 (mg) 0	beta-胡蘿蔔素 (beta-carotene)
水分 (g) 88.7	鉀 (mg) 74	維生素 E 總量 (mg) 0.15		葡萄糖二酸 (d-glucaric acid)
粗蛋白 (g) 0.8	鈣 (mg) 21	維生素 B 群 & C		葉黃素 (lutein)
粗脂肪 (g) 0.2	鎂 (mg) 8	維生素 B1 (mg) 0.08		橘皮素 (tangeretin)
灰分 (g) 0.3	鐵 (mg) 0.3	維生素 B2 (mg) 0.06		川陳皮素 (nobiletin)
總碳水化合物 (g) 10.0	鋅 (mg) 0.3	菸鹼素 (mg) 0.27		檸檬烯 (d-Limonene)
膳食纖維 (g) 1.5	磷 (mg) 14	維生素 B6 (mg) 0.05		
		維生素 B12 (ug) 0		
		維生素 C (mg) 25.5		

選購及保存要領

宜挑選果皮呈深黃色、豐潤有彈性者，底部稍有凹陷，以手秤重時應稍具重量。置於陰涼通風處可放一星期，但有時因環境潮濕而易發黴，若發黴請勿食用。九～十二月是產期。

哪些人要多吃橘子？

● 想要預防心血管疾病的人

橘子中含有兩種很特別的黃酮類橘皮素及川陳皮

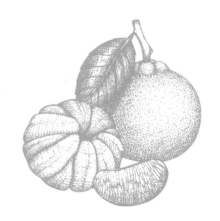

素，它們具有抗發炎及稀釋血液的功能，因此，橘子是預防心血管疾病很有幫助的水果。

● 想要開胃助消化的人

其實在中醫的觀念中，橘子重要的部分在於橘皮，將橘皮曬乾後即是陳皮，可以治療消化不良、腸胃脹悶、食慾不振、燥濕去痰。

● 想要避免腦部退化的人

最近的研究發現，橘子皮中的橘皮素與川陳皮素具有良好的抗氧化力，對於大腦的微膠細胞有抑制發炎基因表現的作用，進而降低阿茲海默症這種腦部退化疾病的發生機會。雖然目前研究還停留在細胞實驗階段，卻對未來人類治療腦部退化的相關疾病帶來無限希望。

飲食小叮嚀

● **體質虛寒者、生理期、坐月子時不可食用**

橘子屬於寒性的水果，體質虛寒的人，或正處於生理期及坐月子中的婦女不可食用。

● **過敏性氣喘、咳嗽有痰者不可食用**

過敏性氣喘或咳嗽有痰的人，吃橘子會加重症狀，因此不可食用。

● **一歲以下幼兒避免食用**

橘子屬於高過敏的水果，在幼兒腸胃道及免疫系統尚未發育成熟前避免食用，以免引發過敏反應。

薑
Ginger

薑在我們日常生活中是非常重要的辛香料，在中國已有好幾千年的栽種歷史，目前在台灣栽種很普遍，並做成許多加工產品外銷香港、日本、東南亞和美國等地。薑會依採收的時期不同而有不同的稱呼，「嫩薑」是淺紅色的幼嫩根莖；「粉薑」則是半成熟的根莖，莖皮慢慢變成淡褐色，根莖比粉薑肥大；「老薑」則是更成熟的根莖，莖皮的顏色變得更深，纖維質更粗，味道更是辛辣；因此，我們常說「薑還是老的辣」！薑除了因特殊的氣味成為不可或缺的辛香料之外，也是古代重要的食療聖品，現代科學研究更證實它具有一些特殊的植化素，提供了優秀的保健功效。

薑的營養寶庫
營養成分（每一百克的營養成分）

一般成分	礦物質	維生素		其他	主要的植化素
熱量 (Kcal) 53	鈉 (mg) 4	維生素 A 視網醇當量 (RE)(ug) 5.1		膽固醇 (mg) 0	薑辣素 (gingerol)
水分 (g) 85.8	鉀 (mg) 304	維生素 E 總量 (mg) 2.08			薑油酮 (zingerone)
粗蛋白 (g) 1.1	鈣 (mg) 21	維生素 B 群 & C			薑烯酚 (shogaol)
粗脂肪 (g) 0.5	鎂 (mg) 33	維生素 B1 (mg) 0.02			檸檬烯 (d-Limonene)
灰分 (g) 0.9	鐵 (mg) 2.0	維生素 B2 (mg) 0.03			
總碳水化合物 (g) 11.7	鋅 (mg) 0.5	菸鹼素 (mg) 0.49			
膳食纖維 (g) 3.2	磷 (mg) 17	維生素 B6 (mg) 0.10			
		維生素 B12 (ug) 0			
		維生素 C (mg) 2.9			

選購及保存要領

　　嫩薑需肥大潔白，一折即斷，莖內多汁無纖維；粉薑需肥大飽滿，莖皮完整光滑無腐爛；老薑需不發芽、不腐爛、不乾枯為佳。嫩薑與粉薑以保鮮袋放入冰箱冷藏保存，老薑存放在陰涼處保存即可。

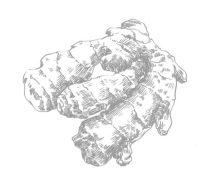

哪些人要多吃薑？

● 想要消除腸胃脹氣及胃抽筋的人

我們的老祖宗很早就知道，當腸胃脹氣或胃抽筋

時，可以食用一些薑來舒緩不適的症狀，這種傳統療法直到現在依然有效。

● 想要減少暈船、暈車的人

薑除了能解除腸胃的不適之外，目前也有很多薑的製品，用來當暈車藥或暈船藥，效果都不錯，能減緩暈眩、嘔吐、噁心、盜冷汗等不適症狀。

● 想要減少關節炎症狀的人

薑中有一個抑制發炎的重要成分薑辣素，能有效地抑制一氧化氮，因為一氧化氮在體內會變身為破壞力超強的自由基「peroxynitrite」，此外，薑辣素能減少體內麩胱甘肽的耗損，提升體內的抗氧化能力；總之，食用薑能減少體內攻擊關節軟骨的自由基，可讓關節炎的症狀獲得舒緩。因此，非常建議關節炎患者能規律地把薑放入每日飲食中。

● 想要預防大腸癌發生的人

在動物實驗中發現，把老鼠分為兩組，一組先餵薑辣素，另一組則先餵安慰劑，之後，所有老鼠都注射大腸癌細胞誘發其腫瘤發生，實驗期間還是繼續保持每週餵食三次薑辣素；結果發現，餵食薑辣素那一組，被誘發的腫瘤個數及大小都遠遠少於對照組。其他的動物實驗也發現，薑辣素能抑制癌細胞的轉移。因此，建議有大腸癌家族史的人，平時可多吃薑來預防大腸癌的發生。

● 想要預防卵巢癌發生的人

卵巢癌屬於非常惡性的腫瘤，通常發現時已經是末期了，如果能預防卵巢癌的發生，就能保障婦女的生命安全。有實驗發現，薑中的薑辣素會誘發卵巢癌細胞的「自殺」反應，可以有效地抑制卵巢癌細胞的生長，因此建議婦女多食用薑來預防卵巢癌的發生。

飲食小叮嚀

● 一次不能食用過量

身體屬於燥性的人，如常流鼻血、有痔瘡者，一次不能食用太多的薑。

白色植物食材

天空千變萬化的白雲，覆蓋於山頭的靄靄白雪，穿過樹梢飛翔的白雁，一切的白色構成了純淨、無暇的感覺。然而白色卻是非常容易被忽略的顏色，常常淪於配角，但是這世界若沒有的白色，似乎又覺得太複雜，不夠平和。

檢視我們的餐盤，白色植物食材占的位置，常常會被其他顏色的植物食材所取代，然而，白色的蔬菜，如大蒜、洋蔥、白蘿蔔等，因含有特殊作用的植化素，讓它們成為淨化身體、對抗病菌的要角。

大致而言，白色植物食材對人體有四大功效：

1. 降低某些癌症的發生率。
2. 維持正常的膽固醇濃度。
3. 維持心血管的健康。
4. 維持血糖正常濃度。

常被大家忽略的白色植物食材，不再只是冷落一旁的配角而已，若餐盤中沒有白色的植物食材，其他綠、黃、紅、黑色，也不會表現得如此出色！

大蒜
Garlic

大蒜又稱蒜頭，以現代的營養學觀點來看，大蒜含有特殊的含硫化學物質及類黃酮素等，都是對抗疾病的寶物。

大蒜的營養寶庫
營養成分（每一百克的營養成分）

一般成分	礦物質	維生素	其他	主要的植化素
熱量 (Kcal) 122	鈉 (mg) 4	維生素 A 視網醇當量 (RE)(ug) 0.0	膽固醇 (mg) 0	蒜素 (allicin)
水分 (g) 65.6	鉀 (mg) 423	維生素 E 總量 (mg) 0.32		蒜胺酸 (alliin)
粗蛋白 (g) 6.7	鈣 (mg) 11	維生素 B 群 & C		大蒜烯 (ajoene)
粗脂肪 (g) 0.2	鎂 (mg) 20	維生素 B1 (mg) 0.17		楊梅素 (myricetin)
灰分 (g) 1.1	鐵 (mg) 1.1	維生素 B2 (mg) 0.06		槲皮素 (quercetin)
總碳水化合物 (g) 26.4	鋅 (mg) 0.8	菸鹼素 (mg) 0.58		芹菜素 (apigenin)
膳食纖維 (g) 4.2	磷 (mg) 135	維生素 B6 (mg) 0.94		對香豆酸 (p-Coumaric acid)
		維生素 B12 (ug) 0		
		維生素 C (mg) 8.3		

選購及保存要領

宜選擇球體潔白，表面略有粉狀，沒有發芽者為佳。可將未去皮的大蒜放於網袋中，置於通風陰涼處保存。全年都是產期。

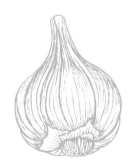

哪些人要多吃大蒜？

● 想要遠離癌症的人

大蒜中的有機硫化物蒜素、大蒜烯，以及類黃酮素楊梅素、槲皮素、芹菜素、對香豆酸等，都是防

癌高手，造就了大蒜良好的防癌功能。

• 想要預防胃癌的人

對香豆酸能夠「抓住」香腸或臘肉中的保色劑硝酸鹽，讓硝酸鹽沒有機會變身成致癌性極強的亞硝胺，阻止胃癌的發生。所以，當你在享受烤得紅紅的香腸時，記得配上一顆大蒜。

• 想要預防心血管疾病的人

大蒜中的蒜素、大蒜烯能抑制血小板凝集，大蒜烯本身還能抑制膽固醇的合成，其他存在於大蒜中的類黃酮素，也能抑制血管中的膽固醇氧化卡在血管上。

• 想要預防胃潰瘍的人

大蒜中的蒜素能抑制幽門桿菌的生長，而幽門桿菌是誘發胃潰瘍的元凶之一。根據流行病學研究發現，攝食大蒜越多的國家，居民得到胃潰瘍的比例越低。

• 想要降低血糖的人

大蒜中的楊梅素含量相當高，楊梅素是降血糖非常重要的植化素，因此想降血糖卻不敢生吃大蒜的人，可以吃煮熟的大蒜。

飲食小叮嚀

• 大蒜生吃最好

由於蒜素不是非常穩定，會隨著時間慢慢降解，而烹煮的過程也會加速破壞蒜素。因此，撥開大蒜外皮切碎後立刻生吃，最能獲得蒜素的好處。

• 無法馬上吃完的大蒜可以橄欖油醃製

大蒜切開後蒜素會游離出來，此時可將切碎的大蒜浸於橄欖油中，三分子的蒜素可自然結合成穩定且有療效的大蒜烯。義大利菜就常如此製備大蒜。

• 胃部發炎者不可吃太多生大蒜

生大蒜具有刺激性，胃發炎的人不可以生吃大蒜，但煮熟的沒關係。

山藥
Yam

山藥是我國古老的作物，又稱淮山、山薯或薯蕷等，自古相傳山藥具有滋補強壯、滋陰養腎的功效。山藥生食含有如蛋白般的黏滑液，若熟食則質地鬆軟，入口即化。

山藥的營養寶庫
營養成分（每一百克的營養成分）

一般成分	礦物質	維生素	其他	主要的植化素
熱量 (Kcal) 87	鈉 (mg) 4	維生素 A 視網醇當量 (RE)(ug) 0.0	膽固醇 (mg) 0	植物雌激素 (phytoestrogen)
水分 (g) 77.9	鉀 (mg) 553	維生素 E 總量 (mg) 0.39		薯蕷皂苷元 (diosgenin)
粗蛋白 (g) 2.9	鈣 (mg) 6	維生素 B 群 & C		楊梅素 (myricetin)
粗脂肪 (g) 0.1	鎂 (mg) 15	維生素 B1 (mg) 0.15		
灰分 (g) 1.0	鐵 (mg) 0.8	維生素 B2 (mg) 0.02		
總碳水化合物 (g) 18.2	鋅 (mg) 0.8	菸鹼素 (mg) 0.47		
膳食纖維 (g) 1.3	磷 (mg) 50	維生素 B6 (mg) 0.19		
		維生素 B12 (ug) 0		
		維生素 C (mg) 5.6		

選購及保存要領

　　新鮮的山藥表皮光滑、鬚根少，沒有乾枯或腐爛的現象，以手秤秤看能感覺其重量。整條未削皮的山藥，用報紙包裹好置於陰涼通風處，可存放約一個月。若已削皮切塊，應盡速食用，若一時無法食用完畢，可以保鮮袋封好存放在冷凍庫中。十月至隔年二月是產期。

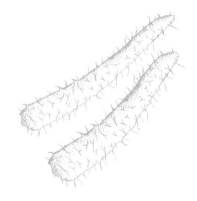

哪些人要多吃山藥？

• 想要改善更年期症狀的人

山藥中的薯蕷皂苷元，其構造與形成女性荷爾蒙

的前驅物構造相似，因而能發揮類似女性荷爾蒙的功效。處於停經期的婦女，不妨多吃一點來舒緩更年期的不適症狀。

● **想要預防骨質疏鬆症的人**

科學家發現，山藥中所含的薯蕷皂苷元能改善骨質的強度與密度，更年期婦女也會面臨骨質流失的問題，可以多吃一些來改善或預防骨質疏鬆症。

● **想要降低膽固醇的人**

山藥中所含的薯蕷皂苷元可以增加膽固醇由膽汁流到腸道，經由糞便排出體外的速度，因此，想要降膽固醇的人，可以多吃一些山藥來保健心血管。

● **想要降低血糖的人**

山藥中所含的楊梅素是幫助身體調節血糖的重要植化素。在古老的中醫食療上早就運用山藥來降低血糖了，如果有血糖偏高的現象或是糖尿病患者，可每日吃一些山藥，代替一般的主食如白米飯，以降低血糖。

● **想要維持血壓穩定的人**

山藥是標準的高鉀低鈉食物，能幫助鈉離子排出體外，穩定血壓，因而是高血壓患者不錯的食材選擇。

飲食小叮嚀

● **有習慣性便祕者不可多食**

山藥具有收斂作用，在中醫的觀念中可止瀉，所以有習慣性便祕的人不要多吃。

● **腎功能不佳者應留意**

山藥的含鉀量不低，腎功能不好需要限鉀的人，吃山藥時要有所節制。

牛蒡
Great Burdock

牛蒡自中國傳入日本，目前日本人已經將它視為營養價值高、具保健功效的蔬菜。過去牛蒡在台灣並不普遍，其保健功效也是近幾年才漸受肯定。

牛蒡的營養寶庫
營養成分（每一百克的營養成分）

一般成分	礦物質	維生素	其他	主要的植化素
熱量 (Kcal) 84	鈉 (mg) 15	維生素 A 視網醇當量 (RE)(ug) 1.1	膽固醇 (mg) 0	聚乙炔 (polyacetylenes)
水分 (g) 76.9	鉀 (mg) 358	維生素 E 當量 (mg) 0.13		綠原酸 (chlorogenic acid)
粗蛋白 (g) 2.5	鈣 (mg) 46	維生素 B 群 & C		蒲公英甾醇 (taraxasterol)
粗脂肪 (g) 0.4	鎂 (mg) 50	維生素 B1 (mg) 0.05		牛蒡子苷元 (arctigenin)
灰分 (g) 1.1	鐵 (mg) 0.8	維生素 B2 (mg) 0.04		內酯 (lactone)
總碳水化合物 (g) 19.1	鋅 (mg) 0.8	菸鹼素 (mg) 0.31		精油 (essential oil)
膳食纖維 (g) 5.1	磷 (mg) 93	維生素 B6(mg) 0.09		類黃酮素 (flavonoids)
		維生素 B12 (ug) 0		單寧 (tannin)
		維生素 C (mg) 3.3		

選購及保存要領

　　表皮光滑成淡褐色，形體長且直徑大於兩公分，不分岔不長鬚根，有重量感，以手彈打沒有空心的感覺。尚未削皮的牛蒡可以紙張包裹後置於冰箱儲存，已削皮的牛蒡容易氧化變黑，應盡速食用完畢。中南部五～九月、北部七～八為盛產期，四～十月為淡季。

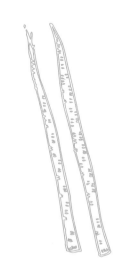

哪些人要多吃牛蒡？

● 想要減少細菌感染的人

牛蒡中所含的聚乙炔（polyacetylenes）具有抗菌抑

黴的效果，因此有些民俗食療會用牛蒡來治療尿道感染或青春痘。

- **想要遠離癌症的人**

牛蒡中所含的類黃酮素及酚酸類都有很好的防癌能力，難怪日本人如此重視它。

- **想要降低血糖的人**

牛蒡中所含的菊糖、綠原酸都是能幫助身體調整血糖的重要物質，是高血糖或糖尿病患者最佳的保健蔬菜。

- **想要預防高血壓的人**

牛蒡特有的牛蒡子苷元具有放鬆血管的功效，因而能夠降低血壓。此外，它還是高鉀低鈉的蔬菜，對於血壓的穩定非常有幫助。

- **想要改善便祕症狀的人**

牛蒡所含的菊苣纖維是一種特殊的寡醣，雖然不會被人體吸收，卻是腸道中有益菌的最佳食物，能增加腸道中有益菌的量，進而刺激腸道蠕動。牛蒡中傲人的膳食纖維含量可幫助腸道蠕動、排除廢物，算是腸道環保的最佳食物。

- **想要降低血脂肪的人**

牛蒡中豐富的菊苣纖維能有效地降低血漿中膽固醇及三酸甘油酯的量，預防血管硬化及中風的發生。

飲食小叮嚀

- **體質虛寒的人不宜多食**

牛蒡屬於寒性的蔬菜，若體質較虛、常拉肚子，不可多吃。

- **有消化性潰瘍者不宜多食**

牛蒡的膳食纖維含量豐富，促進腸胃蠕動的機能極佳，有消化性潰瘍的人應適量食用，以避免腸胃不適。

白色花椰菜
Cauliflower

白色花椰菜和綠色花椰菜長得非常類似，都是十字花科的蔬菜，但營養成分卻不盡相同。兩者相較之下，綠色花椰菜較占優勢，不過，綠色花椰菜的鉀含量太高，需限鉀的腎臟病患者不宜大量攝食，或許可以改吃白色花椰菜來獲得防癌的好處。

白色花椰菜的營養寶庫
營養成分（每一百克的營養成分）

一般成分	礦物質	維生素	其他	主要的植化素
熱量 (Kcal) 23	鈉 (mg) 14	維生素 A 視網醇當量 (RE)(ug) 0.9	膽固醇 (mg) 0	蘿蔔硫素 (sulforaphane)
水分 (g) 93.0	鉀 (mg) 266	維生素 E 當量 (mg) 0.18		異硫氰酸鹽 (isothiocyanate)
粗蛋白 (g) 1.8	鈣 (mg) 21	維生素 B 群 & C		吲哚 (indole)
粗脂肪 (g) 0.1	鎂 (mg) 12	維生素 B1 (mg) 0.04		檞皮素 (quercetin)
灰分 (g) 0.6	鐵 (mg) 0.6	維生素 B2 (mg) 0.05		
總碳水化合物 (g) 4.5	鋅 (mg) 0.3	菸鹼素 (mg) 0.42		
膳食纖維 (g) 2.0	磷 (mg) 40	維生素 B6 (mg) 0.21		
		維生素 B12 (ug) 0		
		維生素 C (mg) 62.2		

選購及保存要領

　　宜選擇花蕾結實而潔白者，若花蕾表面泛黃、花莖有枯萎都不是新鮮的。買來後應盡速食用，若無法立刻食用，可先用紙張包裹封於塑膠袋裡，放在冰箱冷藏可保存兩週左右。九月至隔年五月是盛產期，其他月分為淡產期。

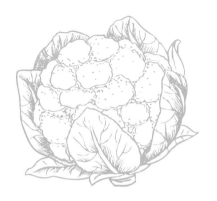

哪些人要多吃白色花椰菜？

• 想要遠離癌症的人

　　白色花椰菜中所含的蘿蔔硫素及異硫氰酸鹽，可

以有效地將致癌物或有害物質排除體外，科學家發現多吃白色花椰菜的人，罹患大腸癌、乳癌、胃癌、攝護腺的機率較低。

　　白色花椰菜還含有一種稱為吲哚的植化素，它能降低一些女性特有的癌症，像乳癌或子宮內膜癌；此外白色花椰菜中所含的槲皮素是超級抗氧化劑，更是防癌的好戰士。白色花椰菜同時具有這麼多豐富的防癌物質，平時不妨多吃一些，以儲存防癌本錢。

● 想要擁有健康胃部的人

　　白色花椰菜中的蘿蔔硫素能夠有效驅趕幽門桿菌，效果甚至比抗生素來得好，因此，白色花椰菜是目前可以用來預防或治療消化性潰瘍的優良食物。

● 想要預防心血管疾病的人

　　白色花椰菜中含有許多保護心血管的重要成分，研究發現，吲哚可以抑制血栓的形成，蘿蔔硫素可以提高粒線體的作用，粒線體也就是細胞的發電機，防止過多的脂肪堆積於血管內，進而有助於保持血液暢通，降低粥狀動脈硬化的發生，維持心血管的健康。

● 想要擁有年輕視力的人

　　白色花椰菜中豐富的蘿蔔硫素，可以激發視網膜色素上皮細胞抵抗氧化壓力的能力，減少發炎反應，讓我們保有年輕的視力。

飲食小叮嚀

● 甲狀腺功能失調者應少吃

白色花椰菜含有一種天然甲狀腺腫大劑，會干擾甲狀腺的正常功能，正常人每天吃 1 份白色花椰菜沒問題，但是甲狀腺功能失調者應少吃。

白蘿蔔
Radish

白蘿蔔是十字花科的蔬菜，和胡蘿蔔不同家族，反而與花椰菜、甘藍菜屬同一類的蔬菜。俗話說：冬吃蘿蔔夏吃薑，不勞醫師開藥方，可見蘿蔔對身體的保健功效。以現在營養學的觀點來看，白蘿蔔所含的類黃酮素及含硫配醣體都是防癌寶物，現代的防癌聖品。

白蘿蔔的營養寶庫
營養成分（每一百克的營養成分）

一般成分	礦物質	維生素	其他	主要的植化素
熱量 (Kcal) 18	鈉 (mg) 46	維生素 A 視網醇當量 (RE)(ug) 0.0	膽固醇 (mg) 0	槲皮素 (quercetin)
水分 (g) 95.2	鉀 (mg) 125	維生素 E 當量 (mg) 0.00		木犀草素 (luteolin)
粗蛋白 (g) 0.5	鈣 (mg) 24	維生素 B 群 & C		山奈酚 (kaempferol)
粗脂肪 (g) 0.1	鎂 (mg) 9	維生素 B1(mg) 0.02		4- 甲硫基丁醇異硫氰酸鹽
灰分 (g) 0.3	鐵 (mg) 0.1	維生素 B2(mg) 0.01		〔4-(methylthio)-3-butanyl isothiocyanate〕
總碳水化合物 (g) 3.9	鋅 (mg) 0.3	菸鹼素 (mg) 0.09		葡萄糖豆瓣菜素 (gluconasturtiin, 會水解成異硫氰酸苯乙酯
膳食纖維 (g) 1.1	磷 (mg) 17	維生素 B6(mg) 0.07		(phenethyl isothiocyanate, PEITC)
		維生素 B12(ug) 0		
		維生素 C (mg) 13.9		

選購及保存要領

宜選擇表皮潔白光滑、沒有長鬚根、無裂痕，若以手拍打無空心的聲音較佳，而且葉柄翠綠新鮮者為上品。白蘿蔔不耐久放，以紙張包裹好於冰箱中可存放約一星期。九月至隔年五月盛產，其他月分為淡產期。

哪些人要多吃白蘿蔔？

● 想要遠離癌症的人

白蘿蔔和其他十字花科的蔬菜一樣，主要的防癌

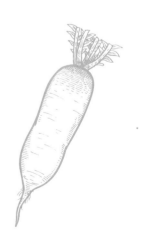

功能來自於異硫氰酸鹽，而它的異硫氰酸鹽，主要是由 4- 甲硫基丁醇異硫氰酸鹽及葡萄糖豆瓣菜素等植化素中釋放出來。這些異硫氰酸鹽除了能加強身體排除致癌物的能力外，還能誘發腫瘤走向凋零之路。所以，白蘿蔔是防癌的優良蔬菜，尤其對於預防消化道的癌症特別有效，如食道癌、腸癌、胃癌。

● 想要改善胃腸消化機能的人

中醫認為，白蘿蔔有療脹消食的功能，而白蘿蔔生食和熟食的功能又不相同；生的白蘿蔔對打嗝有幫助，可將廢氣從胃中排出；熟的白蘿蔔利於穢氣從腸道排出、促進腸道蠕動，能改善脹氣、便祕的問題。

飲食小叮嚀

● 甲狀腺功能失調者應少吃

白蘿蔔含有一種天然甲狀腺腫大劑，會干擾甲狀腺運作，健康的人不避擔心，甲狀腺功能失調者應少吃。

● 不可與補品、中藥一起共食

白蘿蔔是寒性補品，進補時蘿蔔不可與溫性的補品共食，否則會降低功效。

竹筍
Bamboo Shoot

竹筍又稱筍仔、綠仔筍或綠竹筍，因生長於地面下，較不受農藥殘留影響。竹筍在中醫的觀念中是寒性蔬菜，沒有入藥的記錄，但是從現代的營養學觀點來看，竹筍卻是保護腸道、降低膽固醇的優良蔬菜。

竹筍的營養寶庫
營養成分（每一百克的營養成分）

一般成分	礦物質	維生素	其他	主要的植化素
熱量 (Kcal) 40	鈉 (mg) 12	維生素 A 視網醇當量 (RE)(ug) 0.0	膽固醇 (mg) 0	木酚素 (lignan)
水分 (g) 87.3	鉀 (mg) 634	維生素 E 當量 (mg) 1.92		植物固醇 (phytosterols)
粗蛋白 (g) 4.0	鈣 (mg) 55	維生素 B 群 & C		
粗脂肪 (g) 0.2	鎂 (mg) 18	維生素 B1 (mg) 0.07		
灰分 (g) 1.3	鐵 (mg) 0.5	維生素 B2 (mg) 0.10		
總碳水化合物 (g) 7.3	鋅 (mg) 1.7	菸鹼素 (mg) 0.50		
膳食纖維 (g) 2.1	磷 (mg) 76	維生素 B6 (mg) 0.19		
		維生素 B12 (ug) 0		
		維生素 C (mg) 7.2		

選購及保存要領

選購時應挑選竹身成牛角造型，竹殼光滑帶金黃色，筍頭的切處毛細口應細密不粗糙，才是較鮮嫩的竹筍。購買後盡速食用，沒有吃完的應放於冰箱冷藏，若放在室溫儲存，容易使竹筍老化，並且發酸。五～九月是盛產期，盛產期前後一個月為淡產期。

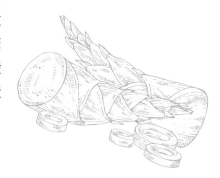

哪些人要多吃竹筍？

● 想要預防大腸癌的人

竹筍含大量的膳食纖維，是腸胃道的清道夫，可

將致癌物排出腸道外。此外，竹筍中含有一種植物荷爾蒙木酚素，它是一種多酚類，具有優秀的抗氧化能力，能顯著抑制大腸癌的生長。

● 想要降膽固醇的人

竹筍中的植物固醇，能有效地抑制體內製造膽固醇的主要酵素 HMG CoA 還原酵素（HMG CoA reductase），這就是為什麼常吃竹筍的亞洲人，血漿中的膽固醇濃度多半低於平均值。

● 想要改善便祕症狀的人

竹筍中含有大量的膳食纖維，大量的膳食纖維能刺激腸道蠕動，排除宿便。

● 想要預防高血壓的人

竹筍是高鉀低鈉的蔬菜，對維持血壓的穩定非常有幫助，高血壓患者可以多吃一些竹筍以降低血壓。

飲食小叮嚀

● **腎臟功能不佳者需留意**

竹筍所含的鉀量不低，腎臟功能不佳且需限鉀者，不宜多吃竹筍。

● **消化道潰瘍者不宜多吃**

竹筍所含的膳食纖維很高，會刺激腸胃道，消化道潰瘍者吃太多會加重病情。

● **尿酸較高或痛風者不宜多吃**

竹筍所含的普林量較高，會代謝成尿酸，尿酸較高或痛風者不宜多吃。

● **泌尿道結石者不宜多吃**

竹筍中含高量的草酸鹽，容易干擾鈣的代謝，會加重結石的發作，因此有泌尿道結石的人不宜多吃。

金針菇
Gold Mushroom

吃過金針菇（學名：Flammulina velutipes）的朋友一定都知道，金針菇很難消化，經常吃下後，第二天上廁所時又與它重逢，所以金針菇就有了「明天見」的別稱。這位明天見的朋友雖然不易消化，卻具有不少促進健康的功效。

金針菇的營養寶庫
營養成分（每一百克的營養成分）

一般成分	礦物質	維生素	其他	主要的植化素
熱量 (Kcal) 37	鈉 (mg) 2	維生素 A 視網醇當量 (RE)(ug) 0.0	膽固醇 (mg) 0	類黃酮素 (flavonoids)
水分 (g) 89.1	鉀 (mg) 385	維生素 E 當量 (mg) 0.01		熊果素 (arbutin)
粗蛋白 (g) 2.6	鈣 (mg) 1	維生素 B 群 & C		兒茶素 (epicatechin)
粗脂肪 (g) 0.3	鎂 (mg) 13	維生素 B1 (mg) 0.17		芹菜素 (apigenin)
灰分 (g) 0.8	鐵 (mg) 0.9	維生素 B2 (mg) 0.23		山奈酚 (kaempferol)
總碳水化合物 (g) 7.2	鋅 (mg) 0.6	菸鹼素 (mg) 6.49		殼聚糖 (chitosan)
膳食纖維 (g) 2.3	磷 (mg) 90	維生素 B6 (mg) 0.1		
		維生素 B12 (ug) 0.02		
		維生素 C (mg) 0.0		

選購及保存要領

　　若金針菇的蕈傘出現顏色變黃或出水，代表已經變質、不新鮮；蕈傘若有壓扁的現象，則是運送過程被壓傷，食材破口處容易受到微生物汙染而有腐爛的風險，最好避免購買。此外，塑膠袋包裝的金針菇隨著儲存時間延長，包裝袋中會產生水氣，容易使微生物孳生而增加腐敗風險。

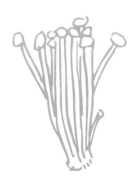

哪些人要多吃金針菇？

● 想要保護肝臟的人

肝臟是人體重要的抗氧化器官，生活壓力、環境

毒物及不良的飲食習慣都會增加肝臟中的自由基含量，氧化壓力隨之變大導致肝臟損傷。在使用化學物質誘發肝損傷的研究中發現，金針菇的多醣體萃取物可以顯著增加血液中與肝臟中抗氧化酵素濃度、降低 ALT（aspartate aminotransferase, GOT）、AST（alanine aminotransferase, GPT）等肝功能指標的效果，還可以改善肝臟組織異常的病理現象，顯示金針菇的多醣體具有保護肝臟的潛力。

● 想要控制膽固醇的人

金針菇含有殼聚糖，是一種多醣體，研究發現，使用金針菇的殼聚糖萃取物餵食小鼠，可以改善小鼠因餵食高脂飲食而引起的血中膽固醇、低密度脂蛋白膽固醇升高現象。雖然目前僅止於動物研究，但是已有許多研究證實食物中的多醣體，確實可以協助人體控制血膽固醇及減少腹部脂肪堆積的效果，顯示多醣體對於人體健康有相當效益。

● 想要維持絕佳腦力的人

人體的腸道與腦部的神經系統彼此交互影響，因此腸道有「人體第二個大腦」之稱，給腸道足夠的營養素、讓腸道菌相平衡，自然能幫助腦力運作。動物研究顯示金針菇的多醣體萃取物具有調控小鼠腸道菌相的效果，且能改善化學藥劑引起的學習與記憶障礙。雖然目前僅止於動物研究，卻對未來人類治療腦部退化的相關疾病帶來無限希望。

● 想要抗氧化的人

長期發炎可能導致體內生成大量自由基、形成高氧化壓力，而誘發體內免疫系統失衡，增加過敏、肥胖、心血管疾病與癌症的風險。此時，食用富含植化素、多醣體的植物性食物，以對抗體內的氧化壓力是相當重要的。雖然尚未有人體實驗證實相關功效，但相關細胞試驗已證實金針菇的多酚萃取物具有抗氧化的效果。

飲食小叮嚀

● 易消化不良者要切碎或充分咀嚼

先前提到金針菇富含多醣體，多醣體含有膳食纖維成分而不易被人體消化吸收，所以可以發揮促進腸胃蠕動的功效。然因其不易被人體消化的特性，再加上許多人吃金針菇時不會細細嚼碎，種種原因導致我們在第二天幾乎原樣地把金針菇排泄出來。因此建議消化不良的人，先將金針菇切碎或充分咀嚼，以降低腸胃不適的機會。

苦瓜
Bitter Melon

苦瓜又稱涼瓜或癩葡萄，原產於印度，之後傳入中國。《本草綱目》中有入藥記載，苦瓜性寒、味苦、除邪熱、解勞煩、清心明目等。現在的科學研究發現，苦瓜具有許多珍貴的植化素，保健功能遠比中醫藥典記載得還多，果然是良藥苦口。

苦瓜的營養寶庫
營養成分（每一百克的營養成分）

一般成分	礦物質	維生素	其他	主要的植化素
熱量 (Kcal) 20	鈉 (mg) 2	維生素 A 視網醇當量 (RE)(ug) 0.7	膽固醇 (mg) 0	皂素 (saponin)
水分 (g) 94.3	鉀 (mg) 202	維生素 E 當量 (mg) 0.57		苦瓜苷 (charantin)
粗蛋白 (g) 0.9	鈣 (mg) 19	維生素 B 群 & C		三萜類 (triterpenes)
粗脂肪 (g) 0.1	鎂 (mg) 14	維生素 B1 (mg) 0.04		苦瓜素 (momordicin)
灰分 (g) 0.5	鐵 (mg) 0.3	維生素 B2 (mg) 0.03		
總碳水化合物 (g) 4.2	鋅 (mg) 0.2	菸鹼素 (mg) 0.33		
膳食纖維 (g) 3.2	磷 (mg) 28	維生素 B6 (mg) 0.07		
		維生素 B12 (ug) 0		
		維生素 C (mg) 47.3		

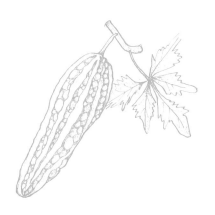

選購及保存要領

宜選擇果實端正者，白苦瓜則需顏色潔白、綠苦瓜則宜選擇顏色鮮綠，外表瘤狀突出應明顯，不要有過熟、破裂的現象。以紙張包裹置於冰箱中冷藏，可以存放一星期。五～十月是盛產期，其他月分為淡產期。

哪些人要多吃苦瓜？

• 想要降血糖的人

苦瓜中含有苦瓜苷，能刺激胰臟細胞分泌胰島

素，此外，苦瓜中還含有一種特殊的多胜肽類，其構造類似胰島素，也有降低血糖的功能。因此，苦瓜是高血糖患者或第 2 型糖尿病患很好的保健蔬菜。

● **想要降血脂肪的人**

有研究發現拿苦瓜的萃取物或乾燥粉末餵食罹患高血脂的老鼠，發現牠們的血脂肪的濃度降低了。苦瓜的確是高血脂患者用來預防血管硬化、中風等疾病的極佳選擇。

● **想要降火氣的人**

研究人員發現苦瓜確實能抑制細胞產生前列腺素的量，一旦前列腺素的量降低了，後續的紅、腫、熱、痛等發炎症狀將會緩解。當體內的發炎反應緩解，身體就不會這麼「燥」。苦瓜「退火」的功效得到現代科學的證實。

● **想要遠離癌症的人**

苦瓜能刺激肝臟中解毒酵素系統的活性，讓有毒物質或致癌物盡量排出體外，如此就能大大降低罹患癌症的機會。

飲食小叮嚀

● **體質虛寒者不可多食**

苦瓜屬於寒性的蔬菜，體質虛弱、正值生理期或坐月子的婦女不可多食。

香蕉
Banana

香蕉又稱斤蕉、甘蕉、芭蕉等，是一種古老的水果。《本草綱目》記載：清脾滑腸，脾火盛者食之，反能止瀉、止痢，可見香蕉對腸道的調理功能。以現在的醫學觀念來看，香蕉還有更多的保健功效，是現代人方便又實惠的保健水果。

香蕉的營養寶庫
營養成分（每一百克的營養成分）

一般成分	礦物質	維生素	其他	主要的植化素
熱量 (Kcal) 85	鈉 (mg) 0	維生素 A 視網醇當量 (RE)(ug) 0.3	膽固醇 (mg) 0	槲皮素 (quercetin)
水分 (g) 75.7	鉀 (mg) 368	維生素 E 當量 (mg) 0.30		芸香素 (rutin)
粗蛋白 (g) 1.5	鈣 (mg) 5	維生素 B 群 & C		
粗脂肪 (g) 0.1	鎂 (mg) 24	維生素 B1 (mg) 0.05		
灰分 (g) 0.7	鐵 (mg) 0.4	維生素 B2 (mg) 0.05		
總碳水化合物 (g)22.1	鋅 (mg) 0.5	菸鹼素 (mg) 0.24		
膳食纖維 (g) 1.6	磷 (mg) 23	維生素 B6(mg) 0.44		
		維生素 B12(ug) 0		
		維生素 C (mg) 10.7		

選購及保存要領

果皮外緣稜線不明顯且尾端圓滑者較佳，若能聞到果香表示已成熟。果皮外有斑點不至於影響其營養價值。香蕉適合放於陰涼處，置於冰箱內反而會使香蕉皮發黑變爛。全年都是產期。

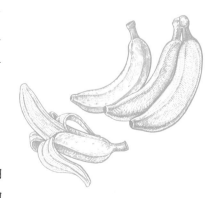

哪些人要多吃香蕉？

• 想要降血壓的人

香蕉是高鉀低鈉的水果，可以排除身體過多的鈉離子，以降低血壓。此外，香蕉中也含有芸香素的

成分，能抑制血小板凝集、防止膽固醇氧化，是有助於保持血管通暢的好東西。

● 想要預防腳抽筋的人

當體內肌肉電解質不平衡時，肌肉會有不正常放電的情形，造成腳抽筋的現象。香蕉中高含量的鉀離子能防止電解質不平衡的現象，正在發育中的青少年若常有腳抽筋現象，可以來杯香蕉牛奶。

● 想要預防消化性潰瘍的人

香蕉可以抑制胃酸的分泌，幫助胃黏膜的修復。不僅如此，香蕉還含有一種蛋白質酵素抑制劑，能抑制幽門桿菌的生長，因此香蕉可保護胃部不受胃酸侵蝕。

● 想要改善便祕症狀的人

香蕉中含有豐富的果寡醣，是腸道中有益菌的主要食物，當有益菌大量繁殖時，會產生一些有機酸能刺激腸道蠕動，改善便祕的症狀。

● 想要提高睡眠品質的人

想要睡得好的人可以試著在睡前兩個小時喝 1 杯香蕉牛奶，因香蕉及牛奶中的色胺酸可以幫助人體合成血清素，而血清素能使腦部放鬆，幫助入睡。

飲食小叮嚀

● 體質虛寒的人不要多吃

香蕉算是寒性水果，體質虛寒者、常拉肚子的人不宜多吃。

● 減重的人不宜多吃

隨著栽種技術的進步，許多市售的香蕉，一根往往已達 2 份的水果建議量，因此減重的人吃香蕉時需要留意是否超量。

洋蔥
Onion

洋蔥是具有特殊氣味的調味品，也是對身體非常有益的蔬菜；以現在的營養學觀點來看，洋蔥更是一個含有豐富植化素的寶藏。當吃了洋蔥口腔留下辛辣的氣味時，可以喝牛奶、濃茶或咀嚼口香糖來消除口臭。

洋蔥的營養寶庫
營養成分（每一百克的營養成分）

一般成分	礦物質	維生素	其他	主要的植化素
熱量 (Kcal) 42	鈉 (mg) 3	維生素 A 視網醇當量 (RE)(ug) 0.0	膽固醇 (mg) 0	GPCS(gamma-L-glutamyl-trans-S-1-propenyl-L-cysteine sulfoxide)
水分 (g) 88.6	鉀 (mg) 145	維生素 E 當量 (mg) 0.03		
粗蛋白 (g) 1.0	鈣 (mg) 25	**維生素 B 群 & C**		烯丙基丙基二硫醚 (allyl propyl disulfide, APDS)
粗脂肪 (g) 0.1	鎂 (mg) 10	維生素 B1 (mg) 0.03		
灰分 (g) 0.4	鐵 (mg) 0.4	維生素 B2 (mg) 0.01		槲皮素 (quercetin)
總碳水化合物 (g) 10.0	鋅 (mg) 0.3	菸鹼素 (mg) 0.06		木犀草素 (luteolin)
膳食纖維 (g) 1.3	磷 (mg) 30	維生素 B6(mg) 0.09		山奈酚 (kaempferol)
		維生素 B12 (ug) 0		
		維生素 C (mg) 5.6		

選購及保存要領

應選球體完整，表皮沒有龜裂、沒有長出芽或鬚根者。未去皮的洋蔥在陰涼通風處可放一個月，切開後應盡速食用。十二月至隔年四月是盛產期，其他月分為淡產期。

哪些人要多吃洋蔥？

● 想要降血糖的人

洋蔥中有一種特殊的有機硫化物稱為烯丙基丙基二硫醚，它能使體內胰島素的濃度增加，幫助血糖

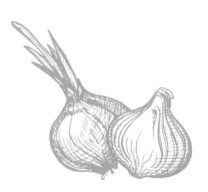

的利用，具有降低血糖的功能。此外，洋蔥中所含的鉻也是胰島素發揮作用時不可或缺的元素。

● 想要擁有健康骨骼的人

洋蔥中含有一種特別的胜肽類 GPCS，能夠抑制蝕骨細胞的活性，並刺激成骨細胞的活性，因而減少骨質的流失。

● 想要遠離癌症的人

洋蔥中的槲皮素及山奈酚是防癌的好夥伴，兩種植化素一起作用具有協同效果。有研究發現，若每週吃兩次洋蔥能顯著降低大腸癌的發生率，常吃洋蔥對其他的癌症也有預防效果。

● 想要擁有健康心血管的人

洋蔥中所含的類黃酮素如槲皮素及山奈酚等都是很好的抗氧化劑，能清除血管的自由基，保持血管的彈性。

● 想要減緩過敏症狀的人

洋蔥中的木犀草素及槲皮素都能抑制引起過敏反應的組織胺分泌，經常打噴嚏、流鼻水、眼睛癢、甚至氣喘的人，可以多吃洋蔥來減緩不適。

● 想要改善便祕症狀的人

洋蔥中含有特殊的寡醣，能讓腸道中的好菌大量繁殖，使壞菌減少，刺激腸胃蠕動，改善便祕症狀。

飲食小叮嚀

● 先泡水再切

切洋蔥時常會有淚流滿面的現象，可以先泡在水中一會兒再切，以降低刺激性。

梨子
Pear

梨子是古老的作物，在古代醫書上就有記錄，稱為果宗，就是百果之宗，可見古人非常重視這個水果。梨子的品種相當多，是世界性的經濟作物，也是現代人越來越重視的保健水果。

梨子的營養寶庫
營養成分（每一百克的營養成分）

一般成分	礦物質	維生素	其他	主要的植化素
熱量 (Kcal) 53	鈉 (mg) 0	維生素 A 視網醇當量 (RE)(ug) 0.9	膽固醇 (mg) 0	兒茶素 (catechin)
水分 (g) 85.3	鉀 (mg) 112	維生素 E 當量 (mg) 0.13		
粗蛋白 (g) 0.3	鈣 (mg) 9	維生素 B 群 & C		
粗脂肪 (g) 0.2	鎂 (mg) 6	維生素 B1 (mg) 0.01		
灰分 (g) 0.3	鐵 (mg) 0.2	維生素 B2 (mg) 0.02		
總碳水化合物 (g) 14.1	鋅 (mg) 0.1	菸鹼素 (mg) 0.17		
膳食纖維 (g) 2.1	磷 (mg) 11	維生素 B6 (mg) 0.02		
		維生素 B12 (ug) 0		
		維生素 C (mg) 4.6		

選購及保存要領

果實需端正，果皮應薄而光滑，以手輕壓有結實的感覺。未削皮的梨子可於冰箱冷藏一星期左右；若已削皮容易變軟變黃，應盡速食用。產期為六～十二月。

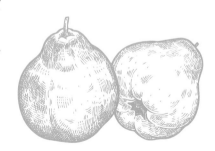

哪些人要多吃梨子？

• 要降低膽固醇的人

梨子中豐富的果膠能降低食物中的膽固醇被人體吸收，而且也能改變膽汁的成分，增加膽固醇的排

泄。膽固醇較高的人可以多吃一些梨子。

- **想要降低血糖的人**

有研究發現，果膠能夠延緩飯後血糖上升的速度，因此血糖高的人或是第 2 型糖尿病患者，可以試著在飯後吃梨子，以延緩飯後血糖波動的現象。

- **想要改善便祕症狀的人**

果膠是抓水力極強的物質，而梨子中含有豐富的果膠，這也是為什麼中醫認為梨子具有潤腸通便的效果。有便祕果困擾的人可多吃帶皮的梨子並多喝水，就能得到改善。

- **想要降火氣的人**

《本草通玄》記載：「生者清六腑之熱，熟者滋五臟之陰」，由此可知，若要降火氣應吃生的梨子，煮熟的梨子則有滋補的效果。

飲食小叮嚀

- **體質虛寒的人不宜多食**

梨子是寒性的水果，常手腳冰冷、拉肚子、坐月子或產後婦女不可多吃。

藜麥
Quinoa

藜麥是南美洲居民的主食,印加人稱之為「穀粒母親」,是神靈贈送的禮物。傳統上會將藜麥種子經過烘烤後加入湯中,甚至發酵成啤酒或起司。相傳古印加軍隊會將藜麥和油混合製成「藜麥丸」,做為戰鬥糧食,戰士們靠它開拓了強盛的古印加黃金帝國。近年來科學研究顯示,藜麥種子含有碳水化合物、優質蛋白質、均衡的離胺酸和甲硫胺酸,以及高量的膳食纖維,且富含鉀、鈣、鎂、磷及鐵等礦物質,讓藜麥備受歐美演藝圈關注,更成為美國太空總署指定的太空人食物。

藜麥的營養寶庫
營養成分(每一百克的營養成分)

一般成分	礦物質	維生素	其他	主要的植化素
熱量 (Kcal) 368	鈉 (mg) 5	維生素 A 視網醇當量 (RE)(ug) 1	膽固醇 (mg) 無資料	甜菜色素 (betalain)
水分 (g) 13.28	鉀 (mg) 563	維生素 E 當量 (mg) 2.44		槲皮素 (quercetin)
粗蛋白 (g) 14.12	鈣 (mg) 47	維生素 B 群 & C		香草酸 (vanillic acid)
粗脂肪 (g) 6.07	鎂 (mg) 197	維生素 B1 (mg) 0.36		阿魏酸 (ferulic acid)
灰分 (g) 2.38	鐵 (mg) 4.57	維生素 B2 (mg) 0.318		植物蛻皮類固醇 (phytoecdysteroids)
總碳水化合物 (g) 64.16	鋅 (mg) 3.1	菸鹼素 (mg) 1.52		皂素 (saponin)
膳食纖維 (g) 7	磷 (mg) 457	維生素 B6 (mg) 0.487		三萜類 (triterpenes)
		維生素 B12 (ug) 0		
		維生素 C (mg) 無資料		

選購及保存要領

　　購買藜麥時,應避免破損、變色或發霉的顆粒。臺灣氣候濕熱,穀類若儲存不當則容易變質,所以開封後盡快食用完畢,且遠離高溫或潮濕的環境。可以先將煮好的藜麥瀝乾水分後,分成數小份並使用密閉容器保存,冷藏可保存二～三天,冷凍則可達一～二週。要食用時,取出適當分量加熱就好。

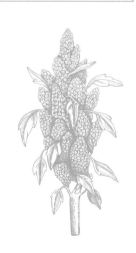

• 對於麩質過敏者

麩質存在於小麥、黑麥和大麥中，對身體機能正常者不會造成過敏反應。然而對於麩質過敏症（celiac disease）患者而言，麩質會引發人體的免疫系統產生抗體，而攻擊腸壁並破壞小腸黏膜上皮的絨毛，造成腸道無法正常吸收營養素，而發生營養不良及腸道不適的現象。

在歐美約 1% 的人口有麩質過敏症，在台灣缺乏相關統計，但估計比例更低。為了讓麩質過敏症患者能安心享受點心，目前已有許多學者嘗試將藜麥做為無麩質餅乾、早餐脆片與穀物棒的配方，以替代含有麩質的小麥麵粉。

• 想要控制體重者

新聞報導提及，美國歌手碧昂絲靠食用藜麥在產後甩肉二十六公斤，讓許多想要控制體重的人眼睛為之發亮。雖然目前尚未有人體實驗證實藜麥能協助人體調節體重，但在動物研究已發現，餵食動物含有植物蛻皮類固醇的藜麥萃取物，有助於降低動物腸道對脂肪的吸收、增加脂肪由糞便排出體外、調控肥胖相關發炎因子的效果，而能協助動物降低體脂與血脂。由此可知，藜麥有協助控制體重的潛力，大家不妨考慮將藜麥納入全穀雜糧類的選擇，同時透過均衡飲食、規律運動，擺脫沉重的負擔。

• 想要抗發炎、抗氧化的人

長期發炎可能導致體內生成大量自由基、形成高氧化壓力，而誘發體內免疫系統失衡，增加過敏、肥胖、心血管疾病與癌症的風險。此時，食用富含植化素、多醣體的植物性食物，以提升體內抗氧化、抗發炎能力是相當重要的。藜麥含有甜菜色素、槲皮素、香草酸等植化素，皆被證實具有抗發炎、抗氧化之特性；雖然尚未有動物或人體實驗證實相關功效，然而細胞實驗已證實藜麥萃取物可以發揮調節免疫的功效，以及降低化學物質誘發的發炎現象。

• 想要維持腸道健康的人

越來越多研究證實，腸道菌相不僅影響腸道健康，對於腦部功能、免疫系統都有相當深遠的影響。富含膳食纖維及植化素的藜麥做為益生質（prebiotics），可以協助腸道中的好菌生長。細胞實驗中發現藜麥的皂素，亦具有促進人類大腸癌細胞凋

亡的特性；動物研究中則發現，藜麥可以促進好菌生長、提升短鏈脂肪酸合成量，還能改善化學誘發物所造成的腸道損傷及減少發炎現象，顯示藜麥具有促進人體腸道健康的潛力。

● **腎功能不全者應少吃**

藜麥含有高量的磷，是人體必需之營養素，健康人食用後可透過腎臟代謝排出多餘的量，但腎臟功能不全的患者，食用前應先詢問醫師或營養師。

營養小知識

● **紅藜？藜麥？傻傻分不清！**

紅藜是台灣的原生作物，而藜麥則是南美洲的原生作物，兩者雖然名字相似，但是在植物分類學上卻是不同種的植物。紅藜與藜麥比較像親戚關係。

紅色植物食材

在所有的顏色中，紅色最引人注目，所有紅色的事物，都會讓你覺得精神抖擻，熱力四射。

在食物中，紅色的植物食材也很難讓你忽略它，紅色的蘋果令人垂涎欲滴；紅色的草莓像是顆紅色寶石，忍不住想咬一口；紅色飽滿的番茄看起來晶瑩剔透；這些紅色植物食材所展現的魅力，好像是造物者的巧妙設計，吸引人類去食用它。因為紅色的植物食材不只顏色鮮艷，更蘊藏了許多對人體有益的植化素，如番茄紅素、花青素等。

大致而言，紅色植物食材對人體有四大功效：

1. 降低某些癌症的發生率。
2. 保護心臟健康。
3. 預防記憶力退化。
4. 保護泌尿道的健康。

除了常見的綠色及黃色（含橘色）的植物食材外，紅色的植物食材在我們的餐盤中，除了增加美豔的色彩外，絕對是不可缺少的健康要角。

火龍果
Dragon Fruit

每次吃完紅色火龍果，血淋淋的舌頭都會嚇倒身邊的人，這紅通通的顏色來自於豐富的甜菜紅素，是甜菜色素的一種，可有效對抗自由基氧化能力，因此成為備受推薦的明星水果。火龍果又名為紅龍果，原產於墨西哥等中南美洲，產期約是六～十二月，為台灣農民近年來喜愛栽種的新興果樹。常見的火龍果有白肉與紅肉兩種，紅肉種外形較圓，頂端萼片包覆狀似蓮花；白肉種多為長橢圓狀，果皮上的萼片較修長且帶有鮮綠色。口感上，紅肉種較細軟多汁，白肉種甜度不輸紅肉種，且帶點微脆的清爽口感，兩者都受消費者喜愛。

火龍果（紅肉）的營養寶庫
☆營養成分（每一百克的營養成分）

一般成分	礦物質	維生素	其他	主要的植化素
熱量 (Kcal) 50	鈉 (mg) 0	維生素 A 視網醇當量 (RE)(ug) 0.0	膽固醇 (mg) 0	甜菜色素 (betalains)
水分 (g) 85.8	鉀 (mg) 219	維生素 E 當量 (mg) 0.27		甜菜紅素 (betacyanin)
粗蛋白 (g) 1.1	鈣 (mg) 9	**維生素 B 群 & C**		沒食子酸 (gallic acid)
粗脂肪 (g) 0.2	鎂 (mg) 24	維生素 B1 (mg) 0.03		beta-胡蘿蔔素 (beta-carotene)
灰分 (g) 0.5	鐵 (mg) 0.8	維生素 B2 (mg) 0.04		類黃酮素 (flavonoids)
總碳水化合物 (g)12.3	鋅 (mg) 0.5	菸鹼素 (mg) 0.11		
膳食纖維 (g) 1.3	磷 (mg) 28	維生素 B6(mg) 0.02		
		維生素 B12(ug) 0		
		維生素 C (mg) 6.3		

火龍果（白肉）的營養寶庫
營養成分（每一百克的營養成分）

一般成分	礦物質	維生素	其他	主要的植化素
熱量 (Kcal) 51	鈉 (mg) 0	維生素 A 視網醇當量 (RE)(ug) 0.1	膽固醇 (mg) 0	甜菜色素 (betalains)
水分 (g) 85.7	鉀 (mg) 226	維生素 E 當量 (mg) 0.26		甜菜紅素 (betacyanin)
粗蛋白 (g) 0.9	鈣 (mg) 4	**維生素 B 群 & C**		沒食子酸 (gallic acid)
粗脂肪 (g) 0.4	鎂 (mg) 28	維生素 B1 (mg) 0.02		beta-胡蘿蔔素 (beta-carotene)
灰分 (g) 0.5	鐵 (mg) 0.4	維生素 B2 (mg) 0.04		類黃酮素 (flavonoids)
總碳水化合物 (g)12.4	鋅 (mg) 0.4	菸鹼素 (mg) 0.13		
膳食纖維 (g) 1.7	磷 (mg) 22	維生素 B6(mg) 0.05		
		維生素 B12(ug) 0		
		維生素 C (mg) 5.3		

選購及保存要領

應挑選果實飽滿結實、果皮光滑亮麗的。如果觸摸果實發現

質地較軟，或是表面綠色葉片呈枯黃色，表示要盡快食用。買回家的紅龍果如果還沒熟透，可以放在室溫陰涼通風處催熟，若已成熟，則建議放進冰箱冷藏存放。

● 想要預防癌症的人

火龍果富含植化素，是個深藏不露的「抗癌寶庫」。豐富的多酚類、類黃酮素和甜菜苷（betanins）等植化素，不僅可以有效抑制身體一氧化氮轉變成破壞力超強的自由基，避免其攻擊正常細胞，同時還能抑制肝癌細胞、乳癌細胞的增生，對胃癌細胞也有毒殺的作用，因此火龍果在防治癌症方面受到高度重視。

● 想要提升抗氧化能力的人

火龍果具有強大清除自由基的能力，多酚類、甜菜紅素與山奈酚、槲皮素等豐富的植化素，都是捕捉破壞身體自由基的箇中好手，其抗氧化能力遠勝於紅石榴、紅毛丹、香蕉等；若要透過火龍果提升抗氧化力，紅肉種火龍果因含有更豐富的甜菜紅素，效果比白肉種好。

● 想要預防心血管疾病的人

火龍果中的多酚類可以阻礙體內壞的膽固醇氧化後卡在血管壁上，降低心血管疾病發生的風險；研究還發現，火龍果的抗氧化能力可有效降低三酸甘油酯及總膽固醇含量，提升體內好的膽固醇濃度，有多種保護心血管的功能，怪不得備受推崇。

● 想要增加腸道好菌的人

大部分的蔬菜水果都是維持腸道健康功能的良好益生質，也就是可以讓腸道好菌生長的物質。而研究發現火龍果除了豐富的膳食纖維之外，其中特殊的寡醣類（oligosaccharides）成分，更可以增加腸道中乳酸桿菌與比菲德菌（Bifidobacteria）這兩種好菌的數量，改變腸道菌叢生態平衡。腸胃經常有小毛病的朋友，不妨多吃火龍果。

飲食小叮嚀

● 糖尿病患者、減重者不宜多吃

糖尿病患者或是正在控制體重的人，需要留意食用量，以免血糖飆高或攝取過多熱量。

● 尿液、大便呈粉紅色屬正常現常

由於紅肉種火龍果含有豐富的甜菜紅素，因此吃完後排尿、大便顏色都會有淡淡的粉紅色，屬於正常現象，不要過度擔心。

西瓜
Watermelon

西瓜的原產地為熱帶非洲，根據記載，在西元九五〇年左右，從波斯經由絲路傳到現今的新疆西域，因此稱為西瓜。西瓜最好栽種在高溫的砂質土壤裡，同時給予大量水分，種出來的西瓜才會又大又甜。台灣全年均可生產，盛產季在夏季。

紅肉西瓜的營養寶庫
☆營養成分（每一百克的營養成分）

一般成分	礦物質	維生素	其他	主要的植化素
熱量 (Kcal) 33	鈉 (mg) 1	維生素 A 視網醇當量 (RE)(ug) 68.7	膽固醇 (mg) 0	番茄紅素 (lycopene)
水分 (g) 90.8	鉀 (mg) 121	維生素 E 當量 (mg) 0.05		beta-胡蘿蔔素 (beta-carotene)
粗蛋白 (g) 0.8	鈣 (mg) 7	**維生素 B 群 & C**		
粗脂肪 (g) 0.1	鎂 (mg) 11	維生素 B1 (mg) 0.04		
灰分 (g) 0.3	鐵 (mg) 0.2	維生素 B2 (mg) 0.05		
總碳水化合物 (g) 8.0	鋅 (mg) 0.2	菸鹼素 (mg) 0.24		
膳食纖維 (g) 0.3	磷 (mg) 12	維生素 B6 (mg) 0.14		
		維生素 B12 (ug) 0		
		維生素 C (mg) 6.8		

選購及保存要領

選購西瓜以果形端正，果柄新鮮且果面光滑，輕拍或輕彈有清脆回音者較佳。未切開的西瓜放在冰箱中可保存約兩星期，每隔兩天翻動西瓜以維持甜度均勻；切開後應以保鮮膜覆蓋冷藏，約可保存三天。四～七月是盛產期，其他月分為淡產期。

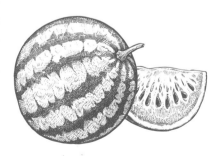

哪些人要多吃西瓜？

• 想要擁有銳利視覺的人

維生素 A 是預防夜盲症非常重要的營養素，若想

要在幽暗的光線下還能擁有銳利視覺的人，可以多吃一些西瓜來補充維生素 A。

• 想要維持正常血壓的人

西瓜有利尿消腫的功效，血壓稍高的人，可以多吃西瓜來排除體內多餘的水分，以維持正常血壓。

• 想要降火氣的人

中醫藥典中稱西瓜為「天生白虎湯」，其功效就是利尿解熱，尤其是夏天因熱暑而造成的疾病，如煩躁、胸悶、頭暈目眩等現象，可吃些西瓜來減緩不適。

飲食小叮嚀

• 體質虛寒、生病者不可多食

西瓜是寒性的水果，體質虛寒、生產後、生病、頻尿、拉肚子、罹患胃炎的人不可多吃，健康者也要節制不可以一次吃太多，以免引起腸胃不適。

紅石榴
Pomegranate

「紅石榴」經常和台灣的「番石榴」，也就是「芭樂」混為一談，其實兩者完全不同；紅石榴早在芭樂之前就傳入中國，當芭樂傳入中國時，老祖先發現它和紅石榴一樣多籽，才把芭樂稱為「番石榴」。後來我們吃芭樂的機會比較多，而忽略了紅石榴的好處；紅石榴的英文為 pomegranate，在法文代表多籽的蘋果，表示外表如蘋果般的鮮紅，但果實中卻有許多酸甜多汁的果肉包圍在籽的外面。雖然，它們在日常生活中不常見，但近來發現紅石榴含有豐富的植化素，具有相當好的抗氧化能力。

紅石榴的營養寶庫
☆營養成分（每一百克的營養成分）

一般成分	礦物質	維生素	其他	主要的植化素
熱量 (Kcal) 67	鈉 (mg) 8	維生素 A 視網醇當量 (RE)(ug) 1.3	膽固醇 (mg) 0	花青素 (anthocyanin)
水分 (g) 80.7	鉀 (mg) 200	維生素 E 當量 (mg) 0		鞣花酸 (ellagic acid)
粗蛋白 (g) 1.7	鈣 (mg) 15	**維生素 B 群 & C**		安石榴苷 (punicalagins)
粗脂肪 (g) 0.1	鎂 (mg) 15	維生素 B1 (mg) 0.01		單寧 (tannin)
灰分 (g) 0.7	鐵 (mg) 0.4	維生素 B2 (mg) 0.04		沒食子酸 (gallic acid)
總碳水化合物 (g)16.8	鋅 (mg) 0.4	菸鹼素 (mg) 0.20		
膳食纖維 (g) 4.6	磷 (mg) 40	維生素 B6 (mg) 0		
		維生素 B12 (ug) 0		
		維生素 C (mg) 15.0		

選購及保存要領

宜選購果皮顏色已轉為鮮紅色者，外皮不枯萎、沒有傷痕，聞起來有果香者為佳。國內紅石榴大部分進口，由於紅石榴食用起來並不方便，超市有販售進口紅石榴汁。國外栽種的盛產期是八～十月。

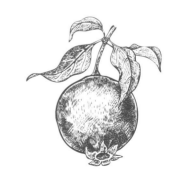

哪些人要多吃石榴？

● 想要提升抗氧化能力的人

紅石榴本身是一個非常神奇的果實，雖然國內吃

的人不算多，但是如果要增加體內的抗氧化能力，紅石榴果實或紅石榴汁則是首選，因為紅石榴所具有的植化素，如花青素、鞣花酸、安石榴苷等，個個都是超級抗氧化劑。

想要預防攝護腺癌的人

在動物實驗中，發現餵食小老鼠紅石榴汁，能夠有效對抗前列腺癌、肺炎等。而在人體的臨床研究中，發現紅石榴汁能預防攝護腺癌的發生或延緩其發展。這主要是因為紅石榴汁除了有豐富的抗氧化力之外，還含有能抑制癌症細胞分裂的鞣花酸，也對癌症細胞有毒殺的作用，因此，平常喝紅石榴汁能儲存抗癌的本錢。

想要預防心血管疾病的人

無論是動物實驗或人體實驗，都發現紅石榴汁的確能減少壞的膽固醇之氧化，減少泡沫細胞的形成，阻止粥狀動脈硬化的發生；此外，紅石榴也具有血管張力素轉化酶 (angiotensin-converting enzyme, ACE) 抑制劑的功能，能控制血壓；整體而言，紅石榴是一種預防心血管疾病很好的水果。

想要減少感染發生的人

紅石榴含有豐富的單寧，具有抗菌、抗病毒、防黴菌的功能，所以，常食用可以減少感染的機會。

想要預防老年痴呆症的人

早在二〇〇六年，《疾症神經生物學》（*Neurobiology of Disease*）期刊上就有論文提到，動物實驗發現，若給年老的老鼠紅石榴汁或白開水，發現喝紅石榴汁的老鼠，走迷宮的速度明顯快很多，而且游泳也游得比較好。可見紅石榴汁中的抗氧化植化素對腦部傷害的修復有幫助。

飲食小叮嚀

● **吃完飯以後再食用**

無論是紅石榴或是紅石榴汁都建議飯後食用，因為空腹喝紅石榴汁，酸澀的口感較容易刺激消化道的黏膜，引起腸胃不適。尤其有胃潰瘍、十二指腸潰瘍者不宜多食。

紅色甜椒
Bell Pepper

原產於南美洲的熱帶地區，在長時間的栽培過程中，逐漸選植出不具辛辣味的品種。甜椒可分為兩大群：一種形狀類似番茄，體形較小但肉厚，主要用途是製作罐頭；另一大類為一般供作蔬菜栽培的品種，其果實呈鐘形（bell type），因此甜椒的英文除了叫 sweet pepper 之外，也叫做 bell pepper。這類品種的果實中空而果皮肥厚，可供食用，就是我們一般所說的甜椒。

紅色甜椒的營養寶庫
☆營養成分（每一百克的營養成分）

一般成分	礦物質	維生素	其他	主要的植化素
熱量 (Kcal) 33	鈉 (mg) 1	維生素 A 視網醇當量 (RE)(ug) 178.7	膽固醇 (mg) 0	beta-胡蘿蔔素 (beta-carotene)
水分 (g) 91.2	鉀 (mg) 189	維生素 E 當量 (mg) 2.01		beta-隱黃素 (beta-cryptoxanthin)
粗蛋白 (g) 0.8	鈣 (mg) 6	**維生素 B 群 & C**		番茄紅素 (lycopene)
粗脂肪 (g) 0.5	鎂 (mg) 10	維生素 B1 (mg) 0.05		芹菜素 (apigenin)
灰分 (g) 0.4	鐵 (mg) 0.4	維生素 B2 (mg) 0.08		槲皮素 (quercetin)
總碳水化合物 (g) 7.1	鋅 (mg) 0.2	菸鹼素 (mg) 0.87		楊梅素 (myricetin)
膳食纖維 (g) 1.6	磷 (mg) 22	維生素 B6 (mg) 0.18		對香豆酸 (p-Coumaric acid)
		維生素 B12 (ug) 0		綠原酸 (chlorogenic acid)
		維生素 C (mg) 137.7		

選購及保存要領

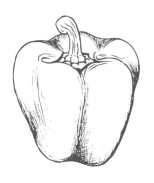

　　宜選購果蒂乾淨完整，果肉厚實有彈性且顏色鮮豔，表面光滑無壓傷或腐爛者較佳。直接放在冰箱中冷藏容易變軟，最好趁新鮮食用；如果一時吃不完，需放在保鮮袋中冷藏，約可儲放一星期左右。十二月至隔年五月盛產，其他月分為淡產期。

• 想要預防心血管疾病的人

甜椒富含許多優秀的抗氧化劑，如番茄紅素、維生素 C、beta-胡蘿蔔素、楊梅素、槲皮素或芹菜素等，它們都具有優秀的抗氧化功能，能保護血管。此外，甜椒也含有維生素 B6 及葉酸，它們能將傷害心血管的同半胱胺酸代謝成無害的物質，減少心臟病及中風的危險。

• 想要養顏美容的人

甜椒的維生素 C 含量相當高，比同分量的柑橘類水果高 2 倍，皮膚的膠原蛋白合成需要大量的維生素 C，因此若想要皮膚有彈性、白皙，可以多吃一些甜椒。

• 想要預防類風濕關節炎的人

曾經有一項針對二萬人飲食做分析的大型研究，發現飲食中攝取維生素 C 非常低的人，八年之後罹患類風濕關節炎的機會，是飲食中含有豐富維生素 C 的人的 3 倍。因此，有類風濕家族史的人可以多吃甜椒。

• 想要預防胃癌發生的人

甜椒中所含的對香豆酸能夠抓住硝酸鹽，讓硝酸鹽沒有機會變身成致癌性極強的亞硝胺，進而阻止胃癌的發生。當你炒香腸或臘肉時（這些食物都添加了硝酸鹽做為保色劑），不妨放入一些甜椒，不但可美化菜餚的顏色，更能防癌。

飲食小叮嚀

• 不要烹煮太熟

甜椒中含的大量維生素 C 不耐熱，若烹煮太久會失去營養價值。

紅番茄
Tomato

中醫認為番茄性微寒，具清熱健胃功效，亦可生津利尿、治熱病諸症。近年來番茄因富含番茄紅素，可以有效地降低攝護腺癌的發生，因而成為明星食品。

紅番茄的營養寶庫
營養成分（每一百克的營養成分）

一般成分	礦物質	維生素	其他	主要的植化素
熱量 (Kcal) 20	鈉 (mg) 2	維生素 A 視網醇當量 (RE) (ug) 66	膽固醇 (mg) 0	番茄紅素 (lycopene)
水分 (g) 94.1	鉀 (mg) 247	維生素 E 當量 (mg) 0.68		beta-胡蘿蔔素 (beta-carotene)
粗蛋白 (g) 0.9	鈣 (mg) 10	**維生素 B 群 & C**		山奈酚 (kaempferol)
粗脂肪 (g) 0.0	鎂 (mg) 10	維生素 B1 (mg) 0.05		槲皮素 (quercetin)
灰分 (g) 0.6	鐵 (mg) 0.3	維生素 B2 (mg) 0.02		對香豆酸 (p-Coumaric acid)
總碳水化合物 (g) 4.4	鋅 (mg) 0.3	於鹼素 (mg) 0.44		葡萄糖二酸 (d-glucaric acid)
膳食纖維 (g) 0.8	磷 (mg) 27	維生素 B6 (mg) 0.10		
		維生素 B12 (ug) 0		
		維生素 C (mg) 14.8		

選購及保存要領

挑選果形均勻完整，果頂靠近蒂處顏色呈微紅，無壓傷腐爛者。若番茄外表呈青綠色，表示尚未成熟，可放在室溫下待其成熟，已熟的番茄可以冷藏保存。十月至隔年七月盛產，其他月分為淡產。

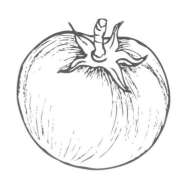

哪些人要多吃番茄？

• 想要擁有健康攝護腺的人

其實番茄中能對抗攝護腺腫瘤細胞的好東西不只番茄紅素，槲皮素也是對抗攝護腺腫瘤的植化素，此外，番茄中還有類胡蘿蔔素、類黃酮素及維生素

C 等都能防癌。

• 想要預防大腸癌的人

有研究發現，一些大腸癌患者血漿中番茄紅素的濃度明顯比正常人低；另外也有研究發現，血漿中番茄紅素濃度低的人，罹患大腸癌的危險將增加 2 倍。想要預防大腸癌的人可以多吃一些番茄。

• 想要預防胰臟癌的人

加拿大一項研究發現，飲食中攝取豐富番茄紅素的人，其胰臟癌的發生率可降低 31％；若飲食中富含 beta-胡蘿蔔素的人，胰臟癌發生率可降低 43％。番茄富含這兩種物質，能預防很難早期發現的胰臟癌。

• 想要擁有健康心血管的人

番茄中的番茄紅素，不但可以阻止膽固醇的合成，也是很好的抗氧化劑，可防止壞的膽固醇氧化後黏在血管壁上。而其維生素 B6 及葉酸，也能幫助代謝掉傷害血管的同半胱胺酸。此外，它還是高鉀低鈉的食物，對維持血壓也相當有幫助。

• 想要降低血糖的人

番茄是鉻很好的來源，而鉻可以幫助胰島素的作用，將血糖帶到細胞內代謝，以降低血糖。

• 想要強健骨骼的人

番茄富含的維生素 K，是刺激成骨細胞活性的重要因子，能促進骨鈣質堆積，有助於保健骨骼。

• 想要養顏美容的人

番茄熱量低，所含的維生素 C 卻不低，是愛美女性保養肌膚的美容聖品。

飲食小叮嚀

• 烹煮過的番茄更營養

生吃番茄無法獲得最多的番茄紅素，最好的方式是將番茄煮熟，並加入一些橄欖油，以幫助番茄紅素從植物細胞壁中釋放，並加速人體的吸收。

紅鳳菜
Edible Gynura

紅鳳菜有許多別名，如紅菜、補血菜（台灣）、木耳菜、血皮菜、水三七，血匹菜、紅菜、當歸菜、觀音葉等。味辛、甘，性涼，清熱涼血、活血、止血、解毒消腫。以現代的營養學觀念來看，紅鳳菜含有相當高的鐵質，是天然的補血劑。食用法為快炒或川燙，常有紫紅色汁液是其特徵。

紅鳳菜的營養寶庫
營養成分（每一百克的營養成分）

一般成分	礦物質	維生素	其他	主要的植化素
熱量 (Kcal) 22	鈉 (mg) 13	維生素 A 視網醇當量 (RE)(ug) 1013.1	膽固醇 (mg) 0	槲皮素 (quercetin)
水分 (g) 92.7	鉀 (mg) 312	維生素 E 當量 (mg) 0.96		山奈酚 (kaempferol)
粗蛋白 (g) 2.1	鈣 (mg) 122	**維生素 B 群 & C**		楊梅素 (myricetin)
粗脂肪 (g) 0.4	鎂 (mg) 48	維生素 B1 (mg) 0.03		芹菜素 (apigenin)
灰分 (g) 1.3	鐵 (mg) 6.0	維生素 B2 (mg) 0.12		
總碳水化合物 (g) 3.5	鋅 (mg) 0.5	菸鹼素 (mg) 0.36		
膳食纖維 (g) 2.6	磷 (mg) 29	維生素 B6 (mg) 0.05		
		維生素 B12 (ug) 0		
		維生素 C (mg) 9.5		

選購及保存要領

葉片完整沒有枯萎脫水，葉色對比強烈，莖梗質嫩清脆易折斷者較佳。保存方法一般是置於保鮮袋中冷藏，盡早食用。一～六月是盛產期，其他月分為淡產期。

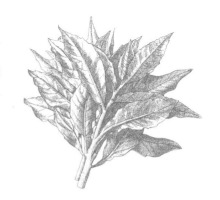

哪些人要多吃紅鳳菜？

● 想要預防或改善貧血症狀的人

紅鳳菜含鐵量相當高，是人體很好的鐵質來源，

古代的人都會鼓勵逢月事的女性多吃紅鳳菜。以現在營養學的觀念來看，想要預防或改善貧血症狀的人都可以多吃。至於以前的人說紅鳳菜晚上吃會對身體不好，這說法完全沒有科學根據，不足採信。

● 想要有健康心血管的人

紅鳳菜所含的類黃酮素如槲皮素、山奈酚、楊梅素、芹菜素等，都是很好的抗氧化劑，能阻止膽固醇氧化卡於血管壁上，而且芹菜素還具有抑制血小板凝集的功效，所以想要擁有健康心血管的人可以多吃一些紅鳳菜。

● 想要有銳利視覺的人

一旦缺乏維生素 A，就無法在幽暗的光線中看見東西，這就是夜盲症。而紅鳳菜中含有非常豐富的維生素 A，可以讓眼睛維持銳利的視覺。

● 想要有強健骨骼的人

鈣質是維持骨骼健康重要的元素，紅鳳菜也含有豐富的鈣質，是素食者相當好的鈣質來源。

飲食小叮嚀

● 體質虛寒者不可多食

紅鳳菜是涼性的蔬菜，常手腳冰冷、腹瀉的人不要吃太多。

紅辣椒
Chilli Pepper

辣椒原產於南美洲的秘魯及中美洲的墨西哥等熱帶地區，哥倫布發現新大陸時傳入歐洲，之後再傳入印度，明朝時再漸漸傳入中國。台灣則是光復初期才由大陸引進，本省稱為「番仔薑」或「番椒」。目前辣椒栽種普遍，相關的加工食品也相當多，如辣椒醬、辣椒粉、剝皮辣椒等，甚至外銷至日本。辣椒已是餐桌上不可或缺的配菜，其保健功能也慢慢被發掘，如辣椒皮中的辣椒紅素及辣椒籽中的辣椒素，都是目前被研究的重點。

紅辣椒的營養寶庫
營養成分（每一百克的營養成分）

一般成分	礦物質	維生素	其他	主要的植化素
熱量 (Kcal) 80	鈉 (mg) 6	維生素 A 視網醇當量 (RE)(ug) 886.3	膽固醇 (mg) 0	辣椒紅素 (capsanthin)
水分 (g) 78.0	鉀 (mg) 517	維生素 E 當量 (mg) 6.98		辣椒素 (capsaicin)
粗蛋白 (g) 3.6	鈣 (mg) 21	**維生素 B 群 & C**		beta-胡蘿蔔素 (beta-carotene)
粗脂肪 (g) 0.9	鎂 (mg) 36	維生素 B1 (mg) 0.16		二氫辣椒素 (dihydrocapsaicin)
灰分 (g) 1.2	鐵 (mg) 1.7	維生素 B2 (mg) 0.23		降二氫辣椒素 (nordihydrocapsaicin)
總碳水化合物 (g) 16.4	鋅 (mg) 0.5	菸鹼素 (mg) 3.42		高辣椒素 (homocapsaicin)
膳食纖維 (g) 11.4	磷 (mg) 76	維生素 B6 (mg) 1.39		高二氫辣椒素 (homodihydrocapsaicin)
		維生素 B12 (ug) 0		
		維生素 C (mg) 153.4		

選購及保存要領

宜選購果皮光亮鮮紅者，外皮不枯萎、沒有傷痕，聞一下如果有較強勁的辣味則是上品。通常辣椒不需要放置於冰箱內，如果已切丁或切末，可放入保鮮盒中於冰箱冷藏。台灣的辣椒盛產期是十二月至隔年六月，而其他月分為淡季。

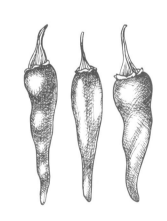

哪些人要多吃紅辣椒？

• 想要預防心血管疾病的人

辣椒富含許多優秀的抗氧化劑，如辣椒紅素、維

生素 C、beta-胡蘿蔔素，這些維生素或植化素都具有優秀的抗氧化功能，能阻止壞的膽固醇被氧化而卡在血管壁造成粥狀動脈硬化。因此，嗜辣的人可以藉由吃辣椒來保護心血管，無法吃太辣的人，光吃辣椒皮也一樣有功效。

- **想要養顏美容的人**

辣椒的維生素 C 含量相當高，皮膚的膠原蛋白合成都需要大量的維生素 C，因此，若想要皮膚有彈性、白皙，可以多吃一些辣椒。

- **想要改善感冒症狀的人**

辣椒中所含的辣椒素具有稀釋黏液的作用，能幫助痰排出肺部，此外，辣椒素也具有強化肺部功能的作用，感冒有痰咳不出來時，可以適量食用一些辣椒。

- **想要預防癌症發生的人**

辣椒除了具有豐富的抗氧化劑外，能清除容易引發的癌症的自由基。英國諾丁漢大學的研究人員發現，辣椒素能夠攻擊癌細胞的粒線體，也就是提供細胞能量的來源，而讓癌細胞死亡，但卻不會傷害到周圍的健康細胞，因此，辣椒將會是防癌的熱門新星。

飲食小叮嚀

- **不要煮太熟**

辣椒中含的大量維生素 C 不耐熱，若煮太久維生素 C 會被破壞，失去營養價值。

- **消化性潰瘍者不可多食**

雖然辣椒具有許多保健功能，但是對於消化道黏膜還是具有刺激性，有胃潰瘍、十二指腸潰瘍、胃炎或痔瘡的人，盡量避免食用辣椒。

台灣藜
Djulis

台灣藜俗名紅藜，又稱「穀類紅寶石」，是台灣原住民耕作幾百年的雜糧之一，紅、黃、橘、紫等不同色彩的豔麗花穗，在翠綠的稻田間十分亮眼。台灣紅藜的顆粒大小似小米，口感軟，有淡淡的清香。早期台灣阿美族、排灣族及魯凱族等，會將紅藜種植在小米田附近，藉其鮮紅的花穗，做為天然的驅鳥利器，也常被用來當做花環、頭飾與裝飾。食品應用上，原住民多將紅藜用作釀製小米酒的酒麴原料，較少直接做為餐桌上的主角，一直到二〇〇八年，紅藜才被植物學家確認為台灣原生種植物，並正式命名為台灣藜後，高營養價值的紅藜才開始被營養學界研究，進而被一般民眾認識。

台灣藜的營養寶庫
☆營養成分（每一百克的營養成分）

一般成分	礦物質	維生素	其他	主要的植化素
熱量 (Kcal) 376.5	鈉 (mg) 23.8	維生素 A 視網醇當量 (RE)(ug) 無資料	膽固醇 (mg) 無資料	甜菜色素 (betalains)
水分 (g) 無資料	鉀 (mg) 3528	維生素 E 當量 (mg) 無資料		芸香素 (rutin)
粗蛋白 (g) 14.4	鈣 (mg) 252.3	維生素 B 群 & C		綠原酸 (chlorogenic acid)
粗脂肪 (g) 0.91	鎂 (mg) 252.3	維生素 B1(mg) 無資料		兒茶素 (catechin)
灰分 (g) 無資料	鐵 (mg) 5.56	維生素 B2(mg) 無資料		白藜蘆醇 (resveratrol)
總碳水化合物 (g) 50.3	鋅 (mg) 2.45	菸鹼素 (mg) 無資料		γ - 胺基丁酸 (γ -aminobutyric acid, GABA)
膳食纖維 (g) 14	磷 (mg) 460.7	維生素 B6(mg) 無資料		皂素 (saponin)
		維生素 B12(ug) 無資料		三萜類 (triterpenes)
		維生素 C (mg) 無資料		

選購及保存要領

　　購買前仔細觀察包裝袋內的紅藜是否充實飽滿且完整、顆粒是否大小均一，若有紅藜種子出現破損、變色、發霉等現象，或有太多破損的顆粒，表示品質較不佳。台灣氣候濕熱，若儲存不當容易變質，所以紅藜開封後盡快食用完畢，且需遠離高溫或是潮濕的環境。若短時間內未吃完，建議妥善封口後置於冰箱內儲存，才能保持其新鮮度與口感。

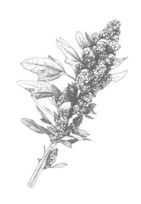

● 想要預防及紓解便祕的人

紅藜富含具有生理活性的膳食纖維，膳食纖維在腸道裡面扮演清道夫的角色，不僅可以促進糞便成形、增加腸蠕動頻率，亦能加快代謝體內廢物與有毒物質排出體外的速度。對於想要預防及紓解便祕的人來說，膳食纖維是相當重要的腸道救星。

● 想要保護肝臟的人

對於很多忙碌的上班族來說，體檢報告上異常紅字的肝功能指數 GOT（glutamate oxaloacetate transaminase）和 GPT（glutamate pyruvate transaminase）是心中很大的壓力，這時不妨使用紅藜做為全穀雜糧類的來源。有動物實驗發現，餵食紅藜萃取物會增加老鼠體內抗氧化酵素的活性、降低異常升高的肝功能指數 GOT 和 GPT，這表示紅藜萃取物可以降低自由基對肝臟細胞所造成的損傷。

● 想要健康膚色的人

許多人很享受日光浴給人帶來好心情，然而研究發現，暴露於過量紫外線之下，可能會造成自由基大量堆積於皮膚，而引發皮膚發紅、老化、曬黑或曬傷。紅藜富含具有抗氧化特性的多酚類，如芸香素和綠原酸，而其萃取物在動物實驗中，已證實具有預防紫外線 UVB 對皮膚造成的傷害。因此食用具有抗氧化特性的紅藜，既能讓你擁抱陽光又能遠離陽光的傷害。

● 想要預防大腸癌的人

高油脂、多加工肉品與膳食纖維不足的飲食型態，導致大腸癌為台灣發生率第一的癌症。日常飲食中，若攝取足夠的全穀雜糧類，將有助於促進腸道接觸到有益健康的植化素與膳食纖維。目前動物實驗顯示，紅藜可以提升老鼠肝臟與大腸的抗氧化能力，而有助於抑制大腸癌前期病變的生成。想要維護腸道健康、遠離大腸癌，千萬不要錯過高生理活性的紅藜。

飲食小叮嚀

● 腎功能不全者應少吃

紅藜含有高量的鉀與磷，是人體必需之營養素，健康人食用後可透過腎臟代謝排出多餘的量，腎臟功能不全的患者，食用前應詢問醫師或營養師。

● 紅藜與藜麥之不同

紅藜是台灣的原生作物，而藜麥則是南美洲的原生作物，兩者雖然名字相似，但是在植物分類學上卻是不同種的植物。紅藜與藜麥之間的關係比較像親戚，紅藜的營養成分與藜麥大致相似，但紅藜的膳食纖維就比進口藜麥高 2 倍，且紅藜為台灣在地作物而有較低碳足跡。

甜菜根
Beets

據聞甜菜根在古希臘時代是祭祀聖品，美麗的紫紅色來自於特有的色素甜菜素，而不是因為花青素的關係。甜菜素是天然的色素，若不小心被甜菜根的汁液染到，可以用檸檬汁洗去。甜菜素也是很優秀的抗氧化劑，因此，甜菜根越來越受到重視。建議甜菜根用來做沙拉或打果汁，因為烹煮加熱會破壞甜菜素。

甜菜根的營養寶庫
營養成分（每一百克的營養成分）

一般成分	礦物質	維生素	其他	主要的植化素
熱量 (Kcal) 34	鈉 (mg) 146	維生素 A 視網醇當量 (RE)(ug) 0.0	膽固醇 (mg) 0	甜菜素 (betaine)
水分 (g) 89.9	鉀 (mg) 294	維生素 E 當量 (mg) 0.05		beta- 蘿蔔素 (beta-carotene)
粗蛋白 (g) 1.3	鈣 (mg) 14	**維生素 B 群 & C**		植物固醇 (phytosterol)
粗脂肪 (g) 0.1	鎂 (mg) 14	維生素 B1 (mg) 0.02		水楊酸 (salicyclic acid)
灰分 (g) 0.9	鐵 (mg) 0.2	維生素 B2 (mg) 0.02		
總碳水化合物 (g) 7.8	鋅 (mg) 0.2	菸鹼素 (mg) 0.42		
膳食纖維 (g) 2.3	磷 (mg) 20	維生素 B6 (mg) 0.08		
		維生素 B12 (ug) 0		
		維生素 C (mg) 3.4		

選購及保存要領

宜選購果皮是紫紅色的，且外皮不枯萎、沒有傷痕，中小型的甜菜根最佳，因為太大的質地比較老。如果甜菜根表面有斑點或濕軟，表示開始要腐敗了，不要選購。新鮮的甜菜根不用洗，直接放入冰箱中可保存二～四週。

哪些人要多吃甜菜根？

• 想要預防癌症的人

甜菜根中的甜菜素能消除自由基，有許多研究發

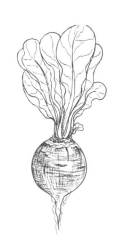

現，這種植化素對抗大腸癌特別有效。也有研究發現，如果在飲食中添加甜菜根纖維，能提高肝臟中的抗氧化酵素（glutathione peroxidase）以及解毒酵素（glutathione-S-transferase）的活性，這兩個酵素活性的增加，分別能增進體內清除自由基的能力及解毒功能，所以，甜菜根能幫助我們提升對抗癌症的能力。

• 想要保護心血管的人

在動物實驗發現，餵食甜菜根纖維的老鼠，其體內總膽固醇下降了 30％，三酸甘油酯下降 40％，而且體內好的膽固醇也顯著地增加；雖然這只是動物實驗，但研究結果已讓大家注意到，甜菜根的確是能保護心血管的好蔬菜。

• 想要減少體內發炎反應的人

提到發炎反應，不要以為只是紅腫熱痛等不適症狀，其實體內慢性的發炎反應和許多疾病的發生有關係，如心血管疾病、阿茲海默症、第 2 型糖尿病等；若能降低體內慢性發炎的情形，便能降低一些慢性病的發生。有研究發現，如果飲食中含有高量甜菜素的人，體內一些發炎指標，如同半胱胺酸、C- 反應蛋白（C-reactive protein）、腫瘤壞死因子 α（tumor necrosis factor alpha）等都有下降。甜菜根是甜菜素最佳的來源，平時可以多吃一些來降低體內的慢性發炎反應。

• 想要生出健康寶寶的人

孕婦懷孕時一定要注意補充葉酸，才能避免胎兒的神經管缺陷；通常建議孕婦一日需攝取 600 微克的葉酸，而每 100 克的甜菜根，能提供 109 微克的葉酸，因此，孕婦可藉由食用甜菜根來補充葉酸。

飲食小叮嚀

• 腎結石或膀胱結石的人應少吃

甜菜根含有草酸，某些人因為體質關係，吃太多草酸容易造成結石，因此，有腎結石或膀胱結石的人應少吃甜菜根。

• 紅色的尿液出現

有時吃太多甜菜根尿液會出現淡紅色，這是正常現象，不用太擔心。

草莓
Strawberry

草莓顏色鮮豔且富含香氣，但運送過程中容易遭到擠壓而受損，保存不易。草莓的維生素 C 含量相當高，是吃的養顏美容聖品，此外，令人驚豔的是，在新鮮的水果中，草莓的抗氧化力名列前茅，算得上是頂級的抗氧化水果。

草莓的營養寶庫
☆營養成分（每一百克的營養成分）

一般成分	礦物質	維生素	其他	主要的植化素
熱量 (Kcal) 39	鈉 (mg) 7	維生素 A 視網醇當量 (RE)(ug) 2.5	膽固醇 (mg) 0	花青素 (anthocyanin)
水分 (g) 89.0	鉀 (mg) 199	維生素 E 當量 (mg) 0.48		鞣花酸 (ellagic acid)
粗蛋白 (g) 1.0	鈣 (mg) 16	**維生素 B 群 & C**		咖啡酸 (caffeic acid)
粗脂肪 (g) 0.2	鎂 (mg) 14	維生素 B1 (mg) 0.02		對香豆酸 (p-Coumaric acid)
灰分 (g) 0.5	鐵 (mg) 0.3	維生素 B2 (mg) 0.04		阿魏酸 (ferulic acid)
總碳水化合物 (g) 9.3	鋅 (mg) 0.1	菸鹼素 (mg) 0.78		麩胱甘肽 (glutathione)
膳食纖維 (g) 1.8	磷 (mg) 23	維生素 B6 (mg) 0.06		
		維生素 B12 (ug) 0		
		維生素 C (mg) 69.2		

選購及保存要領

　　果實大而顏色鮮豔有光澤者較佳，有帶鮮綠果蒂者較新鮮。草莓保存非常不易，食用前先不要去蒂，並放在容器中避免受到擠壓，在冰箱中保存不要超過四十八小時。三～五月盛產，十二月至隔年二月是淡產期。

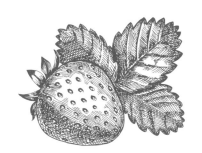

哪些人要多吃草莓？

• 想要擁有年輕腦袋的人

草莓中所含的花青素有抗氧化及抗發炎的功能，

可以保護腦部免於自由基及感染源的攻擊。再加上其他抗氧化劑如阿魏酸的協同，對腦部的保護亦功不可沒。

• 想要預防癌症的人

草莓中的鞣花酸可以誘發肝臟的解毒系統，讓致癌物快速排出體外，而且還能使癌症細胞凋零。草莓不僅能預防癌症，也可以抑制初期的癌症細胞生長，因此癌症初期的患者可多吃草莓，正在接受化療的人，也可以吃草莓來減輕不適。目前已發現鞣花酸對抗食道癌及結腸癌有良好的功效。

• 想要減輕關節炎症狀的人

草莓所含的維生素 C 高於同重量的柑橘類水果，維生素 C 不但是抗氧化劑，可減輕發炎反應，還能刺激軟骨細胞合成軟骨膠原蛋白，有關節炎的人可以多吃。

• 想要養顏美容的人

鮮紅的草莓是非常好的美容聖品，高量的維生素 C 可使皮膚白皙有彈性，而且阿魏酸更是抗老化魔術師，能抵抗陽光對肌膚的傷害。

• 想要改善貧血症狀的人

草莓高含量的維生素 C，可以幫助鐵的吸收，因此，想要改善貧血症狀的人可選擇草莓。

飲食小叮嚀

• 腎臟結石或膀胱結石者宜少吃

草莓含有豐富的草酸，易在體內形成結石，有腎臟結石或膀胱結石的人，食用草莓時應節制。

• 體質虛寒者不宜多吃

在中醫的觀念中，草莓是涼性的水果，體質虛寒的人不宜多吃。

蔓越莓
Cranberry

蔓越莓原產於北美洲寒帶，產量有限，加上有紅寶石般的漂亮顏色，又稱為北美洲紅寶石或小紅莓。蔓越莓栽培不易，在台灣是如紅寶石般高貴的進口水果。

蔓越莓的營養寶庫
營養成分（每一百克的營養成分）

一般成分	礦物質	維生素	其他	主要的植化素
熱量 (Kcal) 46	鈉 (mg) 2	維生素 A 視網醇當量 (RE)(ug) 3	膽固醇 (mg) 0	花青素 (anthocyanin)
水分 (g) 87.32	鉀 (mg) 80	維生素 E 當量 (mg) 1.32		前花青素 (proanthocyanidin)
粗蛋白 (g) 0.46	鈣 (mg) 8	**維生素 B 群 & C**		檞皮素 (quercetin)
粗脂肪 (g) 0.13	鎂 (mg) 6	維生素 B1 (mg) 0.012		山奈酚 (kaempferol)
灰分 (g) 無資料	鐵 (mg) 0.23	維生素 B2 (mg) 0.02		楊梅素 (myricetin)
總碳水化合物 (g) 11.97	鋅 (mg) 0.09	菸鹼素 (mg) 0.101		綠原酸 (chlorogenic acid)
膳食纖維 (g) 3.6	磷 (mg) 11	維生素 B6 (mg) 0.057		沒食子酸 (gallic acid)
		維生素 B12 (ug) 0		兒茶素 (catechin)
		維生素 C (mg) 14		鞣花酸 (ellagic acid)

選購及保存要領

挑選質地堅實有彈性的，顏色越深紅，有益的花青素量也越高。新鮮的蔓越莓適當保存在冰箱中可以存放數星期以上，但要先把褪色、變軟、有斑點的部分挑掉，冰凍可存放更久。國內沒生產只能進口。美國產期為五～十月。

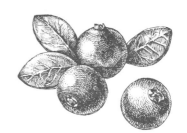

哪些人要多吃蔓越莓？

● 想要預防泌尿道感染的人

蔓越莓中所含的前花青素可以包圍住大腸桿菌，

不讓這些細菌有機會攀附在尿道上，使細菌無法在尿道停留造成感染。尿道容易發炎的人，可多喝蔓越莓汁來預防反覆感染。

- **想要遠離癌症的人**

蔓越莓中含有多種防癌植化素，如槲皮素、山奈酚、花青素、前花青素等，個個都是超級抗氧化劑，能阻止自由基引起的癌變；像綠原酸及鞣花酸就能讓體內解毒酵素活化，使致癌物加速排出體外，減少癌症發生。

- **想要預防乳癌的人**

有研究發現，蔓越莓的萃取物能抑制乳癌細胞分裂，甚至會引起乳癌細胞自動凋零，有乳癌家族史的女性可以常飲用蔓越莓汁。

- **想要預防胃潰瘍的人**

蔓越莓中的前花青素及鞣花酸都能抑制幽門桿菌生長，也能抑制胃酸分泌，保護胃部免受過多胃酸的刺激。

- **想要擁有健康心血管的人**

蔓越莓中的前花青素能增加血管的彈性，而且所含的其他類黃酮素及酚酸類都是優秀的血管清道夫。

- **想要保護攝護腺健康的人**

蔓越莓中的沒食子酸及槲皮素都能保護攝護腺的健康，也能抑制攝護腺腫瘤細胞生長。

飲食小叮嚀

- **腎臟結石或膀胱結石者少吃**

蔓越莓含有豐富的草酸，容易在體內形成結石，有腎臟結石或膀胱結石的人應少吃。

- **正在服用抗凝血劑的人不能吃蔓越莓**

蔓越莓會干擾肝臟代謝抗凝血劑，增加抗凝血劑的作用時間；蔓越莓與抗凝血劑一起食用，可能會造成內出血，因此，服用抗凝血劑的人最好不要喝蔓越莓汁。

覆盆子
Raspberry

覆盆子是一種聚合果，就是由許多小的含子果實聚合而成，目前產量供給有限，不是大眾化的水果。新鮮的覆盆子看起來豐潤飽滿，顏色討喜，給人一種入口即化的感覺。它也是頂級抗氧化水果之一，許多研究指出，覆盆子能預防多種癌症，可算是水果中的聖品。

覆盆子的營養寶庫
☆營養成分（每一百克的營養成分）

一般成分	礦物質	維生素	其他	主要的植化素
熱量 (Kcal) 52	鈉 (mg) 1	維生素 A 視網醇當量 (RE)(ug) 2	膽固醇 (mg) 0	花青素 (anthocyanin)
水分 (g) 85.75	鉀 (mg) 151	維生素 E 當量 (mg) 0.87		鞣花酸 (ellagic acid)
粗蛋白 (g) 1.2	鈣 (mg) 25	**維生素 B 群 & C**		槲皮素 (quercetin)
粗脂肪 (g) 0.65	鎂 (mg) 22	維生素 B1 (mg) 0.032		山奈酚 (kaempferol)
灰分 (g) 無資料	鐵 (mg) 0.69	維生素 B2 (mg) 0.038		咖啡酸 (caffeic acid)
總碳水化合物 (g) 11.94	鋅 (mg) 0.42	菸鹼酸 (mg) 0.598		
膳食纖維 (g) 6.5	磷 (mg) 29	維生素 B6 (mg) 0.055		
		維生素 B12 (ug) 0		
		維生素 C (mg) 26.2		

選購及保存要領

選擇果實飽滿有彈性，表面無壓傷或潰爛者為佳。由於覆盆子相當脆弱，很快就會壞掉，購買後最好盡快食用，否則要用鋪著紙巾的淺盤子裝盛，注意不要壓到，要食用時再洗即可。國內沒有生產，主要進口，主產地為歐洲及北美，七～十月為盛產期。

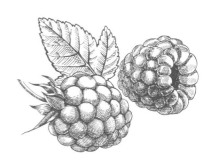

哪些人要多吃覆盆子？

• 想要遠離癌症的人

覆盆子是頂級抗氧化水果之一，含有防癌植化素

鞣花酸的量比草莓高 50%，其他的類黃酮素、酚酸類更加強了其抗氧化功能。而且它的膳食纖維非常豐富，能預防大腸癌。

• 想要防黴抗菌的人

覆盆子中的花青素具有抑制微生物生長的功能，當婦女陰道反覆感染念珠菌時，可以試著多吃一些覆盆子來抑制黴菌的生長，改善不適的症狀。

• 想要改善肌肉功能的高齡者

「肌少症」是高齡者失能的凶手，其特徵是肌肉持續流失，且伴隨肌肉功能減少而出現失能、生活品質下降，甚至是生活無法自理的現象。在動物實驗發現，餵食覆盆子可以改善大鼠行走表現不佳的現象，顯示增加覆盆子攝取可能有助於改善高齡者的肌肉功能表現，並提升生活獨立性與品質。

• 想要改善胰島素敏感度的人

肥胖、高油脂飲食容易造成胰島素抗性，使得細胞對胰島素的敏感度降低，無法有效利用葡萄糖而增加高血糖、糖尿病的風險；研究發現，攝取富含花青素的覆盆子，可以改善體重過重或肥胖男性體內胰島素敏感度異常的現象。

飲食小叮嚀

• 腎臟結石或膀胱結石者少吃

覆盆子中含有豐富的草酸，容易在體內形成結石，有腎臟結石或膀胱結石的人，食用覆盆子時應有所節制。

蘋果
Apple

蘋果原產於歐洲與中亞地區,在中國古代又稱柰或林檎,早年由於高貴,故有「水果之王」的美譽。中醫認為蘋果性涼,味甘,健脾和胃,生津潤燥。同時蘋果含有大量的果膠,這種水溶性膳食纖維可以降低總膽固醇及壞膽固醇的含量,對健康有益。不只蘋果肉,蘋果皮也是許多植化素的寶庫,難怪俗話說:睡前吃蘋果,讓醫生丟飯碗。

蘋果的營養寶庫
營養成分(每一百克的營養成分)

一般成分	礦物質	維生素	其他	主要的植化素
熱量 (Kcal) 51	鈉 (mg) 1	維生素 A 視網醇當量 (RE) (ug) 1.2	膽固醇 (mg) 0	花青素 (anthocyanin)
水分 (g) 85.6	鉀 (mg) 114	維生素 E 當量 (mg) 0.11		前花青素 (proanthocyanidin)
粗蛋白 (g) 0.2	鈣 (mg) 4	**維生素 B 群 & C**		beta-胡蘿蔔素 (beta-carotene)
粗脂肪 (g) 0.1	鎂 (mg) 3	維生素 B1 (mg) 0.02		槲皮素 (quercetin)
灰分 (g) 0.2	鐵 (mg) 0.1	維生素 B2 (mg) 0.01		楊梅素 (myricetin)
總碳水化合物 (g) 13.9	鋅 (mg) 0.4	菸鹼素 (mg) 0.05		芸香素 (rutin)
膳食纖維 (g) 1.3	磷 (mg) 10	維生素 B6 (mg) 0.04		阿魏酸 (ferulic acid)
		維生素 B12 (ug) 0		綠原酸 (chlorogenic acid)
		維生素 C (mg) 2.9		葡萄糖二酸 (d-glucaric acid)
				根皮苷 (phloridzin)

選購及保存要領

果形端正,表面光滑無斑點,以手指彈擊可以聽到清脆聲音者較佳。在室溫中保存即可,如要冷藏,放在保鮮袋中較好。九～十一月是盛產期。

哪些人要多吃蘋果?

• 想要預防乳癌及大腸癌的人

蘋果可說是一個富含植化素的防癌寶庫,有豐富的槲皮素,以及其他的類黃酮素、類胡蘿蔔素及酚酸類等,每個都是優秀的防癌物質。從預防乳癌及

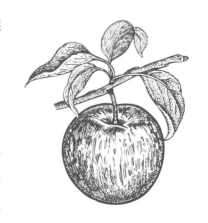

大腸癌的研究中得知，平常多吃帶皮的蘋果可以增加防癌的戰鬥力。

● 想要維護攝護腺健康的人

蘋果中所含的槲皮素及楊梅素都能保護攝護腺、抑制攝護腺腫瘤細胞的生長，不只女性要多吃，男性多吃蘋果也是好處多多。

● 想要血糖穩定的人

楊梅素、綠原酸及阿魏酸都是調整身體血糖的重要植化素，剛好蘋果含有這幾種寶藏；此外，蘋果中的果膠能夠延緩飯後血糖上升的速度，因此，血糖高的人或是第 2 型糖尿病患者，可以試著在飯後吃一些蘋果，以延緩飯後血糖波動的現象。

● 想要擁有健康心血管的人

蘋果中的阿魏酸及果膠，都能各自運用其特殊方式來降低膽固醇，而且，蘋果所含的類黃酮素及酚酸類都是超級抗氧化劑，能預防壞的膽固醇被氧化而卡在血管壁上。此外，芸香素能抑制血小板的凝集，有助於保持血管的暢通。蘋果中所含的保護血管的物質這麼豐富，怪不得備受大家推崇。

● 想要預防腎結石的人

有研究發現，如果每天喝 500 cc的蘋果汁，可以改變泌尿道的酸鹼度，降低草酸鈣形成的機會，可以預防腎結石的發生。

● 想要減低過敏症狀的人

蘋果中的槲皮素能降低身體產生過敏反應的組織胺分泌，可抑制一些如流鼻水、打噴嚏、眼睛癢等過敏症狀。所以，有過敏症狀的人可以多吃蘋果來減緩症狀。

● 想要預防停經後骨質疏鬆的人

有一種只存在蘋果中的類黃酮素根皮苷，它能有效地抑制更年期骨質流失的狀況，更有研究發現，根皮苷不但能防止骨質流失，還能增加骨質密度。建議更年期的婦女平常不妨多吃蘋果。

飲食小叮嚀

● 連皮一起吃最營養

蘋果的好東西有一半都在蘋果皮中，含皮的蘋果功效比沒皮的多 1 倍，所以吃蘋果時應把皮洗乾淨，連皮一起吃下去。有些人會擔心蘋果皮上的臘，只要食用前用手多搓幾下，就可以洗去大部分的臘。其實那些臘是食品級的，就算吃下去一些，也不需要太擔心。

● 拉肚子不可吃皮、便祕時需要吃皮

蘋果皮纖維素豐富，可刺激排便，解除便祕。拉肚子時，要削去果皮再食用，果肉中的果膠會抓住水分，改善腹瀉。

櫻桃
Cherry

《本草綱目》記載：櫻桃性熱，味甘，調中益脾氣。中醫認為櫻桃性屬大熱，熱燥性病症患者不宜多吃，以免症狀加劇。而西印度櫻桃（acerola）的維生素 C 含量超高，小小一顆就可以滿足成人一天維生素 C 的八成，因而有天然維生素 C 錠的封號。

櫻桃的營養寶庫
營養成分（每一百克的營養成分）

一般成分	礦物質	維生素	其他	主要的植化素
熱量 (Kcal) 75	鈉 (mg) 2	維生素 A 視網醇當量 (RE) (ug) 2.0	膽固醇 (mg) 0	花青素 (anthocyanin)
水分 (g) 78.8	鉀 (mg) 236	維生素 E 當量 (mg) 0.13		槲皮素 (quercetin)
粗蛋白 (g) 1.2	鈣 (mg) 15	**維生素 B 群 & C**		山奈酚 (kaempferol)
粗脂肪 (g) 0.3	鎂 (mg) 13	維生素 B1 (mg) 0.02		綠原酸 (chlorogenic acid)
灰分 (g) 0.7	鐵 (mg) 0.2	維生素 B2 (mg) 0.04		對香豆酸 (p-Coumaric acid)
總碳水化合物 (g) 19.1	鋅 (mg) 0.2	菸鹼素 (mg) 0.10		沒食子酸 (gallic acid)
膳食纖維 (g) 1.3	磷 (mg) 23	維生素 B6 (mg) 0.04		葡萄糖二酸 (d-glucaric acid)
		維生素 B12 (ug) 0		
		維生素 C (mg) 10.7		

選購及保存要領

　　購買時要挑果粒大而無壓傷腐爛，觸感扎實而有彈性，顏色鮮紅或黃紅色者為佳。最好能在買回後趁新鮮食用，如要保存，應以塑膠袋密封冷藏，勿直接受陽光照射，以免腐爛變質。國內沒有生產，主要靠進口。主產地為美國，五月為盛產期。

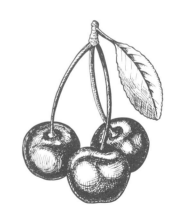

哪些人要多吃櫻桃？

• 想要遠離癌症的人

讓櫻桃具有美麗紅色的主要物質是花青素，它是

相當優秀的抗氧化劑，櫻桃中的其他植化素，不但可以減緩腫瘤細胞分裂，也能促使腫瘤細胞自我毀滅，難怪有人稱櫻桃為甜的藥。

• 想要保護心血管的人

櫻桃中所含的類黃酮素及酚酸類，能預防壞的膽固醇被自由基氧化，避免造成血管硬化。此外，櫻桃中含有高量的鉀，對於穩定血壓及心跳有相當大的幫助。

• 想要減輕關節炎症狀的人

櫻桃豐富的花青素具有抗發炎的作用，能減緩關節紅、腫、熱、痛的現象，或許可以達到舒緩關節炎疼痛的效果。

飲食小叮嚀

• 體質燥熱的人不宜多吃

櫻桃屬於溫性的水果，體質燥熱的人吃多了容易上火，甚至會有流鼻血的情形。

黑色植物食材
（包含藍色和紫色）

當你走入一片藍紫色的薰衣草花園中，坐在一個藍紫色搖椅上，仰望著藍天，喝著香甜的葡萄汁，配上一塊藍莓蛋糕，享受悠閒的下午茶。藍紫色是最能讓人放鬆心情的色彩。

看看我們的食物中，只要是黑色（含藍、紫色）的植物食材都具有超級抗氧化力，也就是說，黑色植物食材最能保護身體免於自由基的傷害，讓身體能保持最舒服、放鬆的狀態，就跟看到藍紫色的感覺一樣。

大致而言，黑色植物食材對人體有四大功效：

1. 降低某些癌症的發生率。
2. 保護泌尿道的健康。
3. 防止記憶力退化。
4. 延緩老化。

雖然黑色的植物食材種類並不多，但卻是保護身體的最佳食物！下次看到黑色植物食材時，請不要猶豫，放鬆心情好好享受一下。

茄子
Eggplant

茄子原產地在印度，約一千七百年前傳入中國，古時稱作落蘇。在中醫屬寒性食物，能清熱消腫，治療內痔出血、跌打瘀青、風熱塊疹等熱症。除了藥用外，茄子也是食用蔬菜，可以生食、涼拌、熱炒、醃漬等。

茄子的營養寶庫
營養成分（每一百克的營養成分）

一般成分	礦物質	維生素	其他	主要的植化素
熱量 (Kcal) 23	鈉 (mg) 2	維生素 A 視網醇當量 (RE) (ug) 0.5	膽固醇 (mg) 0	花青素 (anthocyanin)
水分 (g) 93.4	鉀 (mg) 225	維生素 E 當量 (mg) 0.26		前花青素 (proanthocyanidin)
粗蛋白 (g) 1.1	鈣 (mg) 14	維生素 B 群 & C		單寧酸 (tannic acid)
粗脂肪 (g) 0.1	鎂 (mg) 14	維生素 B1 (mg) 0.05		綠原酸 (chlorogenic acid)
灰分 (g) 0.5	鐵 (mg) 0.4	維生素 B2 (mg) 0.04		皂素 (saponin)
總碳水化合物 (g) 4.9	鋅 (mg) 0.6	菸鹼素 (mg) 0.71		山奈酚 (kaempferol)
膳食纖維 (g) 2.2	磷 (mg) 28	維生素 B6 (mg) 0.08		楊梅素 (myricetin)
		維生素 B12 (ug) 0		
		維生素 C (mg) 3.4		

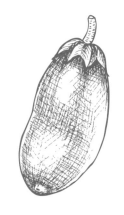

選購及保存要領

挑選表皮顏色亮麗有光澤，外形平整光滑，柔軟有彈性，無種子者為佳。尚未切開或清洗的茄子放在塑膠袋冷藏，可以保存數天，注意不要擠壓以免腐爛。若購買的茄子外頭覆有塑膠膜，應盡快去除，否則會影響表皮的通氣性而降低新鮮度。五～十二月是盛產期，其他月分為淡產期。

• 想要擁有年輕腦袋的人

茄子中的花青素具有抗氧化以及抗發炎的功能，可以保護腦部免於自由基及感染源攻擊。若想要擁有年輕的腦袋、增強記憶力的人，可以多吃紫色的茄子。

• 想要降低膽固醇的人

茄子中所含的果膠及皂素，都能在腸道中抓住食物的膽固醇，減少膽固醇被人體吸收的機會，有助於降低膽固醇。

• 想要減緩氣喘症狀的人

茄子中具有一些植化素，如皂素可以對抗氣管的收縮，減輕氣喘的症狀，氣管較敏感的人可以多吃茄子。

• 想要強健血管的人

有些人血管容易破裂，時常出現瘀血、紫斑的現象，不妨多吃一點茄子。茄子中含有的類黃酮素，尤其是前花青素能增加血管的強度與彈性，可以防止血管破裂。

飲食小叮嚀

• 烹煮時不宜油煎或油炸

由於茄子非常會吸油，不宜用油煎或油炸的方式烹調，否則會因吃太多油脂而抵銷了茄子的好處。

海帶
Seaweed

海帶是在海中生長的藻類，為褐藻門（Phaeophyta）、海帶屬（Laminaria）的植物，海帶通常泛指生物分類上為海帶屬的所有物種。海帶是世界上非常重要的經濟藻類，主要生產於中國大陸、日本、韓國等亞洲國家。海帶分成新鮮和乾燥兩種，新鮮的海帶常以打結的模樣呈現，避免相疊或黏在一起；乾燥的海帶一般通稱為「昆布」，是熬煮高湯時的必備食材。

海帶的營養寶庫
營養成分（每一百克的營養成分）

一般成分	礦物質	維生素	其他	主要的植化素
熱量 (Kcal) 20	鈉 (mg) 248	維生素 A 視網醇當量 (RE) (ug) 26.2	膽固醇 (mg) 無資料	藻褐素 (fucoxanthin)
水分 (g) 93.8	鉀 (mg) 7	維生素 E 當量 (mg) 0.13		單寧 (tannin)
粗蛋白 (g) 0.8	鈣 (mg) 87	**維生素 B 群 & C**		皂素 (saponin)
粗脂肪 (g) 0.1	鎂 (mg) 24	維生素 B1 (mg) 0.01		類黃酮素 (flavonoids)
灰分 (g) 1.0	鐵 (mg) 1.0	維生素 B2 (mg) 0.01		生物鹼 (alkaloids)
總碳水化合物 (g) 4.3	鋅 (mg) 0.1	菸鹼素 (mg) 0.13		萜類化合物 (Teripioids)
膳食纖維 (g) 2.8	磷 (mg) 14	維生素 B6 (mg) 0.50		
		維生素 B12 (ug) 0.21		
		維生素 C (mg) 0.1		

選購及保存要領

　　海帶正常的顏色應為深褐色，曬乾、脫水或加工後會呈現墨綠色或深綠色。購買海帶時，可以先觸摸或嗅聞一下，若藻體質地軟爛脆弱，且伴隨不良氣味，表示較不新鮮。新鮮海帶買回家後，可以先用清水沖洗乾淨，下滾水汆燙約 30 秒，瀝乾冷卻後放入保鮮袋內，冷藏約可保存一週，冷凍則能保存一年。

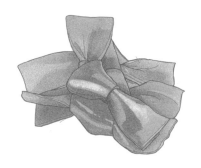

• 想要使甲狀腺功能正常的人

人體若缺碘，甲狀腺將無法正常運作，進而影響身體新陳代謝、生長與發育。海帶因為具有從海洋中吸收與濃縮碘的獨特能力，因此可以提供豐富的碘，使甲狀腺正常運作，但是有甲狀腺機能亢進等問題的病人，可能就要留意飲食中的碘攝取。

• 想要補充維生素 B12 的素食者

維生素 B12 是人體所需的一種重要營養素，主要存在於動物性食物當中，素食者較容易缺乏此種營養素。海帶含有一般陸地上蔬菜所沒有的維生素 B12，雖然目前仍不清楚這種形式的維生素 B12 在人體中是否具有效用，但仍建議素食者（特別是全素者）不妨多吃海帶。

• 想要擁有年輕腦袋的人

海帶富含的藻褐素是很好的抗氧化物質，細胞實驗證實，海帶能保護大腦神經元細胞避免受到氧化傷害，對腦部的保護扮演著非常重要的角色。

• 想要減少體內發炎反應的人

身體的慢性發炎反應和許多疾病的發生有關，研究發現，海帶中的藻褐素，可降低肥胖糖尿病大鼠發炎問題，進而改善胰島素阻抗現象。因此，海帶是第 2 型糖尿病患很好的保健蔬菜。

• 想要控制體重的人

海帶含有豐富的膳食纖維，能夠增加胃部飽滿感，減少食物攝取量而達到預防肥胖的作用；動物研究也發現，海帶中的藻褐素能有效地預防高脂飲食的小鼠增加體重。

飲食小叮嚀

• 甲狀腺機能亢進者不宜多吃

海帶中碘的含量較豐富，患有甲亢的病人需諮詢醫師及營養師，了解飲食上需要注意哪些事項。

黑木耳
Jew's Ear

近年來養生風氣盛行，有「身體清道夫」之稱的黑木耳，因含膳食纖維與多醣體等活性成分，一躍成為人氣食材。又其蛋白質、維生素和鐵的含量皆比白木耳多，對素食者而言，是補充營養的不錯選擇，更讓黑木耳人氣扶搖直上。台灣的黑木耳從菌種栽培、生長到採收，大約需一個半月至兩個月。使用太空包栽培於室內的黑木耳，不受季節影響，幾乎一年四季都可以在餐桌上看到黑木耳的蹤影。不論是涼拌、煮湯或與其他食材一起熱炒，簡單的搭配就能讓黑木輕鬆上桌又美味。

黑木耳的營養寶庫
營養成分（每一百克的營養成分）

一般成分	礦物質	維生素	其他	主要的植化素
熱量 (Kcal) 38	鈉 (mg) 12	維生素 A 視網醇當量 (RE) (ug) 0.0	膽固醇 (mg) 0	植物固醇 (phytosterol)
水分 (g) 89.9	鉀 (mg) 56	維生素 E 當量 (mg) 0.00		三萜類 (triterpenes)
粗蛋白 (g) 0.9	鈣 (mg) 27	**維生素 B 群 & C**		單寧 (tannin)
粗脂肪 (g) 0.1	鎂 (mg) 17	維生素 B1 (mg) 0.01		類黃酮素 (flavonoids)
灰分 (g) 0.3	鐵 (mg) 0.8	維生素 B2 (mg) 0.09		皂素 (saponin)
總碳水化合物 (g) 8.8	鋅 (mg) 0.3	菸鹼素 (mg) 0.31		
膳食纖維 (g) 7.4	磷 (mg) 23	維生素 B6 (mg) 0.03		
		維生素 B12 (ug) 0.13		
		維生素 C (mg) 0.0		

選購及保存要領

挑選黑木耳可以先觀察外觀，選擇形狀完整、顏色黑且光亮、肥厚形體大且無僵塊捲耳者；新鮮的黑木耳有清香味，在選擇時要避免霉味、怪味。若是選購乾木耳，以乾燥且無雜質的為主。

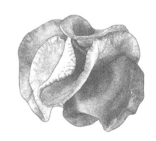

哪些人要多吃黑木耳？

• 想要控制體重的人

膳食纖維的熱量低，進入腸道後會吸收水分迅速膨脹，對於想要控制體重的人而言，吃富含膳食纖

維的黑木耳會增加飽足感，且其低熱量的特性，讓你吃得飽飽同時兼顧熱量攝取，達到體重控制的效果。

● 想要保護心血管的人

許多研究發現，來自植物的固醇類，其結構跟動物的膽固醇長得很像，所以植物固醇在腸道中會與接收器結合，降低接收器與膽固醇結合的機會，如此可以有效地降低血中膽固醇的濃度，發揮保護心血管的功能。所以日曬過富含植物固醇的黑木耳與其他菇類，都是保護心血管的好幫手。

● 想要增加運動耐力的人

運動過程中人體內會生成大量自由基，導致肌肉細胞發生過氧化損傷，而出現運動後的疲勞感。這不僅降低很多人從事運動的意願，對於長期訓練的運動員而言，更會造成對身體的傷害。研究發現，來自黑木耳的多醣體可增強運動耐力，並保護小鼠肌肉遠離運動所造成的氧化傷害。想要減少運動後的疲憊感嗎？來點黑木耳吧！

● 想要強化免疫力的人

現代人生活緊張、壓力大，睡眠不足加上三餐飲食不正常，免疫系統經常拉警報。黑木耳含高活性的多醣體，可於體內發揮強化免疫力的作用，免於細菌或病毒的侵襲，才不會總是三天生小病、五天生大病。

● 想要補足維生素 D 者

維生素 D 不僅可幫助鈣質吸收，以維持骨骼與牙齒的生長發育。近年來研究發現，維生素 D 更是強化免疫系統、維持心血管健康與對抗憂鬱症的重要營養素，缺乏維生素 D 可能導致相關風險上升。而日曬過的黑木耳不僅有著濃郁香氣，其維生素 D 含量也比未曬過的黑木耳來得高，很適合維生素 D 缺乏率高達 98% 的台灣人，做為補充維生素 D 的食物選擇。

飲食小叮嚀

● 凝血功能異常或使用相關藥物的人少吃

含有維生素 K 的黑木耳具有抗凝血功能，於體內可發揮延長血液凝固時間，以預防血栓的產生。對於凝血功能異常、使用抗凝血或促凝血藥及手術前後的患者，避免大量食用黑木耳。

● 市售黑木耳飲可能含有過多的糖

黑木耳對於人體有相當多的益處，所以近年來成為養生界的焦點明星。但部分市售的黑木耳飲為了口感添加較多的精緻糖，如此一來，反而造成身體負擔。因此，建議大家選購市售黑木耳飲時，記得閱讀食品標示，選擇含糖量較低的產品。

黑棗梅
Prune

黑棗梅其實就是乾燥的梅子，含有豐富的膳食纖維，可以促進腸道蠕動利於排便。若將所有新鮮或乾燥的蔬菜水果放在一起比較，黑棗梅的抗氧化能力也非常不錯，所以它是一種既好吃又健康的零嘴。

黑棗梅（乾燥）的營養寶庫
營養成分（每一百克的營養成分）

一般成分	礦物質	維生素	其他	主要的植化素
熱量 (Kcal) 240	鈉 (mg) 2	維生素 A 視網醇當量 (RE) (ug) 39	膽固醇 (mg) 0	花青素 (anthocyanin)
水分 (g) 30.9	鉀 (mg) 732	維生素 E 當量 (mg) 0.43		綠原酸 (chlorogenic acid)
粗蛋白 (g) 2.2	鈣 (mg) 43	**維生素 B 群 & C**		beta-胡蘿蔔素 (beta-carotene)
粗脂肪 (g) 0.4	鎂 (mg) 41	維生素 B1 (mg) 0.05		對香豆酸 (p-Coumaric acid)
灰分 (g) 2.6	鐵 (mg) 0.9	維生素 B2 (mg) 0.19		阿魏酸 (ferulic acid)
總碳水化合物 (g) 63.9	鋅 (mg) 0.4	菸鹼素 (mg) 1.88		蘋果酸 (malic acid)
膳食纖維 (g) 7.1	磷 (mg) 69	維生素 B6 (mg) 0.21		丙酸 (propionic acid)
		維生素 B12 (ug) 0		
		維生素 C (mg) 0.6		

選購及保存要領

　　最好選購裝在透明罐中，可以看見光澤，大小均勻，沒有長黴者較佳。保存在密封的容器中，置於陰涼暗處可以儲存數星期，冷藏保存可達數月。

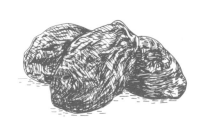

哪些人要多吃黑棗梅？

• 想要保護心血管的人

　　黑棗梅對血管的保護功效不容置疑，而且黑棗梅含鉀量相當高，對於血壓的穩定相當有幫助。

• 想要降低膽固醇的人

黑棗梅中所含的豐富水溶性膳食纖維可以抓住膽汁中的膽固醇，阻止膽固醇再被人體吸收，並增加膽固醇排出體外的量。不僅如此，黑棗梅中的丙酸還會抑制體內製造膽固醇的關鍵酵素（酵素 HMG CoA 還原酶）的活性，以降低血漿中膽固醇的濃度。

• 想要保健腸道、解除便祕症狀的人

黑棗梅有幫助排便的功能，因為它含有豐富的膳食纖維，這些膳食纖維可被腸道中的有益菌，代謝成為一些有機酸刺激腸道蠕動，可保健腸道及減輕便祕症狀。

• 想要穩定血糖的人

黑棗梅中的水溶性膳食纖維可延緩糖分被人體吸收，而它的綠原酸能幫助身體調整血糖，對於血糖較高的人或是第 2 型糖尿病患，黑棗梅可以穩定血糖。

• 想要改善貧血症狀的人

黑棗梅是濃縮乾燥的水果，所以單位的含鐵量比較高，貧血的人可以多吃以補充鐵質。

飲食小叮嚀

• 腎臟結石或膀胱結石者少吃

黑棗梅中含有豐富的草酸，容易在體內形成結石，有腎臟結石或膀胱結石的人應少吃。

紫菜

Nori

紫菜又叫紫奚，是一種海裡出產的藻類植物，原為青色及紅色，經過陽光照射曬乾之後轉變成紫色，所以稱紫菜，日本人稱之為海苔。紫菜生於淺海岩石上，體形小而扁平，只長三至五厘米，呈橢圓形，葉邊有波浪狀，顏色方面有紅紫、綠紫及黑紫等。由於富含鐵質，可幫助造血，《本草綱目》記載：紫菜性甘寒，病瘦瘤腳氣者宜食。

紫菜（乾燥）的營養寶庫
營養成分（每一百克的營養成分）

一般成分	礦物質	維生素	其他	主要的植化素
熱量 (Kcal) 268	鈉 (mg) 968	維生素 A 視網醇當量 (RE) (ug) 29.5	膽固醇 (mg) 0	beta-胡蘿蔔素 (beta-carotene)
水分 (g) 12.3	鉀 (mg) 2754	維生素 E 當量 (mg) 2.14		葉綠素 (chlorophyll)
粗蛋白 (g) 28.1	鈣 (mg) 342	**維生素 B 群 & C**		葉黃素 (lutein)
粗脂肪 (g) 0.9	鎂 (mg) 363	維生素 B1 (mg) 0.32		
灰分 (g) 10.9	鐵 (mg) 56.2	維生素 B2 (mg) 2.17		
總碳水化合物 (g) 47.9	鋅 (mg) 3.7	菸鹼素 (mg) 5.30		
膳食纖維 (g) 29.0	磷 (mg) 478	維生素 B6 (mg) 0.56		
		維生素 B12 (ug) 65.26		
		維生素 C (mg) 0.0		

選購及保存要領

購買乾紫菜要挑選呈深紫色，接近烏黑色的較新鮮。由於紫菜多已乾燥，容易吸潮，宜置入保鮮袋中冷藏。

哪些人要多吃紫菜？

• 想要改善貧血症狀的人

紫菜所含的鐵質相當豐富，在蔬菜中是數一數二的。貧血的素食者，無法從肉類中得到鐵質，紫菜則提供了非常好的鐵質來源，而且紫菜也提供了預

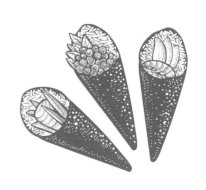

防貧血的另一種營養素維生素 12，因此可說是素食者預防貧血的極佳食物。

- **想要補充維生素 B12 的素食者**

大部分蔬菜水果都不提供維生素 B12，所以素食者很容易缺乏此種營養素。缺乏維生素 B12 會引起惡性貧血，素食者不妨多吃紫菜。

- **想要使甲狀腺功能正常的人**

若人體缺乏碘，甲狀腺將無法正常運作，導致甲狀腺腫大，俗稱大脖子。紫菜能提供豐富的碘，使甲狀腺正常運作。

- **想要擁有年輕視力的人**

紫菜所含的胡蘿蔔素相當豐富，胡蘿蔔素能在小腸細胞或是肝臟裡轉換成維生素A，維生素 A 有助於維持視力、幫助夜間的視覺以及眼睛黏膜細胞分泌淚液。因此若想要擁有銳利的視力，可在飲食中增加紫菜的攝取。

- **想要提升抗氧化能力的人**

紫菜中豐富的類黃酮素與酚酸類是身體很好的抗氧化劑，抗氧化劑是身體對抗自由基的守護神，可以讓細胞保持穩定的狀態，避免不安分的自由基不斷地在體內搞破壞。

飲食小叮嚀

- **甲狀腺機能亢進者不宜多吃**

紫菜中碘的含量較豐富，患有甲亢的病人需要諮詢醫師及營養師，了解飲食上需要注意哪些事項。

紫葡萄
Grape

葡萄是大家相當熟悉的水果，除了當水果食用外，也可以用來釀製葡萄酒，是重要的經濟作物。栽種葡萄的歷史可以追溯至遠古埃及時代，考古學家曾在擁有六千多年歷史的金字塔中，發現數種葡萄酒。除了鮮食與釀酒外，葡萄也用來加工製成果汁、果醬、葡萄乾等。由於葡萄中大部分的類黃酮素多存在於葡萄皮及葡萄籽中，因此，若要得到葡萄真正的好處，可將葡萄皮洗乾淨一起吃下去，或是喝杯純葡萄汁。

紫葡萄的營養寶庫
營養成分（每一百克的營養成分）

一般成分	礦物質	維生素	其他	主要的植化素
熱量 (Kcal) 80	鈉 (mg) 1	維生素 A 視網醇當量 (RE) (ug) 2.4	膽固醇 (mg) 0	花青素 (anthocyanin)
水分 (g) 77.3	鉀 (mg) 228	維生素 E 當量 (mg) 0.40		前花青素 (proanthocyanidin)
粗蛋白 (g) 0.4	鈣 (mg) 7	**維生素 B 群 & C**		槲皮素 (quercetin)
粗脂肪 (g) 0.0	鎂 (mg) 7	維生素 B1 (mg) 0.05		鞣花酸 (ellagic acid)
灰分 (g) 0.4	鐵 (mg) 0.8	維生素 B2 (mg) 0.03		白藜蘆醇 (resveratrol)
總碳水化合物 (g) 21.9	鋅 (mg) 0.3	菸鹼素 (mg) 0.00		沒食子酸 (gallic acid)
膳食纖維 (g) 0.7	磷 (mg) 21	維生素 B6 (mg) 0.07		對香豆酸 (p-Coumaric acid)
		維生素 B12 (ug) 0		山奈酚 (kaempferol)
		維生素 C (mg) 3.8		楊梅素 (myricetin)
				綠原酸 (chlorogenic acid)

選購及保存要領

果粒大而均勻分布，甜度高，表面有果粉，果穗柔軟呈黃綠色者較為新鮮。保存時先將有損壞的葡萄挑出，其餘放入有洞的塑膠袋於冰箱中冷藏，一星期內食用完畢。六～八月是盛產期，九月至隔年二月為淡產。

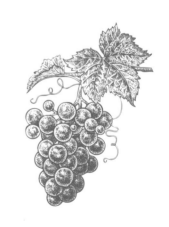

葡萄汁的迷思

購買葡萄汁時應確定買的是百分之百的葡萄汁，而不是葡萄飲料，因為葡萄飲料多半是糖分、人工

色素及香料，完全得不到葡萄中多種植化素的好處。

• 紅酒好還是白酒好？

白酒在釀造前就把葡萄汁擠壓出來，這個步驟無法得到葡萄皮及葡萄籽中的多酚類；而紅酒是整顆葡萄先醱酵再榨汁，葡萄皮上的多酚類可以被酒精萃取出來。白酒中所含的多酚類濃度只有紅酒的 1/20，以植化素的含量來看，紅酒當然比白酒優秀很多，但是最新研究認為，臺灣人普遍缺乏酒精代謝酵素，因此還是建議，直接從葡萄攝取對健康有益的成分，才是最好的方式。

哪些人要多吃紫葡萄？

• 想要維護心血管健康的人

葡萄中所含的有益植化素多得數不完，尤其是白藜蘆醇，除了具有抗氧化功能，可防止壞的膽固醇氧化卡於血管壁上，還有能抑制血小板凝集、放鬆血管肌肉的作用，對於粥狀動脈硬化、中風、高血壓的預防都很有幫助。

• 想要遠離癌症的人

目前對於葡萄中多酚類物質的防癌研究不少，除了白藜蘆醇、鞣花酸、前花青素之外，其他的類黃酮素及酚酸類也都具有很好的防癌功能。目前研究結果發現，對於肺癌、肝癌、乳癌及攝護腺癌的預防都很有幫助。

• 想要避免腦部退化的人

有研究發現，葡萄中的白藜蘆醇，可以縮小阿茲海默症患者的腦部退化範圍，可見葡萄對腦部的確有保護作用。

飲食小叮嚀

• 吃葡萄不吐葡萄皮

葡萄中大多數的好東西都在葡萄皮上，可將葡萄洗乾淨連皮一起吃下去；無法接受葡萄皮的人，可以飲用純的紅葡萄汁來獲得葡萄皮中的好處。

葡萄乾
Raisins

根據歷史記錄，大約三千年前，埃及人就懂得把葡萄放在大太陽下曬成葡萄乾。葡萄乾的價值很高，甚至一度成為地中海沿岸國家流通的貨幣。在今天，雖然葡萄乾已不再做為貨幣，但它仍然是很有營養價值的食品，特別是它的抗氧化能力，對人體的健康相當有幫助，而且它含有葡萄所沒有的菊苣纖維，有降低膽固醇的功效。

葡萄乾的營養寶庫
營養成分（每一百克的營養成分）

一般成分	礦物質	維生素	其他	主要的植化素
熱量 (Kcal) 341	鈉 (mg) 14	維生素 A 視網醇當量 (RE) (ug) 0.0	膽固醇 (mg) 0	槲皮素 (quercetin)
水分 (g) 14.5	鉀 (mg) 710	維生素 E 當量 (mg) 0		芸香素 (rutin)
粗蛋白 (g) 3.2	鈣 (mg) 55	維生素 B 群 & C		山奈酚 (kaempferol)
粗脂肪 (g) 1.5	鎂 (mg) 33	維生素 B1 (mg) 0.07		咖啡酸 (caffeic acid)
灰分 (g) 2.2	鐵 (mg) 1.5	維生素 B2 (mg) 0.04		酒石酸 (tartaric acid)
總碳水化合物 (g) 78.7	鋅 (mg) 0.5	菸鹼素 (mg) 1.18		
膳食纖維 (g) 5.9	磷 (mg) 117	維生素 B6 (mg) 0.03		
		維生素 B12 (ug) 0		
		維生素 C (mg) 0.7		

選購及保存要領

盡可能選購裝在透明容器中的葡萄乾，以便觀察品質是否良好，否則要確認包裝是否密封，好的葡萄乾不可以太過乾燥。放在密封的容器中冷藏可以維持新鮮度，適當的保存可以達數月之久。

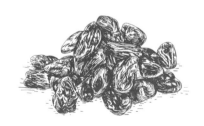

哪些人要多吃葡萄乾？

• 想要維護腸道健康的人

葡萄乾所含的菊苣纖維是新鮮葡萄所沒有的，菊苣纖維是腸道中有益菌最喜歡的食物，有益菌可以

將菊苣纖維轉成短鏈脂肪酸，促進腸道蠕動。此外，葡萄乾豐富的膳食纖維和酒石酸結合，可加速體內腸道廢物通過，以保護腸道健康減少大腸癌的發生。

● 想要改善貧血症狀的人

葡萄乾是濃縮乾燥的水果，所以單位的含鐵量較高，有貧血症狀的人可以多吃以補充鐵質。

● 想要降低心血管疾病風險的人

高血脂沒有明顯症狀，大多數人對於高血脂的警訊總是掉以輕心，然而高血脂是心血管疾病的頭號警訊；研究發現，每日攝入 56.5 克葡萄乾，可以降低受試者血中氧化型的壞的膽固醇；因此，葡萄乾可能有助於降低心血管疾病的風險。

● 想要控制體重的人

富含水溶性膳食纖維的葡萄乾，於人體實驗中發現，在營養師的飲食指導下，每日攝取 150 克葡萄乾，有助於改變影響飽足感的荷爾蒙效果，且增加壞的膽固醇受體相關基因表現，以減少壞的膽固醇滯留在血液中，顯示葡萄乾具有促進控制體重和降低心血管疾病風險的潛力。

飲食小叮嚀

● 過敏的人不宜選擇金色葡萄乾

金色葡萄乾的某些製作過程，會用二氧化硫來做為漂白及防止細菌生長之用，因此，對亞硫酸過敏的人，不要選用金色葡萄乾。

● 食用時應適量且選擇原味

葡萄乾由葡萄製成，因而可獲得葡萄所含的部分營養素與植化素，目前衛生福利部建議每日水果攝取量為 2 ～ 4 份，若全部選擇葡萄乾則約等於 40 ～ 80 克的葡萄乾；此外，市售葡萄乾為了有更佳的口感會額外添加精製糖，導致我們在不自覺的情況下攝入過多熱量，所以提醒大家吃葡萄乾時記得要把握「限量、選擇原味」的原則。

蝶豆花
Butterfly Pea Flower

蝶豆花（學名 Clitoria ternatea）是原產於熱帶和亞熱帶地區的豆科植物，由於色澤鮮豔明亮、如同展翅蝴蝶的亮藍色花瓣，因而贏得「蝶豆花」這優雅的名字，又稱藍豆。近幾年，台灣的飲品市場吹起一股夢幻漸層風潮，就是利用蝶豆花富含的花青素，在不同酸鹼環境下呈現漸層色澤，療癒的色彩變化吸睛力滿分，博得大眾喜愛。目前台灣市場蝶豆花供應貨源多仰賴進口，也有許多小農開始自行種植，在高雄、台南、屏東等地區都可見其蹤影。

蝶豆花的營養寶庫
營養成分（每一百克的營養成分）

一般成分	礦物質	維生素	其他	主要的植化素
熱量 (Kcal)	鈉 (mg)	維生素 A 視網醇當量 (RE) (ug)	膽固醇 (mg)	單寧 (tannin)
水分 (g)	鉀 (mg)	維生素 E 當量 (mg)		皂素 (saponin)
粗蛋白 (g)	鈣 (mg)	**維生素 B 群 & C**		三萜類 (triterpenes)
粗脂肪 (g)	鎂 (mg)	維生素 B1 (mg)		類黃酮素 (flavonoids)
灰分 (g)	鐵 (mg)	維生素 B2 (mg)		花青素 (anthocyanin)
總碳水化合物 (g)	鋅 (mg)	菸鹼素 (mg)		
膳食纖維 (g)	磷 (mg)	維生素 B6 (mg)		
		維生素 B12 (ug)		
		維生素 C (mg)		

• 由於蝶豆花通常都做為茶飲，鮮少直接食用，所以上表其他營養素成分沒有數值。

選購及保存要領

　　新鮮的蝶豆花瓣放在太陽底下曬乾去除水分後，可放於密封罐內保存一～二年，不過由於台灣氣候較為潮溼，建議封罐放入冰箱中保存為佳。

哪些人要多吃蝶豆花？

• 想要血糖穩定的人

　　研究發現，蝶豆花的萃取物中含有豐富的生物鹼與脂肪酸，可以強化糖尿病大鼠胰島素的作用，幫助血糖進入細胞內，以改善血糖滯留在血管中的高

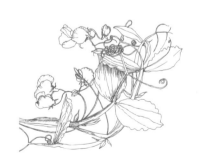

血糖現象。

• 想要預防癌症的人

蝶豆花萃取物中的類黃酮素、皂素與生物鹼，可以有效清除自由基對細胞的傷害，研究更發現，它具有毒殺乳癌、卵巢癌、子宮頸癌、肝癌細胞等效果，未來有無限潛力開發成為抗癌藥物，造福更多病患。

• 想要舒緩壓力的人

越來越多人會沖泡一壺芬香撲鼻的花草茶，來解除工作的緊張焦慮。目前有許多研究評估蝶豆花茶的紓壓效果，發現蝶豆花萃取物可以調節大腦內血清素的濃度，對於改善焦慮、憂鬱或壓力有不錯的效果。

• 想要擁有健康心血管的人

蝶豆花豐富的抗氧化物質不但促進膽固醇的代謝，也可以降低三酸甘油酯濃度，雖然目前只是動物實驗，但研究結果已讓大家注意到蝶豆花具有保護心血管健康的潛力。

飲食小叮嚀

• 孕婦或哺乳婦女食用前先與醫師討論

目前研究發現，高劑量的蝶豆花並不會影響實驗動物正常的生長，但對人體短期或長期的影響未有定論。因此建議懷孕或哺乳中的婦女，最好與醫師或營養師討論後再決定是否食用。

藍莓
Blueberry

藍莓主要產地在北美洲,研究發現藍莓的抗氧化能力超高,能有效率的清除自由基,因此也有人稱它為抗氧化發電機。藍莓區分為野生種與栽培種,栽培種多是一種叫「北方高叢藍莓」的品種;野生藍莓則屬於「矮叢藍莓」,體形通常較小,也比栽培種藍莓更貴更稀有,而且擁有更強烈的味道與更鮮明的顏色。

藍莓的營養寶庫
營養成分(每一百克的營養成分)

一般成分	礦物質	維生素	其他	主要的植化素
熱量 (Kcal) 57	鈉 (mg) 1	維生素 A 視網醇當量 (RE) (ug) 3	膽固醇 (mg) 0	花青素 (anthocyanin)
水分 (g) 84.21	鉀 (mg) 77	維生素 E 當量 (mg) 0.57		前花青素 (proanthocyanidin)
粗蛋白 (g) 0.74	鈣 (mg) 6	**維生素 B 群 & C**		綠原酸 (chlorogenic acid)
粗脂肪 (g) 0.33	鎂 (mg) 6	維生素 B1 (mg) 0.037		白藜蘆醇 (resveratrol)
灰分 (g) 無資料	鐵 (mg) 0.28	維生素 B2 (mg) 0.041		鞣花酸 (ellagic acid)
總碳水化合物 (g) 14.49	鋅 (mg) 0.16	菸鹼素 (mg) 0.418		槲皮素 (quercetin)
膳食纖維 (g) 2.4	磷 (mg) 12	維生素 B6 (mg) 0.052		阿魏酸 (ferulic acid)
		維生素 B12 (ug) 0		紫檀芪 (pterostilbene)
		維生素 C (mg) 9.7		

選購及保存要領

果實觸感堅實且顏色均勻,表面有白色果粉較佳。如果已裝在罐中,輕搖瓶身並注意其中藍莓滾動是否輕盈,如果滾動起來有黏滯感,代表不新鮮甚至長黴。成熟新鮮的藍莓應盡早食用,沒吃完的放在有蓋的容器中,冷藏可放一星期左右,已經長黴或損壞的一定要先挑掉,以免擴散到原本健康的果實。國內沒有生產,主要是進口。主產地在北美洲,五月~十月為盛產期。

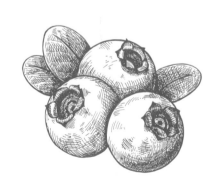

哪些人要多吃藍莓？

• 想要擁有年輕腦袋、超強記憶的人

新鮮水果中藍莓的抗氧化能力算是冠軍。藍莓含有豐富的抗氧化及抗發炎的植化素，對於腦部的保護功能非常優異。曾有科學家對年老的老鼠進行研究，發現讓牠們吃兩個月的藍莓後，記憶力及學習力都有顯著地進步；並驚訝的發現，吃藍莓的老鼠腦部會長出新的神經元，而且腦細胞的傳達力較好。雖然只是動物實驗，卻對人類腦部退化疾病的治療帶來無限的希望。因此，無論是正在學習的莘莘學子或面臨記憶力衰退的老人，藍莓都是最佳的水果。

• 想要遠離癌症的人

藍莓素有抗氧化發電機的封號，可見它清除自由基的能力很強，尤其是花青素、前花青素及鞣花酸，都是能有效抑制腫瘤細胞分裂的植化素，它們也能促使腫瘤細胞凋亡。癌症初期患者，可以多吃一點藍莓或草莓等漿果類的水果。當然，藍莓也是用來預防癌症的頂級水果。

• 想要預防大腸癌的人

藍莓所含的膳食纖維非常豐富，可以將廢物或致癌物帶走排出腸道外，而且藍莓中的植化素，可以抑制大腸腫瘤細胞的生長並使其自動死亡；有大腸癌家族史的人，不妨多吃一些藍莓。

• 想要保護心血管的人

藍莓所含的類黃酮素及酚酸類，個個都是血管的環保尖兵，能清除自由基、預防壞的膽固醇卡在血管壁。再加上前花青素能加強血管的強度與彈性，因此，想擁有健康心血管的人，藍莓是不可不吃的水果。

• 想要降低膽固醇的人

科學家發現，藍莓中含有一種稱為紫檀芪的成分，類似葡萄中的白藜蘆醇，具有降低膽固醇、預防動脈硬化的功效，而且效果不比藥物差，所以藍莓也有促進心血管健康的功效。

• 想要預防泌尿道感染的人

藍莓含有和蔓越莓相同成分的前花青素，能包圍大腸桿菌，防止其逗留於尿道，降低泌尿道感染的機會。多吃藍莓可以預防泌尿道感染。

- **腎臟結石或膀胱結石者少吃**

藍莓中含有豐富的草酸，容易在體內形成結石，有腎臟結石或膀胱結石的人應少吃。

- **冰凍的藍莓一樣有效**

藍莓的花青素很容易受熱破壞，要獲得藍莓的好處，最好生吃不要烹煮過。很多地方並沒有生產藍莓，但可以在超級市場買到進口新鮮或冷凍的藍莓，冷凍藍莓的營養素還是相當豐富。

完整認識救命的植化素

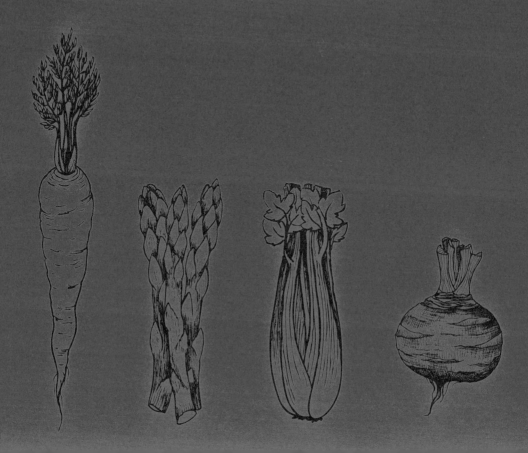

二十一世紀救命飲食新元素 ── 植化素

前一個章節我們向大家介紹了許多守護健康的優秀食材，蔬菜、水果、豆類與全穀雜糧等植物性食材，除富含維生素、礦物質及膳食纖維外，還有數千種天然營養素，稱為「植化素」。鑑於大家對植物性食材中的精華植化素不甚了解，而錯過了植化素對於健康的超強防護力，真的是相當可惜！因此早在《五色蔬果健康全書》一書中，就向讀者介紹過許多植化素，直到近年，越來越多營養專家投入植化素領域的研究，認識植化素對於人體功效的探討蔚成趨勢，因此啟發我們再次執筆將植化素的豐富內涵呈現給更多讀者，使植物性食材的優勢有更大程度的發揮。

所謂「植化素」不是一種「維生素」嗎？這是經常被問到的問題。我們從演化談起，其實當地球上尚未有任何動物出現的時候，「綠色」是植物唯一的顏色，後來因地球環境的變遷，植物不斷的演化發展出目前的美麗色彩，這些色彩不僅提供了植物繽紛顏色的外表，它更是植物在地球上為了求生存不斷演化

出來的自我防禦系統，做為植物的保命要素。就像一株植物，如果它只有維生素及礦物質的滋養，只能維持基本的生命，但是加上植化素的保護後，這株植物就會變得色彩更美麗、根莖葉變得更強壯，如同植物多了一個防護罩。舉例來說：某些植化素讓植物具有特殊的顏色及味道，可以吸引蝴蝶及蜜蜂來傳播花粉以繁殖後代；另一些植化素具有特殊的氣味，可以驅趕傷害植物的動物或昆蟲；還有一些植化素相當於植物的免疫系統，可以幫助植物抵抗細菌、病毒或真菌等；更有一些植化素擔任抗氧化劑的角色，會把太陽光照射在植物上所產生的自由基清除，讓植物展現旺盛的生命力。

植化素能讓植物美麗、健康、有活力，更棒的是，植化素作用在人體身上時，一樣會讓我們美麗、健康、有活力！雖然目前尚未對每一種植化素訂出人體最低需求量，但可以確定的是，如果我們缺乏植化素，女人會不夠美麗、男人會不夠強壯、大家會不夠健康！醫學發達至今，人們追求的不只是活著就好，還希望能看起來年輕、充滿活力，並且長壽健康。植化素在預防醫學領域中扮演

非常重要的角色。身為二十一世紀的現代人，一定要認識這個飲食新元素，我們將在這個章節中做深入一點的分析。

　　目前已發現的植化素有上千種，但我們先針對常出現在植物性食材中的五十九種加以介紹。每種顏色的植物性食材，都具有其獨特的植化素，下表是我們常常吃的幾種植化素，雖然，剛開始接觸它們時，你會覺得很陌生，但是，當你仔細閱讀後會發現，原來你常常與它們擦身而過，卻不知道它們是那麼的好！

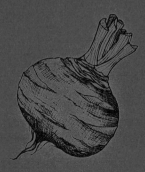

●各色植物性食材的植化素分類表

	類黃酮素 Flavonoids	類胡蘿蔔素 Carotenoids	酚酸類 Phenolic acids
綠色植物食材	芹菜素 Apigenin 兒茶素 Catechin 查耳酮 Chalcones 山奈酚 Kaempferol 木犀草素 Luteolin 楊梅素 Myricetin 槲皮素 Quercetin 芸香素 Rutin	蝦紅素 Astaxanthin Beta-胡蘿蔔素 Beta-carotene 葉黃素 Lutein 玉米黃素 Zeaxanthin	綠原酸 Chlorogenic acid 阿魏酸 Ferulic acid 沒食子酸 Gallic acid 對香豆酸 p-Coumaric acid
黃色植物食材 （包含橘色）	查耳酮 Chalcones 橙皮素 Hesperetin 山奈酚 Kaempferol 芒果苷 Mangiferin 楊梅素 Myricetin 柚皮素 Naringenin 槲皮素 Quercetin 芸香素 Rutin	Beta-胡蘿蔔素 Beta-carotene Beta-隱黃素 Beta-cryptoxanthin 褐藻素 Fucoxanthin 番茄紅素 Lycopene 玉米黃素 Zeaxanthin	綠原酸 Chlorogenic acid 阿魏酸 Ferulic acid 沒食子酸 Gallic acid 對香豆酸 p-Coumaric acid
白色植物食材	查耳酮 Chalcones 山奈酚 Kaempferol 楊梅素 Myricetin 槲皮素 Quercetin		綠原酸 Chlorogenic acid 阿魏酸 Ferulic acid 對香豆酸 p-Coumaric acid 香草酸 Vanillic acid
紅色植物食材	花青素 Anthocyanin 芹菜素 Apigenin 兒茶素 Catechin 查耳酮 Chalcones 橙皮素 Hesperetin 山奈酚 Kaempferol 木犀草素 Luteolin 楊梅素 Myricetin 柚皮素 Naringenin 前花青素 Proanthocyanidin 槲皮素 Quercetin 芸香素 Rutin	Beta-胡蘿蔔素 Beta-carotene 辣椒紅素 Capsanthin 番茄紅素 Lycopene	綠原酸 Chlorogenic acid 鞣花酸 Ellagic acid 阿魏酸 Ferulic acid 沒食子酸 Gallic acid 對香豆酸 p-Coumaric acid
黑色植物食材 （包含紫色 和藍色）	花青素 Anthocyanin 山奈酚 Kaempferol 楊梅素 Myricetin 前花青素 Proanthocyanidin 槲皮素 Quercetin		綠原酸 Chlorogenic acid 鞣花酸 Ellagic acid 阿魏酸 Ferulic acid 沒食子酸 Gallic acid 對香豆酸 p-Coumaric acid

有機硫化物 Organosulfur compounds	植物性雌激素 Phytoestrogen	其他 Other	
蒜素 Allicin 蘿蔔硫苷 Glucoraphanin 麩胱甘肽 Glutathione 吲哚 Indoles 異硫氰酸鹽 Isothiocyanate 黑芥子苷 Sinigrin 蘿蔔硫素 Sulforaphane 硫代亞硫酸鹽類 Thiosulfinate	香豆雌酚 Coumestrol 木酚素 Lignan	Beta-穀固醇 Beta-sitosterol 苦瓜苷 Charantin 葉綠素 Chlorophyll 葡萄糖二酸 D-glucaric acid 檸檬烯 d-Limonene 鐮葉芹醇 Falcarinol 鐮葉芹二醇 Falcarindiol	20- 羥基蛻皮激素 20-Hydroxyecdysone 羥基酪醇 Hydroxytyrosol 檸檬苦素類 Limonoids 多胜肽-P Polypeptide-P 苯酞類 Phthalides 皂素 Saponin 三萜類 Triterpenes
麩胱甘肽 Glutathione	香豆雌酚 Coumestrol 木酚素 Lignan 大豆異黃酮素 Soy isoflavone	Beta-穀固醇 Beta-sitosterol 薑黃素 Curcumin 葡萄糖二酸 D-glucaric acid 檸檬烯 d-Limonene 鐮葉芹醇 Falcarinol 鐮葉芹二醇 Falcarindiol 檸檬苦素類 Limonoids 白藜蘆醇 Resveratrol 皂素 Saponin	
大蒜烯 Ajoene 蒜素 Allicin 烯丙基丙基二硫醚 Allyl Propyl Disulfide, APDS 蘿蔔硫苷 Glucoraphanin 麩胱甘肽 Glutathione 吲哚 Indoles 異硫氰酸鹽 Isothiocyanate 蘿蔔硫素 Sulforaphane 硫代亞硫酸鹽類 Thiosulfinate	木酚素 Lignan	苦瓜苷 Charantin 薯蕷皂苷元 Diosgenin GPCS 20- 羥基蛻皮激素 20-Hydroxyecdysone 三萜類 Triterpenes	
麩胱甘肽 Glutathione	木酚素 Lignan	甜菜色素 Betalains 葡萄糖二酸 D-glucaric acid 白藜蘆醇 Resveratrol 三萜類 Triterpenes	
麩胱甘肽 Glutathione	木酚素 Lignan	20- 羥基蛻皮激素 20-Hydroxyecdysone 紫檀芪 Pterostilbene 白藜蘆醇 Resveratrol	

類 黃 酮 素

類黃酮素有另外一個大家較熟悉的名稱「生物類黃酮素」，它們都是植物的二級代謝產物，擁有相同的 phenylbenzopyrone（苯基苯丙吡喃酮）構造，在植物中扮演的角色很多，它們是彩繪大師，能讓植物顯現出不同的美麗色彩，如黃色、紅色、紫色；它們也是植物健康的守護者，能使植物免於昆蟲及微生物的侵害。

近來科學家發現，這一群存在於蔬果中的類黃酮素，不但對於植物有特殊的貢獻，對人體的貢獻更是令人振奮；類黃酮素具有抗過敏、抗發炎、抗菌、防癌等功能，而且類黃酮素也是很好的抗氧化劑，它們是一群不可忽視的植化素；雖然天然界的類黃酮素約有四千多種，但我們只介紹幾種植物性食材中常見的類黃酮素。

花青素
Anthocyanin

來源	花青素含量 (mg/100g)
黑覆盆莓[1]	1812
黑莓[1]	1673
藍莓[2]	199

　　一些植物的花、草、葉子具有夢幻的紫色、藍色、紅色，其實是花青素的功勞。近年來有許多研究發現，花青素除了豐富我們眼睛所看到的世界，使植物除了綠色的基本色外，多了一些亮麗色彩；更重要的是，研究發現它在人體中有相當多的生理活性。

主要來源

　　紅色和黑色的蔬食中，含有花青素的，如藍莓、黑莓、黑覆盆莓、櫻桃、草莓、葡萄、紫色高麗菜、茄子、紅石榴等。

花青素小檔案

• 增強抗氧化作用

　　當自由基這個危險分子在體內橫衝直撞破壞細胞構造時，如果有過多的鐵離子存在，自由基的破壞行徑將更加囂張，花青素可以抓住這些過多的鐵離子，減緩自由基的瘋狂行為。而且有花青素存在時，還可以減少維生素 E 或維生素 C 等其他抗氧化劑的消耗，因此，花青素也是保護細胞完整、年輕的重要物質。

• 具抗發炎作用

　　當我們的身體受傷或遭到感染時，會有一些發炎反應，其症狀包括紅、腫、熱、痛，會引起身體不舒服的感覺。然而身體為何知道要進行發炎反應呢？主要是身體會先合成一種稱為前列腺素的物質，通知身體的免疫系統要進行發炎反應，而花青素會抑制前列腺素的合成，減緩發炎反應。換句話說，花青素能夠減緩紅、腫、熱、痛的現象，像解痛藥一樣讓身體舒服一點。

• 給我們年輕的腦袋

美國農業部做過一項動物實驗，給年紀稍大的老鼠吃大量富含花青素的藍莓，發現這群老老鼠協調及平衡感有相當大的改善，短期記憶力也變得很好。相反的，吃花青素含量低的蔬果時，這些老鼠的腦部功能並沒有獲得任何改善。

藍莓之所以能如此護腦，應該歸功於花青素的抗氧化及抗發炎的功能，因為花青素可以對抗自由基及感染源攻擊腦部，讓腦部保持年輕的狀態。

• 有預防糖尿病的潛力

花青素除了具有優秀的抗氧化及抗發炎的作用外，近來亦發現花青素可以協助血糖調控。胰島素就像一把鑰匙一樣，能開啟細胞的大門，讓血中的葡萄糖可以進入細胞中，使細胞能有足夠能量而正常運作，且可以降低血糖；而胰島素抗性可以想像成細胞的門鎖壞了，所以葡萄糖無法順利進入細胞中，導致血糖異常升高，而增加糖尿病風險。學者在許多動物實驗中發現，花青素有助於改善動物體內胰島素抗性的現象；此外，也有學者發現，餵食具有糖尿病的老鼠富含花青素的果汁，連續六週後，不僅降低老鼠的血糖，三酸甘油酯也降低 35%，顯示花青素對於糖尿病的預防是可以期待的。

預防糖尿病患者視力衰退也是目前研究的重點。有糖尿病家族史的人，平時可以多吃一些富含花青素的蔬果如藍莓、黑莓等，對於糖尿病的預防是可以期待的。

食材含量參考文獻：

1. Bowen-Forbes et al., 2010. Anthocyanin content, antioxidant, anti-inflammatory and anticancer properties of blackberry and raspberry fruits. Journal of food composition and analysis. 23: 554-560.
2. Stevenson & Scalzo, 2012. Anthocyanin composition and content of blueberries from around the world. Journal of Berry Research. 2: 179-189.

芹菜素
Apigenin

來源	芹菜素含量 (mg/100g)
芹菜 [1]	32.9-37.5
甜椒 [2]	27.2
金桔 [3]	21.87
大蒜 [2]	21.7
大白菜 [2]	18.7

相信提起芹菜，應該無人不曉吧！從炒海鮮、炒牛肉到客家小炒，都可以看見芹菜的身影，可以說是大家再熟悉不過的蔬菜了，但是你聽過「芹菜素」嗎？芹菜素其實是一種存在於芹菜中的植化素，就讓我們一起來了解芹菜素吧！

主要來源

芹菜素主要存在於綠色及紅色的蔬菜中。芹菜、西洋芹菜、甜椒、金桔、大蒜、葉萵苣、九層塔、大白菜、小白菜等，都含有豐富的芹菜素。

芹菜素小檔案

• 優秀的抗腫瘤特性

芹菜素能抑制腫瘤細胞的細胞週期，使其停頓，所以可中斷腫瘤細胞複製的過程。若有致癌物進入體內，必須經由身體一些酵素活化後，才會真正有致癌的本領，芹菜素能夠抑制這些助紂為虐的酵素，讓致癌物乖乖的不敢作怪。

• 抑制血小板凝集

芹菜素能夠抑制血小板凝集，所以可讓血液較不濃稠，能保持血管的暢通，在中醫的觀念裡就是有活血的功能。若本身凝血功能有問題的人，像血友病患者或正在服用抗凝血劑的人，不要吃太多含芹菜素的蔬菜。

• 抗發炎的功效

芹菜素能夠抑制誘發發炎反應的物質產生，如一氧化氮及前列腺素。若身體出現一些發炎反應，中醫的觀念就是火氣大的現象，可以多吃一些含芹菜素的蔬菜來降降火氣。

• 良好抗氧化劑

芹菜素就像大部分的類黃酮素一樣，是很好的抗氧化劑，抗氧化劑能抓住到處搞破壞的自由基，讓細胞保持年輕的狀態。多吃點含芹菜素的蔬菜，可以讓身體年輕一下。

食材含量參考文獻：

1. Cao et al., 2010. Content of selected flavonoids in 100 edible vegetables and fruits. Food science and technology research. 16: 395-402.

2. Miean & Mohamed, 2001. Flavonoid (myricetin, quercetin, kaempferol, luteolin, and apigenin) content of edible tropical plants. Journal of agricultural and food chemistry. 49: 3106-3112.

3. Bhagwat et al., 2014. USDA database for the flavonoid content of selected foods, Release 3.1. US Department of Agriculture, USA.

· ·

兒茶素
Catechin

來源	兒茶素含量 (mg/100g)
綠茶葉 [1]	16.66
90% 黑巧克力 [2]	15.1
85% 黑巧克力 [2]	11.9-13

當你嘴饞想喝飲料時，會選擇哪種飲品？許多營養師會推薦民眾選用無糖綠茶，來取代手搖杯或含糖飲料，其實選無糖綠茶做為飲品，除了可以減少精製糖的攝取外，更可以獲得植化素——兒茶素，促進人體健康呢！

主要來源

兒茶素也是類黃酮素家族的一員，是茶葉中的主要多酚類，兒茶素的主要成分有四種，分別為 EGC（epigallocatechin）、EC（epicatechin）、EGCG（epigallocatechin gallate）和 ECG（epicatechin gallate），茶葉中以 EGCG 的含量最多。而紅色蔬果中的蔓越莓、蘋果、柿子也含有兒茶素；黑巧克力也是兒茶素的來源之一。

兒茶素小檔案

• 超級抗氧化高手

EGC、EC、EGCG 和 ECG 四者均是兒茶素，其中以 EGCG 的抗氧化能力最強，相當於維生素 C 及維生素 E 的 25 ～ 100 倍。以 1 杯綠茶為例，它的抗氧化能力高於 1 份花椰菜、1 份菠菜或 1 份草莓。但也不是每種茶的抗氧化能力都這麼好，綠茶的抗氧化能力高於紅茶 6 倍。所以喝綠茶是獲得兒茶素的好方法。

• 抑菌抗病毒

當我們遭到細菌或病毒感染時，細菌或病毒會想辦法附著在正常細胞上，進一步分泌一些毒素，使我們的健康細胞生病。兒茶素能夠阻止細菌或病毒附著在健康細胞上，而且還能破壞細菌分泌的毒性蛋白質，因而能抵抗細菌及病毒，保護我們的細胞。

• 降低血糖

經研究證實，兒茶素可抑制腸道內澱粉分解酵素的活性，降低腸道吸收葡萄糖的速度，因此能減緩飯後血糖上升的程度。此外，也有研究指出，綠茶和兒茶素可強化胰島素的作用，幫助血糖進入細胞中被利用，不會一直滯留在血管中形成高血糖，因此，兒茶素對血糖的調控有幫助。

• 降低血脂質及膽固醇

不論是人體研究或是動物實驗都發現，兒茶素的確能降低血中的三酸甘油酯及總體膽固醇含量。也有人體研究發現，若連續喝四週的綠茶，不但可以降低血脂肪濃度，還能增加好膽固醇的濃度。平時喝喝綠茶，吃一些含兒茶素的水果，是預防心血管疾病的好方法。

食材含量參考文獻：

1. Saklar et al., 2015. Effects of different brewing conditions on catechin content and sensory acceptance in Turkish green tea infusions. Journal of food science and technology. 52: 6639-6646.
2. Gottumukkala et al., 2014. Determination of catechin and epicatechin content in chocolates by high-performance liquid chromatography. Int Sch Res Notices. 2014: 628196.

查耳酮
Chalcones

　　查耳酮是一種廣泛地存在於各種蔬果中的植化素，取得來源相當容易，而且對身體的好處也很多，從降低體脂肪、抑制病毒細菌，到抗氧化、抗癌症，查耳酮都能發揮相當效果。

主要來源

　　富含查耳酮的食物包括柑橘類的水果、蘋果、番茄、青蔥、豆芽菜與馬鈴薯等，甚至在傳統草藥如甘草中，也可以找到它的存在，不過由於分析技術的限制，目前鮮少有明確的數據說明食物當中查耳酮的含量。

查耳酮小檔案

• 對抗癌症細胞

　　許多研究發現，查耳酮對於癌症的不同進展階段都有顯著的抑制效果。正常來說，身體的細胞會有秩序地分裂和繁殖，但是當這個秩序被破壞時，不正常的細胞將不斷地繁殖，甚至侵犯周圍組織。因此，查耳酮如同警察般，可以排除或阻止身體失序的細胞週期，甚至可以誘發癌症細胞死亡，藉以擊退癌症對於我們健康的傷害。

• 良好的抗氧化劑

　　查耳酮具有非常優秀的抗氧化能力，可以保護我們減少因過多自由基所引起的傷害；同時也可以抑制體內一氧化氮與前列腺素這些誘使發炎反應的物質產生，進而降低老化、糖尿病、粥狀動脈硬化等各種慢性疾病的發生機會。

• 抵抗細菌與病毒

　　許多研究都發現，查耳酮可以廣泛地抑制微生物的生長，像是對細菌、黴菌、病毒

及寄生蟲等，都有不錯的抑制生長效果。因此，稱查耳酮是天然的抗生素也不為過。

- **消除過多的體脂肪**

當身體攝取過多熱量與營養素時，會導致過多的脂肪堆積在體內，儲存於人體皮膚下方的脂肪，稱作皮下脂肪；堆積在腹腔內並包裹著內臟者，則稱為內臟脂肪。一項臨床研究發現，肥胖者若每日補充 200 毫克查耳酮，八週後體脂肪、內臟脂肪與皮下脂肪量都有顯著地改善。查耳酮極可能成為「腹」仇者們的明日救星！

. . . .

橙皮素
Hesperetin

來源	橙皮素含量 (mg/100g)
萊姆[1]	43
去皮檸檬[1]	27.9
柳橙[1]	27.25
檸檬汁[1]	14.47
萊姆汁[1]	8.97
柚子[1]	8.4-28.73
橘子[1]	7.94
葡萄柚[1]	1.5
柳橙汁[2]	1-39

柑橘類的水果除了提供豐富的維生素 C 之外，還存有橙皮素，這種植化素屬於類黃酮素家族的一員，其可以幫助減少氧化造成的傷害、調整血脂、對抗病毒，並發揮保護心血管及心臟的效果。

主要來源

橙皮素主要存在黃色和紅色的水果中，屬於類黃酮素的一種植化素。橘子、柳丁、檸檬、葡萄柚等，柑橘類的果皮、果肉、果汁中都含有豐富的橙皮素。

橙皮素小檔案

- **抗氧化高手**

身體內有一種活性強且不安分的過氧化物質過氧亞硝基陰離子（peroxynitrite），

它會在體內橫衝直撞，破壞細胞膜、細胞遺傳物質 DNA，氧化血管中壞的膽固醇，使其容易卡在血管內，因為這個壞傢伙讓我們身體可能會有中風、心臟病、血管硬化等疾病發生；偏偏我們體內對過氧亞硝基陰離子沒有很好的清除系統，還好發現橙皮素能有效地清除這個不良分子。

• 降低血膽固醇

橙皮素能夠降低肝臟製造膽固醇酯，膽固醇酯減少了就會使壞的膽固醇量降低，一旦血液中壞的膽固醇量降低後，身體較不會罹患心血管疾病。

• 對抗病毒

橙皮素可以減緩好幾種病毒複製的機會，感冒時可以多攝食一些含有橙皮素的水果，會使感冒症狀減輕。

• 保護腦血管及心臟

流行病學研究發現，多攝食含有橙皮素水果的人，罹患腦血管及心臟疾病的比率較少，所以，多吃一點柑橘類的水果，對心臟血管具有保護作用。

• 減緩乳癌細胞生長

身體中有一種稱為芳香酶（aromatase）的酵素，可以合成雌激素，過多的雌激素會促進乳癌細胞的生長；橙皮素能抑制芳香酶的活性，減少雌激素的合成，因此，有乳癌家族史的人或是乳癌患者，可以多攝食一些含橙皮素的水果，以保健身體。

食材含量參考文獻：

1. Bhagwat et al., 2014. USDA database for the flavonoid content of selected foods, Release 3.1. US Department of Agriculture, USA.
2. Haytowitz et al., 2013. Sources of variability in the flavonoid content of foods. Procedia Food Science. 2: 46-51.

山奈酚
Kaempferol

來源[1]	山奈酚含量 (mg/100g)
芥菜	48.2
香椿	41.7
帶皮的薑	31.5
韭蔥	11.7
青蔥	11.6
加拉蘋果 (Gala)	11.3
紅富士蘋果	10.8

山奈酚存在於綠、黃、白、紅、黑五個顏色的蔬果中，屬於類黃酮素家族，具有降低氧化壓力與調節血脂效果，最重要的是，它具有相當高的抗癌潛力。

主要來源

富含山奈酚的蔬果包含芥菜、香椿、青蔥、韭蔥、蘋果、葡萄、洋蔥、甘薯葉、花椰菜及柑橘類水果等。除了上述的蔬果外，紅酒、紅茶、綠茶及銀杏也是山奈酚很好的來源。

山奈酚小檔案

• 細胞的保養品

山奈酚也是抗氧化劑中的佼佼者，它在細胞中可以緊緊抓住愛搞破壞的自由基，讓細胞中的 DNA、細胞膜、蛋白質保持完整，由於山奈酚可以讓細胞保持年輕的狀態，所以可算是細胞的保養品喔！細胞一旦年輕，我們自然就比較不會生病！

• 預防粥狀動脈硬化

我們的血管就像水管一樣，平常都能暢通的流動，然而，當壞的膽固醇受到氧化時，會變成一種容易黏在血管壁上的物質，日積月累後血管就變得沒有彈性，就是所謂的粥狀動脈硬化。山奈酚是一個很好的抗氧化劑，能阻止壞的膽固醇氧化，讓壞的膽固醇沒機會變得黏黏的卡在血管壁上。

• 降低卵巢癌的發生率

研究人員蓋茲分析六萬六千三百八十四位參與「護士健康研究」計畫的女性，一九八四年，研究開始時沒有人罹患卵巢癌，到了二〇〇二年，卻有三百四十四位

罹患卵巢癌；蓋茲分析這些受試者的飲食，發現飲食中含有越多山奈酚的人，罹患卵巢癌的機率越低，而其他的類黃酮素降低卵巢癌發生率的關係並不顯著。所以，山奈酚是預防卵巢癌的寶物，平常不妨多吃一些含山奈酚的蔬果，多喝些茶！

- ### ● 山奈酚及槲皮素是防癌好夥伴

山奈酚及槲皮素兩者都是超級抗氧化劑，但如果單打獨鬥，絕對比不上聯手打擊癌症細胞。因此，多吃一點同時含有山奈酚及槲皮素的蔬果，如蘋果、洋蔥、綠色花椰菜等，或是喝一些茶，都是防癌保健的好方法。

食材含量參考文獻：

1. Cao et al., 2010. Content of selected flavonoids in 100 edible vegetables and fruits. Food science and technology research. 16: 395-402.

· ·

木犀草素
Luteolin

來源[1]	木犀草素含量 (mg/100g)
小紅蘿蔔葉 (radish leaf, red root, small)	17.9
五爪蘋果 (red delicious)	14.9
加拉蘋果 (Gala)	13.5
蒜苗 (garlic stalk)	10.6
紅葉萵苣	5.7

相信木犀草素對大部分的人而言非常陌生，但是，目前科學家對木犀草素的研究有許多令人興奮的結果，雖然目前這些研究結果尚未應用於人體身上，不過，我們還是可以多吃一些含有木犀草素的蔬果，來獲得木犀草素帶給我們的潛在好處。

主要來源

木犀草素主要存在綠色和紅色的蔬果中，像我們常吃的小紅蘿蔔葉、五爪蘋果、蒜苗、芹菜、西洋芹菜、紅葉萵苣、高麗菜、白色花椰菜、菠菜、九層塔、辣椒、甜椒、蘋果等，都含有高量的木犀草素。

• 對抗癌症細胞

有研究發現，木犀草素對於一些不正常細胞的生長、擴散及侵入性，都具有極佳的抑制作用，所以，木犀草素被視為未來抗癌藥物的明日之星。

• 降低過敏反應

組織胺是引發體內過敏反應的重要物質，木犀草素可以抑制組織胺的分泌而降低過敏反應。因此，常常會皮膚這裡癢、那裡癢的人，或是噴嚏經常打不停的人，可以多吃一些含木犀草素的蔬果來緩和症狀。

• 減緩氣喘發作

古代中醫會運用含有木犀草素的麻花，做為藥材來醫治氣喘，目前科學家發現，木犀草素能減緩動物支氣管的敏感度及放鬆氣管，降低氣喘的發作機會。古代老祖先的智慧被現代的科學證實，因此，有氣喘的人可以多吃一些含木犀草素的蔬果。

食材含量參考文獻：

1. Cao et al., 2010. Content of selected flavonoids in 100 edible vegetables and fruits. Food science and technology research. 16: 395-402.

芒果苷
Mangiferin

來源	芒果苷含量 (mg/100g)
芒果樹葉（嫩）[1]	5.812
芒果樹葉（老）[1]	3.69
芒果樹皮 [1]	1.833
南非蜜樹茶 [2]	0.7
芒果果皮 [1]	0.494
芒果果肉 [3]	0.09-0.25

炎熱的夏天，來碗芒果冰是最消暑的方法！黃澄澄且酸甜多汁的芒果，不僅滿足大家的口腹之慾，還含有豐富的「芒果苷」，對人體健康有許多正面功效，甚至曾

在傳統醫學中做為藥物使用。大家要看仔細，這裡的芒果苷並非我們常吃的「芒果乾」，而是存在於整株芒果樹裡的植化素。

主要來源

芒果苷存在於芒果全株（包含樹皮、葉子、種子、果肉、果皮）、南非蜜樹茶（Honeybush）及木棉樹的樹葉中；國外已有臨床研究使用芒果苷補充劑做為實驗介入物。

芒果苷小檔案

● 具有抗癌的潛力

研究發現，長期發炎會引起細胞異常增生與凋亡、免疫系統異常，而增加癌症風險。所幸，飲食中的植化素具抗發炎的功效，而有預防癌症的效果。屬於植化素家族的芒果苷，在細胞實驗中就被證實，可以降低發炎與氧化壓力、調控細胞週期、抑制癌細胞轉移與增生、促進癌細胞凋亡而降低癌細胞的活性；動物實驗中則發現，芒果苷能調控免疫系統，改善化學致癌物對免疫系統造成的傷害。

● 預防高血糖造成的腎損傷

血糖控制不佳的糖尿病患，容易發生腎臟功能流失的併發症。雖然目前尚未有芒果苷對於糖尿病及其相關併發症的人體研究，但動物實驗顯示，芒果苷具有穩定血糖、調節血脂及減少糖尿病引發腎損傷的效果。不過，目前芒果苷的控糖研究，多是採用萃取物，大家不要想藉由吃很多芒果來控制血糖，那是不切實際的想法。

● 提升體內抗氧化力

現代人飲食不正常、生活壓力大，容易促進體內生成大量自由基而增加氧化壓力，氧化壓力會破壞細胞的功能，進而影響體內器官運作而發生損傷。許多研究證實，芒果苷具有清除自由基的效果，在化學物誘發肝損傷的動物實驗中，學者更發現芒果苷可以發揮抗氧化作用，減少自由基所造成的肝損傷。

● 預防心血管疾病的潛力

高血脂症是現代社會的文明病，飲食生活不當是它提早報到的原因之一。偏偏高

血脂症通常無明顯症狀，導致民眾容易輕忽其嚴重性，然而，血脂控制不良可能引起致命的心血管疾病。動物研究顯示，芒果苷具有改善高油脂飲食所誘發的高血脂症，更有學者進一步發現，體重過重的高血脂病人食用芒果苷補充劑，可以降低血中三酸甘油酯、提高好的膽固醇，而有降低心血管疾病風險的效果。

食材含量參考文獻：

1. Gold-Smith et al., 2016. Mangiferin and Cancer: Mechanisms of Action. Nutrients. 8: 396.

2. Jyotshna et al., 2016. Mangiferin: A review of sources and interventions for biological activities. Biofactors. 42: 504-514.

3. Morales et al., 2017. Mangiferin content, carotenoids, tannins and oxygen radical absorbance capacity (ORAC) values of six mango (Mangifera indica) cultivars from the Colombian Caribbean. Journal of medicinal plant research. 11: 144-152.

楊梅素
Myricetin

來源 [1]	楊梅素含量 (mg/100g)
蔓越莓	6.63
楊梅 (bayberries)	3.65
地瓜葉	2.93
藍莓	1.76-2.9
山桑子 (bilberry)	1.09

　　楊梅素存在於綠、黃、白、紅、黑五個顏色的蔬果中，雖然我們對於楊梅素不太熟悉，但楊梅素的歷史可以追溯到十八世紀晚期，是從毛楊梅樹（*Myrica nagi Thunb*）的樹皮中分離出來的。

主要來源

　　含有豐富楊梅素的蔬果包括：莓類、地瓜葉、葡萄、芹菜、菠菜、小白菜、萵苣、大蒜、甘薯葉、芭樂等。

楊梅素小檔案

● 趕走壞的膽固醇

科學家研究發現，楊梅素能減少單核白血球吞食血管中壞的膽固醇的機會，換句話說，楊梅素能避免過多壞的膽固醇卡在血管壁上，造成血管硬化等後遺症。

● 降低攝護腺癌的發生

有一項芬蘭的實驗，調查一萬零五十四人的飲食，發現男性飲食中含有高量楊梅素者，其發生攝護腺癌的危險顯著地降低；因此，男性可以多攝食一些含楊梅素的蔬菜水果，以降低攝護腺癌的發生率。

● 抗氧化功能優於傳統的抗氧化劑

大家對於維生素 E、維生素 C、beta-胡蘿蔔素等等傳統抗氧化劑的功能比較熟悉，知道利用這些抗氧化劑來制伏愛搞破壞的自由基；其實，許多屬於類黃酮素的植化素，如楊梅素，其制伏自由基的能力更好。有一項研究亦發現，楊梅素優秀的抗氧化功能，可以保護心血管，降低心血管疾病的發生率。

● 降血糖的功能

目前已有一些動物研究發現，楊梅素能夠讓血管中的血糖多一些出路，因為血糖如果只能留在血管中無處可去，會造成血糖過高或糖尿病。而楊梅素可以讓血糖跑去肝臟細胞中合成肝醣，或是跑去脂肪細胞中合成脂肪，做為未來身體運作的能量來源，不讓血糖滯留在血管中。因此，楊梅素有降血糖的功能。由於芭樂含有豐富的楊梅素，這就是為什麼營養師常常建議糖尿病患者，以芭樂做為水果優先選擇的原因。

食材含量參考文獻：

1. Bhagwat et al., 2014. USDA database for the flavonoid content of selected foods, Release 3.1. US Department of Agriculture, USA.

柚皮素
Naringenin

來源 [1]	柚皮素含量 (mg/100g)
金桔	57.39
葡萄柚	53
迷迭香	24.86
柚子	24.72
柳橙	15.32
橘子	10.02
萊姆	3.4
聖女番茄	3.19

每到中秋節，一定會看到許多醫事人員在新聞或社群媒體上大力宣傳「中秋吃柚『藥』注意！」其實這是因為柚子中的柚皮素會與部分藥物產生交互作用。雖然使用藥物者需留心柚皮素的「作怪」，但是其實柚皮素有許多促進健康的效能。

主要來源

柚皮素主要存在於黃色和紅色的水果中，金桔、柚子、橘子、柳丁、檸檬、葡萄柚等，柑橘類的果皮、果肉、果汁中都含有豐富的柚皮素。

柚皮素小檔案

• 阻止致癌物作怪

我們肝臟有一些解毒酵素，能夠將一些外來物質變成較容易排出體外的形態，以保護身體；柚皮素能夠活化這些肝臟中的解毒酵素，讓致癌物轉化為較沒有毒性的物質排出體外，避免致癌物在體內作怪。

• 對抗過多的雌激素

身體內若有過多的雌激素會促進乳癌、子宮內膜癌的增加機會，而柚皮素能夠抑制一些合成雌激素之酵素的活性，讓身體沒有過多的雌激素來作怪，多吃含柚皮素的水果，可以預防一些婦女專有的癌症。

• 捕捉自由基的高手

研究證明，我們身體有許多老化現象與自由基過多有關，甚至腦部退化及失智現象都可能是自由基過多引起的，而柚皮素是捕捉自由基的高手。有些動物實驗發

現，餵食老鼠柚皮素能預防老鼠因藥物引起的腦部退化，而且柚皮素能增加細胞修復 DNA 的能力。因此，含柚皮素的水果能幫助我們留住年輕的腦袋。

- ### 降低血脂肪、保護心血管

柚皮素因為會抑制一種在血液中負責運送膽固醇的蛋白質（稱為 Apo B）之合成，並能加速細胞降解膽固醇的作用，所以柚皮素會降低血液中膽固醇的量，能夠預防心血管疾病的發生。

- ### 避免與藥物一起食用

柚皮素會抑制肝臟酵素（特別是 CYP3A4），這個酵素若是受到抑制會讓許多藥物（如降血壓藥物、抗過敏藥物、降血脂藥物、鎮靜安眠藥物、心律不整藥物、痛風治療藥物等）無法正常代謝，以致藥物於血中濃度增加而產生副作用。因此，服用藥物期間最好避免攝食含柚皮素的水果。

食材含量參考文獻：

1. Bhagwat et al., 2014. USDA database for the flavonoid content of selected foods, Release 3.1. US Department of Agriculture, USA.

前花青素
Proanthocyanidin

來源 [1]	前花青素含量 (mg/100g)
葡萄乾	3532
大紅豆	563.8
榛果	500.7
長山核桃	494.1
小紅豆	456.6
高粱	447-1919.5
蔓越莓	418.8
黑李子	237.9
開心果	237.3
杏仁	184
藍莓	179.8-331.9
草莓	145
帶皮五爪蘋果	125
去皮五爪蘋果	98.7

前花青素存在於許多植物中，本身是一種無色的物質，但是經過特定的溫度及酵素的作用，可以轉成紅藍色，也就是大家熟悉的花青素。通常前花青素以五個分子左右結合

在一起，因此，我們也常常以 OPCs（oligomeric proanthocyanidins）來簡稱前花青素。

主要來源

前花青素多存在紅色和黑色的蔬果中，如葡萄乾、葡萄、藍莓、蘋果、蔓越莓等，此外大、小紅豆、部分堅果種子類、紅酒及茶亦含有前花青素。

前花青素小檔案

• 優異的超級抗氧化劑

以細胞實驗比較抗氧化劑在水溶性環境中的抗氧化能力，結果發現，前花青素的抗氧化能力遠遠超越維生素 C 及維生素 E。由於前花青素具有優秀的抗氧化能力，因而許多研究發現，它能預防一些因過多自由基引起的疾病，如粥狀動脈硬化、關節炎、腸道腫瘤、白內障等。

• 能改善慢性靜脈功能不全的症狀

一般慢性靜脈功能不全（chronic venous insufficiency）的病人，常因下肢的血流無法順利流回心臟，而出現下肢腫、癢、痛等症狀。由於前花青素有增強血管彈性的功能，能幫助下肢血流流回心臟，因此，慢性靜脈功能不全的病人，可補充一些前花青素來減緩腫、癢、痛等不適症狀。

• 預防尿道感染

前花青素又稱為濃縮單寧酸，可以將大腸桿菌包圍住，不讓細菌有機會攀附於尿道上，使細菌無法逗留於尿道而造成感染。蔓越莓含有豐富的前花青素，這也是為什麼醫生建議尿道常常感染的人，多喝蔓越莓汁來預防泌尿道重複感染。

• 預防胃潰瘍發生

前花青素除了能防止大腸桿菌附著於泌尿道上，有實驗發現，前花青素也能阻止幽門桿菌附著於胃部幽門部位引發潰瘍，因此，前花青素也有預防胃潰瘍的功能。

食材含量參考文獻：

1. Gu et al., 2004. Concentrations of proanthocyanidins in common foods and estimations of normal consumption. The Journal of nutrition. 134: 613-617.

槲皮素
Quercetin

來源	槲皮素含量 (mg/100g)
香椿 [1]	37.9
蔓越莓 [2]	14.84
紅葉萵苣 [1]	10.6
地瓜葉 [2]	9.84
大蒜 [1]	8

第一次看到槲皮素時，相信你會跟營養師有同樣的困惑，「槲」究竟該怎麼唸呢？其實「槲」唸作「ㄏㄨ ˊ」，而槲皮素存在於綠、黃、白、紅、黑五個顏色的蔬果中，有抗氧化、抗過敏、抗發炎等功效，對於人體健康有相當大的幫助。

主要來源

富含槲皮素的蔬果，如香椿、蔓越莓、大蒜、蘋果、櫻桃、洋蔥、花椰菜、芥藍、甜椒、萵苣、甘薯葉、小白菜等，藍莓及蔓越莓也含有豐富的槲皮素。除了上述的蔬果，藜麥、紅酒及紅茶也是槲皮素很好的來源。

槲皮素小檔案

• 抗氧化冠軍、抗癌高手

槲皮素具有非常優秀的抗氧化能力，若與其他抗氧化劑參加捕捉自由基大賽，槲皮素一定榮獲冠軍，它的抗氧化能力遠遠超過維生素 E 和維生素 C。所以，槲皮素可以對抗許多因自由基所引起的疾病，如癌症、心血管疾病、老年失智等。帶皮的蘋果含有豐富的槲皮素，所以，我們會常常聽到：一天一蘋果，醫生沒工作！

• 抗過敏反應

組織胺是引起身體一些過敏及發炎反應的物質，若身體不正常的分泌組織胺，可能會有一些過敏症狀，如流鼻涕、打噴嚏、眼睛癢，嚴重者甚至引發氣喘。而槲皮素可以抑制組織胺的產生及分泌，降低過敏反應，因此，可以藉由吃一些含槲皮素的蔬果來緩解上述的過敏症狀。

• 減緩關節炎症狀

由於槲皮素具有抗發炎的作用，能減緩關節炎的症狀。有研究報告指出，一群罹患類風濕關節炎的受試者，當他們將西式飲食改變成素食型態，並大量攝食含槲皮素的蔬果之後，關節炎現象有明顯地改善。

• 維護攝護腺的健康

有一些研究發現，一些罹患慢性攝護腺發炎的男性，若補充槲皮素能夠改善疼痛的現象。也有研究發現，槲皮素能抑制攝護腺癌細胞的生長，未來可運用在攝護腺癌的用藥上。總之，男性若多攝食含槲皮素的蔬果，可以維護攝護腺的健康。

• 降低肺癌的發生率

芬蘭的一項流行病學研究發現，男性飲食中若含有高量的槲皮素，其罹患肺癌的機率大幅降低；另外也有研究證實，槲皮素的確能減少空氣汙染及吸菸對肺部造成的傷害。

• 預防白內障發生

白內障是眼球內的水晶體發生退化的現象，過多的自由基攻擊也是造成水晶體退化的重要原因。槲皮素優異的抗氧化功能可以抓住許多自由基，保護水晶體免受攻擊。因此，多攝食含槲皮素的蔬果，是預防白內障發生的好方法。

食材含量參考文獻：

1. Cao et al., 2010. Content of selected flavonoids in 100 edible vegetables and fruits. Food science and technology research.16: 395-402.
2. Bhagwat et al., 2014. USDA database for the flavonoid content of selected foods, Release 3.1. US Department of Agriculture, USA.

芸香素
Rutin

來源	芸香素含量 (mg/100g)
蘋果皮 [1]	276–1140
整顆蘋果 [1]	37-159
蘆筍 (較嫩部分) [2]	30-60
蕎麥麵粉 [3]	21.8
蕎麥麵 [3]	7.8

　　屬於類黃酮素家族一員的芸香素，其實是槲皮素的變身，當槲皮素加上一個雙醣基後就變成芸香素。芸香素大多存在於綠、黃、紅三個顏色的植物性食材中，許多研究證實其具有相當高的生物活性，對促進健康有幫助。

主要來源

　　蘋果皮、蘆筍、柑橘類水果都具有豐富的芸香素，除了蔬果之外，蕎麥與紅茶也是不錯的芸香素來源。

芸香素小檔案

• 抗氧化高手

　　細胞中有一些專門搞破壞的過氧化物質，會破壞細胞膜，使細胞老化；這還不夠糟，當這些過氧化物質碰到某些過渡元素（例如二價的鐵離子）時，就有如火上加油，讓過氧化物質破壞細胞的行為更加囂張；芸香素能夠有效抓住這些搞破壞的幫凶——過渡元素，減少這些破壞細胞的行為，所以芸香素是抗氧化高手。此外，芸香素也能減少維生素 C 的消耗，並且能維持另一種抗氧化物質——麩胱甘肽的穩定。總之，芸香素在維持細胞完整上的貢獻很大。

• 強化血管壁

　　芸香素具有強化血管壁的功能，因此微血管壁較脆弱、經常一撞到就瘀青或出血的人，可以多吃含芸香素的蔬果。另外一些靜脈較缺乏彈性的人，其血液回流心臟的功能不好，腳部常會有水腫的症狀，此時也可以多吃含芸香素的植物性食材。

• 減輕發炎症狀、促進傷口癒合

當身體受傷時會產生一些發炎反應，如紅、腫、熱、痛，吃消炎藥雖然可以減輕不適，但有些藥物卻會延遲傷口的癒合。芸香素能抑制誘發發炎反應的物質產生，所以可減少受傷時紅、腫、熱、痛的現象，並促進傷口的癒合。身上有傷口或要進行一些外科手術時，可以多吃一些富含芸香素的蔬果。

• 保持血管通暢

芸香素除了能抑制血小板凝集，也具有抗氧化功能，可以降低壞的膽固醇被氧化而卡在血管壁上。一旦血管保持暢通，高血壓、中風等心血管疾病就不容易發生。

食材含量參考文獻：

1. Lata et al., 2009. Cultivar variation in apple peel and whole fruit phenolic composition. Scientia Horticulturae. 121: 176-181.

2. Wang et al., 2003. Quantification of protodioscin and rutin in asparagus shoots by LC/MS and HPLC methods. Journal of agricultural and food chemistry. 51: 6132-6136.

3. Kreft et al., 2006. Rutin content in buckwheat (Fagopyrum esculentum Moench) food materials and products. Food Chemistry. 98: 508-512.

—— CAROTENOIDS ——

類胡蘿蔔素

類胡蘿蔔素是一群脂溶性的色素，能讓植物顯現出亮麗的鮮紅色、耀眼的橘色，以及明亮的黃色，讓世界有多采多姿的色彩；除此之外，這一群類胡蘿蔔素還擔負著保護植物的責任，當植物吸收陽光進行光合作用時，會產生一些不安定的自由基，類胡蘿蔔素本身就是非常好的抗氧化劑，能抓住自由基，避免自由基進一步攻擊植物細胞。蔬果中的類胡蘿蔔素對人體也非常有貢獻，主要的功能分為兩大類：第一，類胡蘿蔔素是提供維生素 A 的來源，在六百多種的類胡蘿蔔素中，約有三十～五十種是維生素 A 的先質，能在體內代謝成維生素 A；第二，類胡蘿蔔素是非常優秀的抗氧化劑，具有預防癌症、保護心血管、預防視網膜退化等功能。這也是一群對人體非常有益的植化素，接下來我們將介紹幾種植物性食材中常見的類胡蘿蔔素。

蝦紅素
Astaxanthin

來源	蝦紅素含量 (mg/100g)
野生鮭魚（太平洋鮭屬）[1]	2.6-3.8
鱒魚（日本）[1]	2.5
養殖鮭魚（大西洋鮭屬）[1]	0.6-0.8
鱒魚（歐洲）[1]	0.6
龍蝦殼[2]	0.433-0.503
阿根廷天使紅蝦[2]	0.186
花蟹[2]	0.117
綠藻植物綱[1]	0.001-3.8%

熟透的龍蝦與蝦子都穿著深紅色的盔甲，如此鮮豔的色彩讓人食指大動，那紅通通的顏色都是來自於「蝦紅素」。蝦紅素有很高的抗氧化活性及生理活性，對於免疫力、心血管、眼睛和皮膚都相當有益。

主要來源

蝦紅素主要來自藻類，所以以藻類為食的鮭魚、鱒魚、磷蝦、蝦和龍蝦，其體內自然會有蝦紅素累積。蝦紅素會在動物的甲殼處與蛋白質結合成藍色的「蝦紅素－蛋白質」複合物，在蝦體烹煮的過程中，蛋白質被破壞使蝦紅素釋出，因此煮熟的蝦子、龍蝦外殼呈現橘紅色。此外，當藻類面臨壓力時，例如高鹽度、氮缺乏、高溫或強光的環境下，會在體內產生大量的蝦紅素，利用它的高抗氧化能力來幫助它們度過這樣的環境。目前已有許多市售保健食品以藻類為原料，如雨生紅球藻（*Haematococcus pluvialis*）這種綠色微藻，透過萃取濃縮的技術而得到蝦紅素。

蝦紅素小檔案

• 提升免疫力

生活作息不正常的現代人，體內會出現大量可作用於各種物質與細胞的「強活性物質」——自由基。自由基像是人體內的「不安分子」，會不斷干擾細胞運作，甚至引起發炎現象。針對健康成年女性的研究，發現蝦紅素可以減少自由基對於細胞中 DNA 造成的氧化傷害，進而降低體內發炎現象及強化免疫功能。

• 強化心血管的健康

血壓、血脂、血糖若沒有控制好，在不知不覺中就會被心血管疾病這個無聲的殺手盯上，但透過規律運動與均衡的飲食，可以有效管理「三高」。在飲食方面，研究發現蝦紅素可以協助第 2 型糖尿病患者的血壓與血糖穩定，守護心血管健康。此外，針對體重過重族群的研究，發現蝦紅素可以改善人體中的氧化壓力、降低壞的膽固醇，減緩粥狀動脈硬化的現象。

• 「靈魂之窗」的守護者

雖然目前尚未有人體研究證實蝦紅素的護眼效果，但蝦紅素本身屬於類胡蘿蔔素，有很高的抗氧化活性，且動物或細胞實驗都顯示，蝦紅素於眼部可以發揮抗炎作用而改善眼部發炎的現象。此外，蝦紅素還能放鬆眼部睫狀肌、促進脈絡膜血流的增加而發揮護眼效果。對於過度用眼導致睫狀肌僵硬的 3C 族而言，蝦紅素可說是急救聖品。提到護眼營養素，大家一定會想到存在於天然植物中且同屬於類胡蘿蔔素的葉黃素，但葉黃素的效果是，當黃斑部過度受光線刺激時，它可以發揮抑制光線、增加對比敏感度與視覺品質的效果，另外，對於神經系統傳導也有重要輔助作用。由此可知，葉黃素與蝦紅素雖然都可以預防自由基所引起的氧化傷害，但兩者的護眼功效與作用範圍仍有很大的差異，所以蝦紅素並不能取代葉黃素。

• 打擊自由基，保持好膚質

不管男女老少都期望能維持水潤有彈性的皮膚，平常如果接觸過量的紫外線，會對皮膚產生刺激而生成大量自由基，增加氧化壓力，促使體內發炎現象，導致皮膚發紅、曬黑及光衰老，甚至皮膚癌。想要皮膚健康，除了外出時做好防曬工作，更要透過日常飲食來提升體內的抗氧化能力。研究發現，有高抗氧化能力的蝦紅素，便能有效地打擊自由基，防止紫外線引起皮膚水分損失、變質，有助於維持皮膚的健康。

食材含量參考文獻：

1. Ambati et al., 2014. Astaxanthin: Sources, Extraction, Stability, Biological Activities and Its Commercial Applications—A Review. Mar. Drugs. 12: 128-152.
2. Hu et al., 2019. Extraction and purification of astaxanthin from shrimp shells and the effects of different treatments on its content. Revista Brasileira de Farmacognosia. 29: 24-29.

Beta-胡蘿蔔素
Beta-carotene

來源[1]	Beta-胡蘿蔔素含量 (mg/100g)
胡蘿蔔	11.274
九層塔	9.623
香椿	7.14
紅莧菜	6.381
紅肉地瓜	6.285
紅鳳菜	6.062
紅辣椒	5.293
芥蘭菜	4.377
新疆哈密瓜	2.055
芒果	1.119

Beta-胡蘿蔔素存在於綠、黃、紅三色蔬果中，做為蔬果美麗黃色、橘色的主要色素，因此也常用來當做食品的著色劑，讓食品顏色更為繽紛。相信大家對於能保護視覺的胡蘿蔔素家族不算太陌生，其實 beta-胡蘿蔔素除了保護眼睛，還具有修復 DNA、維持皮膚健康的效果。

主要來源

胡蘿蔔、九層塔、南瓜、番薯、番茄、紅鳳菜、香椿、芥蘭菜、紅辣椒、花椰菜、菠菜、萵苣、芒果、哈密瓜等，這些植物性食材都能提供 beta-胡蘿蔔素。

Beta-胡蘿蔔素小檔案

• 維生素 A 的良好來源

Beta-胡蘿蔔素是兩分子的維生素 A 結合而成的，所以 beta-胡蘿蔔素經身體分解可以生成維生素 A，因此，含 beta-胡蘿蔔素的蔬果是維生素 A 良好的來源。維生素 A 是預防夜盲症、乾眼症的重要維生素，我們可以藉由多吃一些深綠色、橘黃色的蔬果，來預防或改善夜盲症及乾眼症的現象。

• 加速 DNA 的修復速度

細胞中所有的遺傳因子都儲存在 DNA 中，若 DNA 發生問題，細胞的正常行為可能會失序，也可能種下癌症的因子。因此，保持 DNA 的完整也是防癌的重要工作。由於 beta-胡蘿蔔素的抗氧化功能可降低自由基攻擊 DNA 的機會，實驗發現當血漿中 beta-胡蘿蔔素濃度較高時，細胞中 DNA 修復的速度也較快。平時多吃一些

含 beta-胡蘿蔔素的蔬果，便能預防癌症上身。

• 保護表皮、黏膜的完整

維生素 A 是表皮及黏膜生長的重要因子，若常常口腔潰瘍或角膜受傷破損，可以多吃含 beta-胡蘿蔔素的蔬果，能加速表皮、黏膜的癒合。

• 藥丸補充劑無法取代蔬果

雖然 beta-胡蘿蔔素有許多保健的功能，但有許多研究發現，若直接補充 beta-胡蘿蔔素膳食補充劑而忽略均衡飲食，反而會增加罹患心臟病或某些癌症的風險，如吸菸者若補充 beta-胡蘿蔔素膳食補充劑，反而會增加肺癌的罹患率。因此，藉由深綠色、橘黃色的蔬果來獲得 beta-胡蘿蔔素，才是最正確、安全的方式。

食材含量參考文獻：
1. 台灣食品成分資料庫 2018 版

Beta-隱黃素
Beta-cryptoxanthin

來源[1]	Beta-隱黃素含量 (mg/100g)
胡桃南瓜	3.471
柿子	1.447
南瓜	1.119
辣椒	1.103
木瓜	0.589
紅甜椒	0.49
橘子	0.407
胡蘿蔔	0.199
金桔	0.191
柳橙汁	0.169
甜玉米	0.161
柳橙	0.116

Beta-隱黃素是植物的一種黃色色素，所以在黃色的蔬果中可以發現它的身影。做為類胡蘿蔔素家族成員，其亦有相當高的抗氧化、抗發炎及保護眼睛的效果。

南瓜、柿子、木瓜、芒果、柳橙、橘子、玉米、甜椒等植物性食材,以及黃色的蛋黃和奶油也是提供 beta-隱黃素的來源。

Beta-隱黃素小檔案

• 維生素 A 先質

在人體中,beta-隱黃素會轉換成維生素 A,因此 beta-隱黃素也可稱為維生素 A 先質,但是,它轉換成維生素 A 的量不及 beta-胡蘿蔔素多。吃一些含 beta-隱黃素的蔬果,可以預防夜盲症、乾眼症,並保護黏膜及表皮。

• 強力抗氧化劑

Beta-隱黃素是一個優良的抗氧化劑,可以阻止自由基對細胞中遺傳物質 DNA 的攻擊,所以可以防止細胞「變壞」成為癌症細胞。有研究發現,beta-隱黃素可以降低肺癌及結腸癌的發生率。

• 舒緩關節炎症狀

英國曾有一項針對二萬五千人做的飲食調查研究,發現罹患類風濕關節炎的人,日常生活中攝取的 beta-隱黃素量比正常人減少 40%。另有研究發現,類風濕關節炎的患者,若每天喝 1 杯柳橙汁,關節炎不適的症狀明顯減輕。這是因為 beta-隱黃素具有抗發炎的功能,能舒緩關節炎的不適。

• 預防骨質流失

在許多動物研究中發現,beta-隱黃素可以抑制蝕骨細胞的活性,使骨質不容易被移走,而且 beta-隱黃素也能刺激成骨細胞的活性,增加骨質的合成。因此,多吃一些含 beta-隱黃素的蔬果,可預防骨質流失、強壯骨骼。

食材含量參考文獻:

1. Bhagwat et al., 2014. USDA database for the flavonoid content of selected foods, Release 3.1. US Department of Agriculture, USA.

辣椒紅素
Capsanthin

來源	辣椒紅素含量 (mg/100g)
墨西哥辣椒[1]	75
西班牙辣椒[2]	4.53

　　辣椒紅素是讓紅辣椒、朝天椒、紅色甜椒有火辣鮮紅色彩的最重要功臣，它存在於這些椒類的外皮中，由於鮮艷的紅色常做為天然的食用色素，然而它的功用不只是提供美麗的顏色，更有許多保健功能。

主要來源

　　辣椒紅素存在於紅辣椒、朝天椒、紅色甜椒等椒類外皮裡，而辣椒中辛辣的味道則來自於無色的辣椒素（capsain），存在於椒類的籽中。辣椒素具有刺激性，與辣椒紅素是兩種不同的植化素。

辣椒紅素小檔案

• 超級的抗氧化劑

　　類胡蘿蔔素家族是很好的抗氧化劑，辣椒紅素又是其中的佼佼者。主要因為辣椒紅素具有共軛性酮基（conjugated keto group），使它被破壞的速度低於其他種類的類胡蘿蔔素，而且捕捉自由基的能力也比其他的類胡蘿蔔素（如 beta-胡蘿蔔素或葉黃素）強，因此，多吃一些椒類的外皮是補充抗氧化力的好方法。

• 抑制腫瘤生長

　　無論細胞或動物實驗，都發現由紅辣椒粉末（paprika）所萃取的辣椒紅素，具有抑制腫瘤細胞生長的情形，尤其在老鼠的實驗中，更可以發現辣椒紅素可抑制大腸腫瘤生長，再加上辣椒紅素優秀的抗氧化能力，未來用於人類的防癌功效上非常值得期待。

• 減少粥狀動脈硬化

我們血管中有一種壞的膽固醇，很容易被自由基氧化後卡在血管壁上，讓血管慢慢變厚且沒彈性，最後造成粥狀動脈硬化。而辣椒紅素可以有效抓住血管中作怪的自由基，阻止壞事發生，對心血管的健康功不可沒！

• 最天然的色素

辣椒紅素本身鮮紅的色彩，再加上近年來發現其擁有優秀的抗氧化特性，已成為加工食品熱愛的天然色素，常用於糕餅、麵條、糖果的染色，也常常被放於家禽的飼料中，讓蛋黃擁有美麗的橘紅色；這是讓食品看起來美麗又附加保健功效的一種天然色素。

食材含量參考文獻：

1. Arimboor et al., 2015. Red pepper (Capsicum annuum) carotenoids as a source of natural food colors: analysis and stability—a review. Journal of Food Science and Technology. 52: 1258-1271.
2. Loizzo et al., 2016. Phytochemicals content, antioxidant and hypoglycaemic activities of commercial nutmeg mace (Myristica fragrans L.) and pimento (Pimenta dioica (L.) Merr.). International Journal of Food Science & Technology. 51: 2057-2063.

褐藻素
Fucoxanthin

來源[1]	褐藻素含量 (mg/100g)
銅藻 (*Sargassum horneri*)	370
半葉馬尾藻 (*Sargassum confusum*)	160
松藻 (*Analipus japonicus*)	140
馬尾藻科 (*Sargassaceae*)	110-370
墨角藻科 (*Fucaceae*)	70-90
籠目昆布 (*Saccharina sculpera*)	70
萱藻 (*Scytosiphon lomentaria*)	50

在大賣場裡可以看到許多由「藻類」所製成的保健食品，其實藻類的種類繁多，不同成員的體形、構造、化學成分組成都不相同。其中，褐藻因為富含褐藻素，已有許多研究探討其養生保健功效。

褐藻素為昆布（或稱作海帶）、海帶芽等褐藻類所含的黃橙色色素，是一種海洋生物獨有的類胡蘿蔔素，不同於陸生植物中的類胡蘿蔔素，褐藻素特殊的化學結構，使其擁有極佳的抗氧化特性。

褐藻素小檔案

- ### 超級的抗氧化劑

眾所皆知類胡蘿蔔素是良好的抗氧化劑，而褐藻素特殊的化學結構，更能有效對抗總是在體內作怪的自由基，杜絕一連串的壞事發生。因此，為了維持身體正常運作，我們可以多吃富含褐藻素的食物。

- ### 預防癌症

在動物與細胞研究都發現，褐藻素及其代謝物可以中斷腫瘤細胞複製的過程，抑制不正常細胞的生長與擴散，對於血癌、肺癌、結腸癌、前列腺癌等的癌細胞，有不錯的預防功效。

- ### 預防過多體脂肪堆積

肥胖可以說是「萬病之首」，世界衛生組織更指出肥胖是一種慢性疾病，一項針對一百五十一位肥胖且患有非酒精性脂肪肝婦女的臨床研究發現，補充十六週含有褐藻素與石榴籽油的複方膠囊，可顯著改善體重、腰圍、體脂肪與肝臟脂肪數值；動物研究發現，褐藻素可以透過強化脂肪細胞的代謝、抑制過多脂肪合成、提升基礎代謝率等不同途徑，解決讓人困擾的肥胖問題。

- ### 降血糖的功能

許多研究發現，褐藻素可以降低體內發炎指標，如腫瘤壞死因子 α（tumor necrosis factor alpha）對胰臟細胞的傷害，進而增加胰島素的敏感度，幫助血糖的利用，同時降低糖化血色素。

- ### 保護肝臟

肝臟是人體無聲的化工廠，具備許多重要功能，當過多的油脂滯留堆積時就會造成肝臟發炎。大部分的肝臟發炎都沒有明顯的臨床症狀，等到嚴重的症狀出現（如

肝硬化甚至肝癌），才驚覺為時已晚。褐藻素可以抑制脂肪吸收、降低脂肪合成酵素的作用，顯著改善餵食高脂飲食的小鼠「肝包油」的問題。

食材含量參考文獻：

1. Terasaki et al., 2009. Evaluation of recoverable functional lipid components of several brown seaweeds (phaeophyta) from japan with special reference to fucoxanthin and fucosterol contents. J. Phycol 45: 974–980.

- -

葉黃素
Lutein

來源[1]	葉黃素含量 (mg/100g)
熟波菜	12.640
熟羽衣甘藍	8.884
生菠菜	6.603
香芹	4.326
生蘿蔓萵苣	3.824
生開心果	1.405
熟蘆筍	0.99
熟綠色花椰菜	0.772
熟蛋黃	0.645
熟全蛋	0.237

　　屬於類胡蘿蔔素家族的葉黃素，雖然名字中有「黃」字，但其實它主要存在於綠色蔬菜中，特別是深綠色的蔬菜，通常葉黃素的含量越高。我們人體無法自行合成葉黃素，所以不喜歡吃綠色蔬菜的人小心了，你將失去獲得葉黃素的絕佳好機會！

主要來源

　　綠色花椰菜、菠菜、蘆筍、綠色萵苣等都含有豐富的葉黃素，此外，蛋黃也是不錯的葉黃素提供者。

• 最佳抗氧化劑

我們身體中的自由基就像惡霸一樣，到處破壞細胞的構造，若自由基肆無忌憚的搞破壞，細胞很容易就老化；還好身體中有許多抗氧化劑，擔任身體的糾察隊，可以抓住自由基不放，延緩身體老化。而葉黃素的抗氧化能力甚至比維生素 E 還好，所以，葉黃素算是抗氧化劑糾察隊中的模範生。

• 視力的守護者

身體中的葉黃素大多集中於眼球的視網膜黃斑區及晶狀體，因為葉黃素是一個很好的抗氧化劑，能有效抓住陽光所產生的自由基，減緩自由基對黃斑區及晶狀體的傷害，避免造成視力的傷害，所以葉黃素是視力的守護者。

• 保護心血管

我們血管中有一種壞的膽固醇，很容易被自由基氧化後卡在血管壁上，讓血管慢慢變厚且沒彈性，最後造成粥狀動脈硬化。而葉黃素可以有效地抓住血管中作怪的自由基，阻止壞事發生，對心血管的健康功不可沒。

• 預防癌症

雖然目前對於葉黃素防癌的研究還停留在動物實驗階段，但我們不必等人體研究證實才開始吃深綠色蔬菜，現在就開始多吃綠色蔬菜準沒錯！

食材含量參考文獻：

1. Eisenhauer et al., 2017. Lutein and zeaxanthin—food sources, bioavailability and dietary variety in age related macular degeneration protection. Nutrients. 9: 120.

· ·

番茄紅素
Lycopene

來源	番茄紅素含量 (mg/100g)
無籽紅西瓜 [1]	5.74-7.12
有籽紅西瓜 [1]	3.65-6.92
番茄 [2]	3.55-6.89

番茄之所以有垂涎欲滴的鮮紅色，正是因為有番茄紅素的存在。番茄紅素在近年來的研究，都發現它有相當高的防癌潛力，更是保護心血管與攝護腺的小幫手，這樣優秀的事蹟，明證番茄紅素是不可錯過的重要植化素。

主要來源

　　番茄紅素主要存在於紅、黃色的蔬果中，如番茄、紅色石榴、胡蘿蔔、紅色葡萄柚、西瓜等，都是番茄紅素的豐富來源。

番茄紅素小檔案

• 優秀的抗氧化、防癌戰士

　　番茄紅素是優秀的抗氧化劑，能夠阻止自由基的破壞，使細胞不會「誤入歧途」走向癌變之路。目前關於番茄紅素能防癌的研究範圍相當廣，包括卵巢癌、肺癌、胰臟癌、口腔癌、食道癌、胃癌、結腸癌、乳癌、攝護腺癌等。平時多吃含番茄紅素的蔬果，是防癌的好方法。

• 保護心血管的尖兵

　　番茄紅素本身能抑制膽固醇的合成，而且番茄紅素所具有的抗氧化功能，可以防止壞的膽固醇氧化卡在血管壁上，此外，更有抗發炎的效用。集這些優點於一身，番茄紅素可以算是保護心血管疾病的尖兵。

• 保護攝護腺的健康

　　不論是人類流行病學的研究或動物實驗都發現，飲食中如果含有越多番茄紅素，罹患攝護腺癌的機率就越低。目前科學家也在積極研究，番茄紅素除了可以用來預防攝護腺癌外，未來是否可以用來治療攝護腺癌。男性朋友平常可多吃一些番茄，以保護攝護腺的健康。

• 抗紫外線、美白皮膚

　　植物可以靠一些類胡蘿蔔素來抵抗紫外線的傷害，同樣的，人類也可以利用胡蘿蔔素來抵抗紫外線傷害，番茄紅素就是最佳選擇。根據人體皮膚的研究發現，番茄紅素在皮膚的含量高於 beta-胡蘿蔔素，而且當紫外線照射皮膚時，皮膚中的番茄紅

素會優先用來抵抗紫外線。此外，在細胞培養的實驗中也發現，番茄紅素能減少黑色素細胞產生黑色素。因此，平時多吃一些含番茄紅素的蔬果就能護膚美白。

• 煮熟的番茄更好

番茄是番茄紅素的豐富食材，但是生吃番茄無法獲得最多的番茄紅素，最好的方式是，將番茄煮熟並加入一些橄欖油，幫助番茄紅素從植物細胞壁中釋放出來，以加速人體的吸收。

食材含量參考文獻：

1. Perkins-Veazie et al., 2001. Lycopene content differs among red fleshed watermelon cultivars. Journal of the Science of Food and Agriculture. 81: 983-987.
2. Brandt et al., 2006. Lycopene content and colour of ripening tomatoes as affected by environmental conditions. Journal of the Science of Food and Agriculture. 86: 568-572.

玉米黃素
Zeaxanthin

來源	玉米黃素含量 (mg/100g)
墨西哥辣椒[1]	10.4
黃甜椒[2]	1.665
熟蛋黃[2]	0.587
熟全蛋[2]	0.216
熟玉米[2]	0.202

每當提到護眼植化素，大部分人會馬上聯想到葉黃素，然而屬於類胡蘿蔔素家族的玉米黃素，也是人體不可或缺的護眼植化素。且讓我們一起了解，存在於綠、黃兩色蔬食中的玉米黃素，是如何幫助我們保持絕佳的視力。

主要來源

墨西哥辣椒、黃甜椒、玉米與蛋黃，都是能提供玉米黃素的良好來源。此外，玉米黃素常用來當做食物的染料。

玉米黃素小檔案

● 玉米黃素與葉黃素為護眼雙傑

在類胡蘿蔔素中，只有玉米黃素與葉黃素存在於我們眼睛的視網膜裡，而且兩者存在的量相當，能擋掉傷害眼睛的藍光，使視網膜黃斑部免於受到傷害，保持視覺的靈敏與清晰度。此外，也有研究發現，若增加玉米黃素與葉黃素的攝取，能減少白內障的發生。因此，多攝取含玉米黃素與葉黃素的植物性食材，能夠預防黃斑部退化及白內障這類老人病，讓我們保有年輕的視力。像南瓜、甜玉米、柳橙等，都是同時含有玉米黃素與葉黃素兩種護眼雙傑的護眼食物。

食材含量參考文獻：

1. Arimboor et al., 2015. Red pepper (Capsicum annuum) carotenoids as a source of natural food colors: analysis and stability—a review. Journal of Food Science and Technology. 52: 1258-1271.

2. Eisenhauer et al., 2017. Lutein and zeaxanthin—food sources, bioavailability and dietary variety in age related macular degeneration protection. Nutrients. 9: 120.

酚 酸 類

酚酸類是帶有苯環的植物代謝二級產物，廣泛地存在植物中，常見的酚酸大致可以分為兩大類：hydroxybenzoic acids 及 hydroxycinnamic acids，這些酚酸類在植物中，通常會與醣基或細胞壁的構造鍵結。

近來研究發現，當人體攝取蔬果經過消化的過程，酚酸類會從鍵結鍵中釋放出來，脫離了束手束腳的鍵結鍵後，就能充分發揮抗氧化力功能，保護人體免於氧化壓力的傷害；像冠心病、粥狀動脈硬化、癌症等疾病，都有可能是因為身體內氧化壓力過高，太多的自由基而引起。酚酸類的植化素就是捕捉自由基的高手，在預防醫學領域中，酚酸類的植化素也是非常重要的。接下來將為大家介紹幾種蔬食中常見的酚酸類。

綠原酸
Chlorogenic acid

來源	綠原酸含量（mg/100g）
未烘培咖啡豆 [1]	3400-4164
烘培過咖啡豆 [1]	205-707
生／熟馬鈴薯 [2]	26.15/ 20.48-23.7
生／熟胡蘿蔔 [2]	8.24/ 6.03

「整個城市都是我的咖啡館」，隨著咖啡店林立與普及，幾乎大部分的人都以咖啡做為一日的開端，但是咖啡愛好者知道咖啡中的主要植化素是什麼嗎？答案是：綠原酸！讓我們一起來認識這個咖啡中的健康小尖兵吧！

主要來源

綠原酸是存在於咖啡中的主要植化素，一些綠、黃、白、紅、黑五種顏色的植物性食材中也含有綠原酸，如馬鈴薯、胡蘿蔔、酪梨、番薯、蔓越莓、蘋果、櫻桃、紅石榴、茄子、藍莓等。

綠原酸小檔案

• 緩和飯後血糖升高

當我們血管中所含的血糖濃度太高時，身體應該能夠將過多的血糖調整到正常的濃度，一旦身體的調控機能不佳，就可能有罹患糖尿病的危機。而綠原酸具有能幫助身體調控血糖的功能，它能減緩肝醣轉換成血糖的速度，此外，也能減緩腸胃道吸收糖分的作用，因而能緩和飯後血糖急速升高的現象。

• 降低膽結石的機會

哈佛大學一項針對八萬名婦女所進行的大型研究，顯示每天喝 3 杯咖啡的婦女，能有效地減少膽結石的形成。這是因為咖啡中的綠原酸能增加膽汁的流動，減少膽結石生成的機會。多吃含綠原酸的蔬果也會有此效果。

• 抗氧化作用

綠原酸和其他植化素一樣具有抗氧化的作用，能有效地捕捉自由基，阻止它盲目

的傷害細胞，是維持細胞年輕的好幫手。

• 防癌小尖兵

在環境中有許多致癌物進入身體後，能夠透過肝臟的解毒酵素系統，將這些致癌物轉換為較容易排出體外的形式，綠原酸就能誘發這些解毒酵素的活性，使致癌物沒有機會留在身體中作怪。因此，多吃含綠原酸的蔬果能保護自己遠離癌症。

食材含量參考文獻：

1. Moon et al., 2009. Role of roasting conditions in the level of chlorogenic acid content in coffee beans: correlation with coffee acidity. Journal of Agricultural and Food Chemistry. 57: 5365-5369.
2. Andlauer et al., 2003. Influence of cooking process on phenolic marker compounds of vegetables. International Journal for Vitamin and Nutrition Research. 73: 152-159.

. . . .

鞣花酸
Ellagic acid

來源[1]	鞣花酸含量（mg/100g 乾重）
黑莓	1.5
覆盆子	1.5
草莓	0.63-0.7
核桃	0.59
長山核桃	0.33

鞣花酸主要存在於紅、黑色的水果中，在植物中是以與醣分子結合的形式存在，當人體消化含鞣花酸的蔬果時，鞣花酸就會釋放出來。讓營養師帶你了解被釋放出的鞣花酸是如何大展身手，發揮促進健康的效果。

主要來源

黑莓、蔓越莓、草莓、覆盆子均含有鞣花酸，其中以黑莓、覆盆子的含量最豐富。

鞣花酸小檔案

• 防癌戰士

鞣花酸能夠誘發肝臟中的解毒酵素，將不小心闖入身體的致癌物轉化成容易排出身體的形式，減少人體罹患癌症的機會。此外，鞣花酸還有更優秀的抗癌功能，可使癌症細胞凋零。目前有許多研究在評估鞣花酸的防癌成果，研究範圍包括皮膚癌、食道癌、肺癌、結腸癌等，其動物實驗結果多為正面的。我們可以鼓勵癌症前期的患者多吃含鞣花酸的漿果類水果。

• 預防胃潰瘍

鞣花酸能夠抑制引起消化性潰瘍的幽門桿菌的活性，因此，含有鞣花酸的水果，能保護胃部、預防胃潰瘍的發生。另有研究發現，鞣花酸也能降低胃酸分泌的量，對於因緊張而引起的胃潰瘍有舒緩效果。

• 減輕癌症患者化療的不適

一般接受荷爾蒙療法無效的前列腺癌患者，會轉為接受化學療法，而接受化學療法的病人，往往會有影響生活品質的副作用，甚至會發生白血球減少症。若在接受化療的同時補充鞣花酸，發現病患的副作用明顯地減輕。

食材含量參考文獻：

1. Muthukumaran et al., 2017. Ellagic acid in strawberry (Fragaria spp.): Biological, technological, stability, and human health aspects. Food Quality and Safety. 1: 227-252

阿魏酸 Ferulic acid

來源	阿魏酸含量 (mg/100g)	來源	阿魏酸含量 (mg/100g)
玉米麩皮 [1]	2610-3300	燕麥麩皮 [1]	33
小麥麩皮 [1]	1351-1456	全燕麥 [1]	25-34
黑麥麩皮 [1]	280	葡萄柚 [2]	10.7–11.6
竹筍 [2]	243.6	柳橙 [2]	9.2-9.9
全小麥粉 [1]	89	白蘿蔔 [2]	4.6
全糙米 [1]	42	綠花椰菜 [2]	4.1
玉米粉 [1]	38	酪梨 [2]	1.1

阿魏酸存在於許多植物的葉子及種子中，綠、黃、白、紅、黑五種不同顏色的植物性食材中都可以看到阿魏酸的蹤跡。其絕佳的生理活性，讓它可以如魔術師施展

魔法般，幫助我們變得更健康。

全穀雜糧類、竹筍、酪梨、葡萄柚、蘿蔔、綠花椰菜中，都含有豐富的阿魏酸。

• 抗老化的魔術師

人體細胞在代謝醣類、脂肪時，都會產生一些不穩定的分子自由基，雖然人體有一些保護機轉來消除自由基，但是，隨著年齡漸長，消除自由基的能力就越弱，使得自由基越有機會破壞細胞中的物質，這種破壞造成老化的現象。

阿魏酸是捕捉自由基的高手，除了本身具有優秀的抗氧化能力外，它還能加強其他抗氧化劑的抗氧化能力。更神奇的是，阿魏酸本身經陽光照射後，其抗氧化能力會變得更強，由於此特性，阿魏酸被視為優秀的保養品成分，可用於抵抗紫外線對皮膚的傷害。因此，阿魏酸可說是一種內吃外用兼優的抗老化保養品。

• 減緩糖尿病症狀

有項動物研究發現，餵食患有糖尿病的老鼠阿魏酸，其血糖及血脂質都比沒有吃阿魏酸的對照組老鼠低；雖然目前這種現象在人體尚未得到證實，但糖尿病患者可攝食一些含阿魏酸的蔬食來減緩症狀。

• 能降低膽固醇

由於阿魏酸是橙皮素的代謝產物，因此，它和橙皮素一樣具有降低壞的膽固醇之功效，而且也有動物實驗發現，阿魏酸也能增加好的膽固醇。

• 防癌高手

因為阿魏酸具有優良的抗氧化能力，許多研究都發現阿魏酸在防癌方面有相當的貢獻，目前在消化道癌症、前列腺癌、肺癌、肝癌、乳癌的研究方面，都可以發現阿魏酸的防癌功效。

• 延緩腦部退化時間

腦部的神經細胞相當脆弱，很容易受到自由基破壞，目前研究認為老人失智症與自由基破壞腦部有關。而阿魏酸能抓住自由基，具有保護腦神經的功能。多吃含阿

魏酸的植物性食材如玉米麩皮，可以讓我們擁有年輕的腦袋。

食材含量參考文獻：

1. Boz, 2015. Ferulic acid in cereals-a review. Czech Journal of Food Sciences. 33: 1-7.
2. Naresh & Vikas, 2014. Potential applications of ferulic acid from natural sources. Biotechnology Reports. 4: 86-93.

· ·

沒食子酸
Gallic acid

來源	沒食子酸含量 (mg/100g)
芒果皮 [1]	561-2381.6
茶葉 [2]	450
黑莓 [2]	27
紅酒 [2]	1.33

你可能對於「沒食子酸」不甚熟悉，其實沒食子酸就是大家耳熟能詳的「單寧」成分之一，有時候它與單寧結合存在，但有時卻自己單獨存在。沒食子酸可以與單寧合併奮鬥，卻也有獨自打拼的特性，使它具有絕佳的抗氧化與防癌的潛力。

主要來源

不管是紅茶或綠茶都含有許多沒食子酸，此外，一些綠、黃、紅、黑顏色的植物性食材也含有沒食子酸，如酪梨、芒果、櫻桃、蔓越莓、蘋果、紅石榴、葡萄及葡萄籽中，均有沒食子酸。

沒食子酸小檔案

• 能抑制攝護腺癌細胞分裂

科學家利用葡萄籽的萃取物與攝護腺腫瘤細胞進行培養，發現葡萄籽萃取物中的沒食子酸，能抑制腫瘤細胞的分裂。在動物實驗中也發現，沒食子酸能抑制動物攝

護腺腫瘤的生長，而且只會對抗腫瘤細胞，不會破壞正常的細胞。

• 優秀的抗氧化劑

沒食子酸具有優秀的抗氧化功能，能保護細胞免於受到自由基的傷害。血管中壞的膽固醇一旦被氧化後容易黏在血管壁上，久而久之血管就變硬變窄，一連串心血管疾病很可能隨之而來。有研究發現，沒食子酸能增強維生素 E 及維生素 C 的抗氧化作用，一起防止血管中壞的膽固醇被氧化，因此平常多喝一些茶，或是吃一些含沒食子酸的蔬果，能保護我們的心血管。

食材含量參考文獻：

1. Velderrain-Rodriguez et al., 2018. Gallic acid content and an antioxidant mechanism are responsible for the antiproliferative activity of 'Ataulfo'mango peel on LS180 cells. Molecules. 23: 695.
2. Archivio et al., 2007. Polyphenols, dietary sources and bioavailability. Annali-Istituto Superiore di Sanita. 43: 348.

對香豆酸
p-Coumaric acid

來源[1]	對香豆酸含量 (mg/100g)
葡萄籽	12.3
桑椹	3.4
葡萄肉	2.9
葡萄皮	1.6

你也許不熟悉對香豆酸，但是你吃烤香腸時，千萬不可以不吃含對香豆酸的食材！對香豆酸可以抑制眾所皆知的致癌壞蛋亞硝胺的生成，幫助我們降低罹患癌症的風險。

主要來源

對香豆酸存在於綠、黃、白、紅、黑色的蔬果中。如葡萄、桑椹、青椒、胡蘿蔔、

番茄、草莓、鳳梨、大蒜中，都含有豐富的對香豆酸。

● 阻止胃癌發生

我們常常會在一些醃製的肉類中，加入硝酸鹽來做為保色劑，讓食物看起來更美味，並拉長保存期限。然而我們腸胃道中有一些特殊的細菌，會將食物中的硝酸鹽轉換成亞硝酸鹽，而亞硝酸鹽很容易在胃部酸性的環境下，與食物中的蛋白質形成亞硝胺。

亞硝酸鹽和硝酸鹽本身的致癌性其實非常低，然亞硝酸鹽在人體內遇上「游離的胺類物質」，才會生成真正有致癌性的「亞硝胺」。簡單來說，硝酸鹽與亞硝酸鹽是本來就存在於植物中的乖孩子，遇上游離的胺類物質同學，不小心被慫恿，才組成了亞硝胺壞孩子俱樂部，而成了致癌物質。

此時，蔬果中所含的對香豆酸能扮演老師角色，抓住硝酸鹽，讓硝酸鹽沒有機會變身成致癌性極強的亞硝胺，阻止胃癌的發生。所以，當你享受烤得紅紅的香腸時，記得配上一顆含有對香豆酸的大蒜；此外，當你炒臘肉時，也可放入一些青椒，不但美化菜餚的顏色，更是防癌的小技巧喔！

● 減少粥狀動脈硬化發生

如果血管內壞的膽固醇受到不良分子——過氧化物質的攻擊後，壞的膽固醇將會變得更壞，進而黏在血管壁上，當血管壁黏了許多壞的膽固醇後，就會漸漸硬化形成粥狀動脈硬化症，接踵而至，將是一連串的心血管疾病。對香豆酸是捕捉過氧化物質的高手，能在第一時間制伏過氧化物質，讓它們沒機會作怪。多吃一些含對香豆酸的蔬果，可以保護心血管。

食材含量參考文獻：

1. Shrikanta et al., 2015. Resveratrol content and antioxidant properties of underutilized fruits. Journal of food science and technology. 52: 383-390.

香草酸
Vanillic acid

來源	香草酸量（μg/100g）
燕麥 [1]	0.723
小麥 [1]	0.618
糙米 [1]	0.302
藜麥 [2]	0.11

　　香草冰淇淋可說是經典不敗的口味，不論男女老少都不會拒絕。其實香草口味來自於一種植物「香莢蘭」的豆莢，剛採下來的綠色香草豆莢並沒有香味，得經過長時間儲放，透過微生物分泌的酵素將「香莢蘭配醣體」（glucovanillin）代謝成「香草酸」，才會進一步生成具有香味的「香草醛」（vanillin），也就是市面上各種香草口味甜品的原料。然而，香草酸不僅是合成香草香料的前驅物質，近年來的研究還發現，香草酸有許多不同的生理功能。

主要來源

　　香草酸除了是合成香草香料的前驅物質，也存在於糙米、小麥、燕麥、藜麥等穀物中。

香草酸小檔案

● 棕色脂肪的助手

　　哺乳類動物體內有兩種不同功能類型的脂肪組織：白色脂肪組織（white adipose tissue）和棕色脂肪組織（brown adipose tissue）。當攝取過多熱量時，身體會促進體內脂肪生成而儲存於白色脂肪組織中。棕色脂肪細胞則具有許多粒線體，粒線體就像一座鍋爐，可幫助身體產熱、增加能量的消耗，用來保持體溫和促進新陳代謝，達到減重的效果。可惜的是，隨著年紀增長，人體內的棕色脂肪會逐漸減少。然而研究發現，香草酸可以促進小鼠體內棕色脂肪組織的產熱和粒線體合成，且有助於減少被餵食高脂飲食的小鼠體重增加量、改善葡萄糖耐受異常和胰島素阻抗，並維持體溫。

改善氣管發炎現象

氣管發炎現象可能出現在感冒或是氣喘患者身上，會增加體內的氧化壓力、改變免疫系統的運作而影響患者呼吸功能，並造成患者的生活品質下降。因此，許多學者嘗試找出具有抗發炎效果的物質，希望藉以降低氣管發炎的機率，以發揮保護氣管的功能。在以卵白蛋白（ovalbumin）做為過敏原的試驗中，發現餵食大鼠香草酸後，有助於減弱大鼠體內的發炎現象與氧化壓力，並調節其免疫反應，顯示香草酸可改善呼吸道發炎現象。

協助調節血壓

心血管疾病是全球人口死亡的主要原因，預計到二○二○年，將造成二千五百萬人死亡，其中高血壓是成人發生心血管疾病的重要危險因素，也是導致其他健康問題的成因，如腎臟疾病、眼睛視網膜剝離。因此，良好的血壓控制相當重要。在高血壓模式實驗中，發現餵食大鼠香草酸後，可以有效地降低其血壓並恢復到正常範圍。此外，香草酸還能減少大鼠體內的脂質過氧化產物，具有提升抗氧化的能力。

食材含量參考文獻：

1. Zeng et al., 2016. The Profile and Bioaccessibility of Phenolic Compounds in Cereals Influenced by Improved Extrusion Cooking Treatment. PLoS One. 11: e0161086.

2 Repo-Carrasco-Valencia et al., 2010. Flavonoids and other phenolic compounds in Andean indigenous grains: Quinoa (Chenopodium quinoa), kañiwa (Chenopodium pallidicaule) and kiwicha (Amaranthus caudatus). Food Chem. 20: 128-133

ORGANOSULFUR COMPOUNDS

有機硫化物

植物中有一群含有「硫」的有機化學物質，它們並不像其他大類的植化素，彼此之間含有類似的構造，因此，它們在植物中所扮演的功能不盡相同。有的有機硫化物會散發出特殊的氣味，有些不會有味道。在這群化合物中，大家最熟悉的應該是大蒜中的蒜素，大蒜原本含有的蒜素是用來驅趕蟲子的，用在人體身上，卻是可以拿來預防心臟病及癌症的好東西。

其他有機硫化物在植物中所擔任的工作，包括抵抗陽光照射所帶來的氧化壓力、對抗空氣汙染的保護機制，當這些有機硫化物進到人體後會發揮不同的功效。接下來我們將介紹植物性食材中常見的幾種有機硫化物，了解這類植化素對人體的貢獻。

大蒜烯
Ajoene

來源 [1]	大蒜烯含量 (mg/100g)
大蒜（日本產）	11.9-47.6
大蒜（中國產）	11.6-44.8
大蒜（孟加拉產）	10.1-31.3
蒜油（日本製）	3.94-17.0

大蒜中的大蒜烯，不但能抗氧化、防癌、保護心臟，還是天然的抗生素，說不完的好處，絕對凍「蒜」成為媽媽們廚房裡不可或缺的重要食材。

主要來源

大蒜烯是存在於白色大蒜中較穩定的有機硫化物，當大蒜切碎或剁碎後蒜素會游離出來，若此時將剁碎的大蒜浸於食用油中，三分子的蒜素自然結合成穩定的大蒜烯，而大蒜烯對身體的健康也非常有貢獻。

大蒜烯小檔案

● 良好的抗氧化劑

大蒜烯能直接抑制自由基的合成，一旦自由基減少，很多疾病就不會發生，大蒜的確是平時保健不可缺乏的食物。

● 預防心血管疾病

大蒜烯能降低血小板凝集，減少血管中血塊的產生，因而有清血的功能。此外，也有研究發現，大蒜烯本身能抑制膽固醇的合成，進而降低壞的膽固醇卡在血管中的機會，因此，大蒜也是預防中風、心臟病等心血管疾病不可不吃的蔬菜。

● 抑制腫瘤生長

大蒜烯能抑制構成腫瘤細胞架構的特定蛋白質合成，也有研究發現，大蒜烯能誘發腫瘤細胞自動凋零。因此，大蒜烯能夠藉由這些功能來抑制腫瘤細胞生長。

● 抑菌抗病毒的功效

大蒜中的大蒜烯能廣泛地抑制微生物的生長，包括對細菌、黴菌、病毒等，都有

抑制生長的效果，這也是為什麼老祖先總是用大蒜來對付許多疾病的原因。

食材含量參考文獻：

1. Naznin et al., 2008. Characterization of E- and Z-ajoene obtained from different varieties of garlics. Food Chemistry. 106: 1113–1119.

蒜素
Allicin

來源[1]	蒜素含量 (g/100g)
生大蒜（壓碎）	3.7

老祖宗常會用大蒜驅邪避凶，古代的中、西醫更是經常使用大蒜來治療各種疾病，大蒜特殊的保健功效，誰說的「蒜素」？就讓科學研究來一探究竟！

主要來源

蒜素是一種有機硫化物，具有特別的氣味。當大蒜植物體受到傷害或蟲害時，植物細胞中的蒜胺酸（alliin）會經由植物細胞酵素轉化成蒜素，用來驅趕昆蟲及消滅微生物，後來科學家發現蒜素對人體也有許多好處。蒜素顧名思義主要存在於我們常吃的白色大蒜中，青蔥裡也含有蒜素。

蒜素小檔案

• 預防胃潰瘍

流行病學研究發現，攝食大蒜量越多的國家，其民眾得到胃潰瘍的比例越低。幽門桿菌是誘發胃潰瘍的元凶之一，大蒜中的蒜素能抑制幽門桿菌的生長，多吃一

些大蒜能預防胃潰瘍。

預防粥狀動脈硬化

蒜素本身具有抗氧化能力，能抑制壞的膽固醇氧化成更壞的膽固醇，卡在血管壁上而造成血管硬化。此外，它也具有抑制血小板凝集的功能，能預防血管堵塞，因此，大蒜也是預防粥狀動脈硬化、保護心血管的優良食物。

大蒜生吃最好

由於蒜素不是非常穩定，會隨著時間慢慢降解，而烹煮的過程中也會加速破壞蒜素，所以吃大蒜最正確的方式，就是撥開外皮切碎後立刻生吃。若不怕大蒜的辛辣味道，整顆直接咬碎更好，雖然會留下一些氣味，但這樣才能獲得大蒜中最多的蒜素。

食材含量參考文獻：

1. Rahman, 2007.Allicin and Other Functional Active Components in Garlic: Health Benefits and Bioavailability. Journal International Journal of Food Properties. 10: 245-268.

烯丙基丙基二硫醚
Allyl Propyl Disulfide, APDS

來源 [1]	烯丙基丙基二硫醚含量 (%)
洋蔥油	0.42
大蒜油	0.09

相信很多人都有切洋蔥切得淚流滿面的經驗，而讓大家催淚的祕密，就是存在於洋蔥中的揮發性物質 APDS。

主要來源

簡稱 APDS 的烯丙基丙基二硫醚，是存在於白洋蔥中的有機硫化物，與大蒜中的

蒜素，是屬於同一家族的化合物，但是對身體健康的貢獻卻不盡相同。

烯丙基丙基二硫醚小檔案

● 降低血糖

通常我們存在於血管中的血糖必須靠胰島素幫忙，才能順利進入細胞中供細胞利用，當胰島素不足時，血糖無法進入細胞利用，只能堆積在血管中，這情況會導致糖尿病，也會造成血管硬化、器官病變等許多副作用。洋蔥中的 APDS，能讓血液中的胰島素濃度增加，幫助血糖順利進入細胞中利用，有降血糖的功能，因此，有高血糖傾向的人或糖尿病患者，可以多吃些洋蔥來降低血糖。

食材含量參考文獻：

1. Mnayer et al., 2014. Chemical Composition, Antibacterial and Antioxidant Activities of Six Essentials Oils from the Alliaceae Family. Molecules. 19: 20034-53.

蘿蔔硫苷
Glucoraphanin

來源 [1]	蘿蔔硫苷含量 (mg/100g)
綠花椰菜	12.2-119.4
芥蘭	0.8-159.7
白花椰菜	0.6-153.9

「蘿蔔硫苷」乍聽其名，許多人可能誤以為與蘿蔔有關係，但事實上，蘿蔔硫苷主要存在於綠花椰菜中，是一種具有抗氧化功效的植化素。目前有更多研究發現，蘿蔔硫苷對於皮膚與心血管有正面保護的效果，是近年來備受關注的重要植化素。

主要來源

蘿蔔硫苷是一種存在於十字花科蔬菜的含硫配醣體（glucosinolates），也就是在我

們常吃的綠花椰菜、白花椰菜、芥蘭等蔬菜中，它可經由酵素或人體腸道細菌作用形成蘿蔔硫素。

• 對抗紫外線的傷害

紫外線傷害是皮膚癌發生的主要原因。在一篇利用紫外線誘發無毛小鼠皮膚癌的實驗研究報告中發現，富含蘿蔔硫苷的綠花椰菜芽（broccoli sprouts）萃取物，有助於延緩小鼠因紫外光所誘發的腫瘤形成、腫瘤多樣性與大小，防範紫外線對皮膚造成傷害。

• 降低糖化終產物對血管的傷害

糖化終產物是一種過氧化物，在人體中可透過蛋白質與糖經一連串化學反應而產生。目前研究認為，舉凡各種慢性退化性疾病，小至皮膚老化，大至心血管疾病、腎臟病、神經病變等，都與糖化終產物有關。科學家利用富含蘿蔔硫苷的綠花椰菜芽萃取物，與血管內皮細胞進行培養，發現蘿蔔硫苷不僅能抑制自由基合成，降低發炎反應進行，也可以減少糖化終產物生成，減少內皮細胞的傷害，有效地降低未來心血管疾病發生的機會。

• 趕走壞的膽固醇

英國一篇探討綠花椰菜攝取對於心血管疾病高風險族群血脂狀態的臨床研究，每天給予受試者 400 克綠花椰菜，並觀察十二週後的血脂狀況，發現攝取綠花椰菜的受試者，血液中壞的膽固醇濃度有顯著地改善。該研究團隊認為，綠花椰菜富含的蘿蔔硫苷，可抑制肝臟膽固醇合成、增加體內協助膽固醇代謝的膽鹽排出體外，使得身體必須分解更多的膽固醇來製造膽鹽，進而降低血液中膽固醇的濃度。

食材含量參考文獻：

1. Sasaki et al., 2012. Quantitative profiling of glucosinolates by LC–MS analysis reveals several cultivars of cabbage and kale as promising sources of sulforaphane. J Chromatography B Analyt Technol Biomed Life Sci. 903: 171-176.

麩胱甘肽
Glutathione

來源[1]	麩胱甘肽含量 (nmol/g)
豬肉	630
花椰菜	440
菠菜	400
牛肉	230
馬鈴薯	230
番茄	165
柳橙	130
全脂牛奶	< 1

　　身體除了醣類、蛋白質與脂質等巨量營養素提供能量與營養外，還需要各種微量營養素協助，才能維持正常的生活。而被認為具有抗氧化、保肝防癌作用的麩胱甘肽，便是近年來頗受關注的微量營養素之一。

主要來源

　　麩胱甘肽是一種由三個胺基酸組合而成的有機硫化物，基本上人體可以自行合成。麩胱甘肽主要的食物來源，是動物性食品如肉類，但有些蔬果也是麩胱甘肽的重要來源。麩胱甘肽存在於綠、黃、白、紅、黑五種不同顏色的植物性食材中，如蘆筍、酪梨、花椰菜、菠菜、葡萄柚、草莓、柳橙、番茄等，另外，帶皮馬鈴薯也是來源之一。

麩胱甘肽小檔案

● 身體含量隨著年齡遞減

　　研究發現老年人血液中麩胱甘肽的濃度明顯低於年輕人，更有趣的發現是，慢性病患者血液中麩胱甘肽的濃度也低於健康的人。但因果關係到底為何，還需要進一步釐清。由上述現象可知，麩胱甘肽在身體中扮演非常重要的角色，年齡越大，越需要攝食富含麩胱甘肽的食物。

● 細胞年輕的泉源

　　麩胱甘肽是細胞內保有還原力的最佳物質，當身體處於「緊張狀態」（氧化狀態）時，麩胱甘肽會釋放自己的還原力，使身體放鬆，才不會讓細胞一直處於氧化狀況，加速老化的過程。因此，當身體裡的麩胱甘肽含量不夠時，身體很多機能會無法順

利運作。平時應多吃一些富含麩胱甘肽的食物，幫身體補充一些還原力，灌溉年輕的泉源。

- ## 解毒的重要角色

麩胱甘肽在肝臟的解毒酵素系統中扮演非常重要的角色，肝臟中重要的解毒酵素是麩胱甘肽-S-轉移酵素（glutathione-S-transferase），它的主要功能就是把原本脂溶性的有害外來物質或致癌物，加上麩胱甘肽後轉變成水溶性的形態，比較容易排出體外。所以，若麩胱甘肽量不足，就會有較多的毒物或致癌物堆積在體內，引發後續疾病。

- ## 維生素 C 及維生素 E 可增加麩胱甘肽的穩定度

麩胱甘肽常常犧牲小我來完成大我，若有維生素 C 或維生素 E 的幫忙，可以讓較多的麩胱甘肽處於還原狀態，儲存較多戰鬥的本錢。

食材含量參考文獻：

1. Wierzbicka et al., 1989. Glutathione in food. Journal of Food Composition and Analysis. 2: 327-337.

吲哚
Indoles

來源 [1]	Glucobrassicin 含量 (umol/g)
白色花椰菜	1.0
高麗菜 (春季採收)	0.9
抱子甘藍	0.6-2.1
高麗菜 (夏季採收)	0.3
紫色高麗菜	0.3

吲哚原本不是單獨存在於綠的十字花科蔬菜中，它是由一種含硫及醣基的有機硫化物裂解出來的，我們稱此種有機硫化物為含硫配醣體，而裂解出的吲哚本身不含硫，但卻擁有許多保健功效。

十字花科的蔬菜都含有 glucobrassicin 這種吲哚含硫配醣體，經過植物中的酵素或人體腸道中的細菌分解後，會釋放出吲哚 -3- 甲醇（Indole-3-carbinol，簡稱 I3C）。glucobrassicin 本身對人體的好處並不明顯，但是經過變身成 I3C 後，則好處多多。我們常吃的綠色花椰菜、抱子甘藍、芥藍、芥菜、高麗菜、大白菜、小白菜、蕪菁、豆瓣菜、白色花椰菜等，都是很好的食物來源。

- **從吲哚類硫配醣體變身，預防乳癌、前列腺癌 —— 但 I3C 藥丸無法取代十字花科的蔬菜**

由於 I3C 的結構式與女性的雌激素類似，因此，關於 I3C 抗乳癌的研究相當多。有趣的是，研究發現 I3C 本身抑制或促進乳癌的結果都有，但是，多吃一些十字花科的蔬菜，能預防乳癌及前列腺癌的效果是肯定的。由此可知，許多植化素並不適合單打獨鬥，必須和其他植化素或其他營養素配合才能發揮功能。因此提醒大家，多吃一些十字花科蔬菜才是正確預防癌症的方法，而不是走捷徑只想補充某一種特定的植化素或營養素。

- **正確的烹調方式**

由於吲哚及它的代謝物是水溶性的，若是將十字花科的蔬菜在水中煮 9 ～ 15 分鐘，glucobrassicin 將流失掉 15 ～ 59％。因此建議烹煮十字花科的蔬菜時，用蒸的或燙熟即可，不要用大量的水滾太久，否則好東西都不見了。

食材含量參考文獻：

1. Heaney & Fenwick, 1980. The analysis of glucosinolates in Brassica species using gas chromatography. Direct determination of the thiocyanate ion precursors, glucobrassicin and neoglucobrassicin. Journal of the Science of Food and Agriculture. 31: 593-599.

異硫氰酸鹽
Isothiocyanate

來源[1]	異硫氰酸鹽含量 (umol/100g)
綠色花椰菜	2.6-18.1
蕪菁	1.1-17.8
白色花椰菜	0.7-2.7
抱子甘藍	0.6-21.1
甘藍菜	0.5-77.9
芥菜	0.4-137.9
芥藍	0.4-12.9

異硫氰酸鹽是由含硫配醣體裂解出來的物質，許多研究發現異硫氰酸鹽具有很重要的抗癌特性。

主要來源

異硫氰酸鹽主要存在綠、白色的十字花科蔬菜中，它也是讓十字花科蔬菜具有特殊氣味的主要物質。綠色花椰菜、抱子甘藍、芥藍、芥菜、高麗菜、大白菜、蕪菁、豆瓣菜、白色花椰菜等，都含有異硫氰酸鹽。

異硫氰酸鹽小檔案

• 防癌強棒

十字花科蔬菜中屬於異硫氰酸鹽且具有防癌特性的植化素有 benzyl isothiocyanate、phenethyl Isothiocyanate (PEITC) 及 3-phenylpropyl isothiocyanate 三種。這三種異硫氰酸鹽類能誘發肝臟中的解毒酵素，將致癌物轉化成較無毒性的物質並排出體外，而且這些異硫氰酸鹽能夠抑制腫瘤細胞分裂。也有研究發現，異硫氰酸鹽能夠誘發腫瘤細胞走向凋零之路。目前發現異硫氰酸鹽能抑制肺癌、食道癌、腸癌、胃癌等。

• 抑制前列腺癌成果顯著

有研究發現，對帶有人類前列腺癌細胞（PC-3）的小白鼠注射 PEITC 或薑黃素（curcumin），四週後進行研究分析，發現 PEITC 和薑黃素合併使用時，癌細胞的生長明顯地受到阻礙，若是 PEITC 或薑黃素單獨使用時效果就有限了。所以，以富含 PEITC 的花椰菜拌上富含薑黃素的咖哩，將會是一道對抗前列腺癌的最佳菜餚。

食材含量參考文獻：

1. Tang et al., 2013. Total isothiocyanate yield from raw cruciferous vegetables commonly consumed in the United States. J Funct Foods. 5: 1996-2001.

黑芥子苷
Sinigrin

來源	黑芥子苷含量 (mg/100g)
黑芥末籽 [1]	5.42-54.84
綠花椰菜 [2]	3.23
抱子甘藍 [2]	2.10
白花椰菜 [2]	0.52
大頭菜 [2]	0.50

喜歡吃印度料理的人或許聽過名為「黑芥末籽」的香料，因為香氣獨特而被廣泛運用在印度料理中，可以直接磨成粉調味，或和醋、鹽等材料混合成醬汁淋在沙拉上。其中，那股誘人的香氣就是來自於黑芥子苷。黑芥子苷不只香氣迷人，也能抑菌、促進傷口癒合，更重要的是，對腫瘤及心血管都有幫助。

主要來源

黑芥子苷主要存在十字花科蔬菜裡，如抱子甘藍、綠花椰菜與高麗菜中，印度料理中的黑芥末籽，是因為黑芥子苷使其具有特殊氣味，成為重要的印度香料。

黑芥子苷小檔案

• 抑制腫瘤的生長

在動物與細胞實驗發現，黑芥子苷可以抓住自由基，避免 DNA 受到氧化傷害；此外，黑芥子苷也具有阻斷腫瘤細胞血管新生的作用，讓腫瘤細胞得不到養分而不再生長，避免腫瘤細胞轉移。

• 減輕發炎症狀，預防粥狀動脈硬化

越來越多研究支持「粥狀動脈硬化是一種發炎性疾病」。發炎所誘發的連鎖反應，

不僅表示心血管疾病風險的增加，同時也意味著患者病程將逐步且緩慢地惡化。黑芥子苷不但可以避免壞的膽固醇氧化成更壞的膽固醇，也可以抑制體內腫瘤壞死因子 α 等促發炎因子物質產生，改善血管的內皮細胞因受損所引起的動脈粥狀化現象。因此，未來藉由黑芥子苷來降低心血管疾病的發生是可行的辦法。

● 抑菌的功效

植化素為植物免於受到昆蟲及微生物侵害的重要成分，研究發現，黑芥子苷的代謝產物能有效地抑制微生物生長，包括大腸桿菌、李斯特菌等造成食物腐敗或食物中毒的病原菌生長。

● 促進傷口癒合

受傷時，適當的傷口照護和營養素補充是加速傷口痊癒的不二法門。在古老的印度傳統醫學中，常常會使用黑芥末籽做為傷口癒合的藥材，近年來科學家發現，黑芥末籽中的黑芥子苷可增加傷口的修補速度。

食材含量參考文獻：

1. Herzallah and Holley, 2012. Determination of sinigrin, sinalbin, allyl- and benzyl isothiocyanates by RP-HPLC in mustard powder extracts. LWT-Food Science and Technology. 47: 293-299.
2. Singh et al., 2008. Sinigrin (2-Propenyl Glucosinolate) Content and Myrosinase Activity in Brassica Vegetables. International Journal of Vegetable Science. 13: 21-31

蘿蔔硫素
Sulforaphane

來源[1]	蘿蔔硫素含量 (mg/100g)
甘藍菜	54
綠色花椰菜	22
抱子甘藍	12
蕪菁	6
紫色高麗菜	4.8

蘿蔔硫素是由含硫配醣體裂解出來的物質，不僅可以有效驅趕胃裡的壞菌，更是身體相當重要的抗氧化防癌物質。

蘿蔔硫素主要存在綠色的十字花科蔬菜中，我們常吃的綠色花椰菜、抱子甘藍、芥藍、芥菜、高麗菜、大白菜、小白菜、蕪菁、豆瓣菜、白色花椰菜等，都可以發現蘿蔔硫素的蹤跡。

蘿蔔硫素小檔案

● 降低乳癌、前列腺癌的風險

蘿蔔硫素本身是良好的抗氧化劑，可以抓住自由基以保護 DNA，防止細胞癌變。此外，蘿蔔硫素更是誘發肝臟中解毒酵素的高手，使身體排除致癌物的能力顯著增加。動物實驗發現，若對於罹患乳腺腫瘤或前列腺腫瘤的動物餵食蘿蔔硫素，發現無論腫瘤的大小或數目都明顯地減少。在人類的流行病學研究上，也發現大量攝食十字花科蔬菜的人，罹患乳癌及攝護腺癌的機會大大地下降了。因此，十字花科的蔬菜實在含有許多防癌的寶物，平常應多吃一點。

● 降低罹患大腸癌的風險

科學家利用基因突變導致特別容易罹患腸癌的老鼠來進行動物實驗，餵食這些老鼠不同劑量的蘿蔔硫素，結果發現，飲食中含有越高劑量的蘿蔔硫素，其發生大腸癌的比例越低。由此可見，若具有大腸癌家族性遺傳史的人，平時要多吃一些含蘿蔔硫素的蔬菜，以預防大腸癌的發生。

● 可以降低消化性潰瘍的機會

蘿蔔硫素能夠有效地驅趕幽門桿菌，其效果甚至比抗生素來得好，因此含蘿蔔硫素的蔬菜，如花椰菜、甘藍菜，都是用來預防或治療消化性潰瘍的優良食物。

● 可以對抗紫外線的傷害

皮膚如果經常曝露於陽光下，會增加因紫外線誘發皮膚癌的機率，因此阻擋紫外線的傷害，是預防皮膚癌的重要關鍵。經研究發現，蘿蔔硫素無論是口服或外用，都能抵抗紫外線對皮膚的傷害，主要是因為蘿蔔硫素能促使皮膚細胞產生較多的抗紫外線蛋白質，以達到保護的效果。因此，蘿蔔硫素可說是一種口服或外用俱佳的皮膚保養品。

食材含量參考文獻：

1. Farag and Motaal, 2010. Sulforaphane composition, cytotoxic and antioxidant activity of crucifer vegetables. Journal of Advanced Research. 1: 65-70.

. . . .

硫代亞硫酸鹽類
Thiosulfinate

硫代亞硫酸鹽類是一種有機硫化合物，具有強烈辛辣味的揮發特性。其實，這也是植物用來保護自己的方式，當植物體受到蟲害、切割或物理性破碎時，植物細胞中的含硫物質，會經由植物細胞酵素轉化成許多硫代亞硫酸鹽類化合物，釋放出特別的氣味以驅趕昆蟲。這也是我們在切、煮這些含有機硫化物蔬菜時，會生成更多提味香氣的主要原因。此外，硫代亞硫酸鹽類不只香氣特殊，也能抑菌與預防血管堵塞。

主要來源

一般來說，大蒜、洋蔥、韭菜等常見的提味辛香佐料，十字花科的蔬菜如甘藍菜、芥藍、白色花椰菜、蕪菁等，都可以藉由切碎、烹煮產生硫代亞硫酸鹽類。由於硫代亞硫酸鹽類是水溶性，在烹煮這些蔬菜時，不要用大量的水去滾煮，以免硫代亞硫酸鹽類流失在水中，沒有被吃進體內。可惜的是，由於分析技術的限制，目前鮮少有明確的數據，說明食物中硫代亞硫酸鹽類的含量。

● 抵抗細菌與病毒

許多研究都發現，硫代亞硫酸鹽類可以廣泛地抑制微生物的生長，包括對細菌、黴菌、病毒等都有不錯的抑制生長效果。因此，如果說硫代亞硫酸鹽類是天然的抗生素也不為過。

● 保護心血管

當身體血小板作用太強，血液就容易結塊使得血管管徑變窄，造成血流不順暢。硫代亞硫酸鹽類具有抑制血小板凝集的功能，能預防血管堵塞及血管病變。

植物性雌激素

植物性雌激素是一群存在於植物中的植化素，由於其構造與身體中的雌激素類似，因此稱為植物性雌激素。這一類的植物性雌激素具有「雙向調節」的作用，有時具有「增加」雌激素的作用，有時又具有「拮抗」雌激素的作用；通常當體內雌激素濃度低時，植物雌激素會發揮「增加」的作用，而體內雌激素過高時，植物雌激素就會發揮「拮抗」的作用。雖然植物雌激素的功效不及體內的雌激素，但是，卻在調整荷爾蒙的作用上扮演重要的角色。

尤其在治療停經後症候群時，用傳統的雌激素替代療法 (hormone replacement therapy, HRT)，會增加罹患乳癌的風險，而補充植物性雌激素不但能舒解症狀，又沒有增加罹患癌症的危險。因此，植物性雌激素是醫學界，無論在預防醫學的研究上或是治療使用上，都越來越重要。

目前研究最多的植物性雌激素有三大類，分別是大豆異黃酮素、木酚素及香豆雌酚，將於下列章節為大家介紹。

香豆雌酚
Coumestrol

來源 [1]	香豆雌酚含量 (ug/100g)
綠豆芽	136.6
亞麻籽	46.8
開心果	6.7
杏桃乾	4.2
苜蓿芽	2.5
杏仁	1.5

香豆雌酚是存在飲食中的一種 coumestan 類植物性雌激素，越來越多資料顯示，香豆雌酚可以減少動脈血管粥狀硬化、改善更年期所產生的骨質疏鬆症與不舒服症狀。

主要來源

香豆雌酚主要存在黃、綠色的豆類以及豆類發芽的組織中，在苜蓿芽 (alfalfa)、豆芽，甚至是堅果中，都有不錯的含量。

香豆雌酚小檔案

● 降低骨質疏鬆症

我們骨頭的細胞是不斷新陳代謝的，成骨細胞會堆積新的骨質，而蝕骨細胞則是移除老舊沉積的骨質。研究發現，香豆雌酚會抑制蝕骨細胞的活性，使得骨質的流失速度減緩，因此，要預防骨質疏鬆，不但要注意鈣質的補充，也要多攝食一些含有香豆雌酚的食材。

● 舒緩停經症候群

婦女停經時期，體內雌激素濃度快速下降，造成許多身體不適的症狀，如皮膚潮紅、陰道乾燥；而在西方國家，停經後的婦女發生骨質疏鬆症、心血管疾病等與雌激素相關的疾病比例也顯著地增加。雖然，補充雌激素替代療法能夠舒緩症狀，但是可能會提高乳癌的罹患風險。香豆雌酚和其他植物性雌激素一樣能舒緩不適的症狀。因此，停經的婦女可以多吃一些含有香豆雌酚的食物。

• 降低膽固醇

當血漿中的膽固醇含量太高時，肝臟細胞的低密度脂蛋白受器（LDL receptor），能將血漿中的膽固醇「吃」進肝臟細胞中，進而將膽固醇代謝成膽汁排出體外。香豆雌酚具有增加肝臟細胞低密度脂蛋白受器的活性，使得肝臟能處理較多的膽固醇，以降低血漿的膽固醇。

• 減少乳癌發生的危險

臨床上，乳癌細胞的病理組織分析，會使用雌激素受體（estrogen receptor, ER）和／或黃體素受體（progesterone receptor, PR）染色，做為臨床醫師乳癌治療的依據。當乳癌細胞受到雌激素與黃體素的刺激而生長，我們稱為荷爾蒙受體陽性乳癌（ER/PR postive）；相反的，當乳癌細胞不受兩者影響則稱為荷爾蒙受體陰性乳癌（ER/PR negative）。二〇〇八年，一份瑞典的研究報告，調查一千零一十四份乳癌腫瘤切片與患者平時飲食中攝食香豆雌酚的關係，發現飲食中香豆雌酚的量，與 ER/PR negative 的腫瘤發生率呈反比，這表示香豆雌酚可透過某種方式，降低荷爾蒙受體陰性乳癌的發生。因此建議屬於荷爾蒙受體陰性的乳癌患者，可以多吃含有香豆雌酚的食物來延緩病情的發展。

食材含量參考文獻：

1. Thompson et al., 2006. Phytoestrogen Content of Foods Consumed in Canada, Including Isoflavones, Lignans, and Coumestan. Nutrition and Cancer. 54: 184-201.

大豆異黃酮素
Soy isoflavone

來源 [1]	大豆異黃酮素含量 (mg/100g)
豆奶	83.3
豆腐	83.2
納豆	82.29
味增	69.84
毛豆（生）	48.95
黃豆（生）	34.89
毛豆（熟）	17.92
黃豆（熟）	12.5

異黃酮素中的大豆異黃酮素，是近年來被熱烈研究的類黃酮素之一。在大豆異黃酮素中，對人體最有健康功效的是金雀異黃酮苷素（genistein）及大豆異黃酮苷素（daidzein）兩種植化素，不僅具有緩減女性因荷爾蒙不足而產生的更年期症狀，還有預防心血管疾病與降低罹患乳癌、子宮內膜癌與前列腺癌機會等效果。

主要來源

大豆異黃酮素，顧名思義來自於黃色大豆，而黃色大豆是華人、日本人的重要食材，像豆漿、豆腐及許多豆製品都來自大豆，這些食物都是大豆異黃酮素的良好來源。

大豆異黃酮素小檔案

- **降低罹患乳癌及子宮內膜癌的風險**

雌激素是讓女性更有魅力、讓女性生理能運作正常的荷爾蒙，但是雌激素過多也是危險的，它會促進乳癌及子宮內膜癌的生長。然而大豆異黃酮素，尤其是金雀異黃酮苷素這種植化素，它的構造和雌激素長得很像，能矇騙雌激素的接受器，占住它的位置，但不會像雌激素一樣傳遞細胞分裂的訊息給細胞，因此能降低罹患乳癌及子宮內膜癌的風險。有研究發現，多吃含大豆異黃酮素食物的婦女，罹患子宮內膜癌的風險減少了 54%。

- **降低罹患前列腺癌的風險**

日本是大量食用大豆的國家，研究發現，日本男性罹患攝護腺癌的機率，低於很

少吃大豆的美國男性，相差達 5 倍之多。科學家認為，這是因為大豆異黃酮素能減少男性血漿中睪固酮這種男性荷爾蒙的濃度，而且大豆異黃酮素能抑制前列腺癌細胞的增生。因此，男性多吃一點大豆製品，可以保護攝護腺。

● 預防骨質疏鬆症

骨質疏鬆症與女性荷爾蒙減少有密切關係，大豆異黃酮素是一種植物性雌激素，可以促進骨質再吸收及預防骨質疏鬆症。科學家認為，東方婦女雖然沒有吃很多乳製品，但罹患骨質疏鬆症較少的原因，是因為吃很多含大豆異黃酮素的豆製品。

● 預防心血管疾病

大豆異黃酮素用來對付心血管疾病的方法很多，例如大豆異黃酮素能抑制壞的膽固醇被氧化；金雀異黃酮苷素能抑制血管的平滑肌細胞增生而造成血管窄小的狀況，此外，還能抑制血小板的凝集，預防血栓形成；所以，大豆異黃酮素可以利用許多好方法來預防心血管疾病。

食材含量參考文獻：

1. Bhagwat et al., 2008. USDA Database for the Isoflavone Content of Selected Foods. U.S. Department of Agriculture.

木酚素
Lignan

來源 [1]	木酚素含量 (mg/100g)	來源 [1]	木酚素含量 (mg/100g)
白芝麻油	1294.75	西洋梨	15.56
黑芝麻油	1223.3	白花椰菜	9.48
白芝麻	834.57	奇異果	4.17
亞麻籽	257.6	馬鈴薯	2.89
綠花椰菜	98.51	裸麥麵粉	1.46
腰果	56.33	高麗菜	0.03-21.51
孢子甘藍	50.36		

木酚素是一種植物中的多酚類，其英文名字是 lignan，許多人常和存在植物細胞壁中的木質素（lignin）搞混。木酚素具有植物性荷爾蒙的特性，木質素則屬於非水溶性的膳食纖維，兩者的英文字母只差一個，功能卻完全不同。

木酚素廣泛地存在於綠、黃、白、紅、黑五種不同顏色植物性食材中，亞麻籽（flaxseed）、芝麻及一些膳食纖維豐富的穀類麩皮與豆類都含有木酚素，蔬菜類則是十字花科的蔬菜含量稍高一些。木酚素本身是非活性物質，經由腸道微生物作用，可以轉換成構造與雌激素類似的物質（如 enterodiol 與 enterolactone 等），因此才有了植物性雌激素之稱。這些植物性雌激素通常在低濃度時，具有與雌激素相同的作用，在高濃度時，則具有拮抗雌激素的效果。

木酚素小檔案

• 降低乳癌的風險

流行病學調查顯示，飲食中木酚素攝取較少的族群，罹患乳癌的風險將提高約 2 ～ 5 倍！研究發現，木酚素能抑制卵巢合成過多的雌激素，進而降低罹患乳癌的風險。

• 舒緩停經症候群

婦女在停經時期，體內雌激素濃度快速下降，會造成皮膚潮紅、陰道乾燥等許多身體不適的症狀；而在西方國家，停經後的婦女罹患與雌激素相關的疾病，如骨質疏鬆症或心血管疾病也顯著地增加。雖然，補充雌激素替代療法能夠舒緩症狀，但是會增加罹患乳癌的風險，因此，建議多攝食含木酚素的食物或營養補充品來舒緩症狀。

• 降低骨質疏鬆症

婦女的骨質疏鬆與停經期特別有關，因為雌激素的濃度下降會加速骨質的流失。雖然目前臨床上治療停經期的骨質疏鬆症多採雌激素替代治療，但是飲食上，除了鈣質的補充，植物性雌激素的補充也受到重視。世界衛生組織一項針對七十歲以上日本婦女的調查，發現骨質密度越高者，尿液中植物性雌激素的排泄量也較高，這代表骨質密度越高者，攝取較多的植物性雌激素。因此，在預防或治療骨質疏鬆症時，除了適當補充鈣質外，補充植物性雌激素如木酚素，也是很好的方式。

• 預防結腸與直腸癌

芬蘭的科學家曾經測量五百三十二位經切片確定為結腸直腸癌患者的血漿，其中

enterodiol 與 enterolactone 的濃度，與五百零三位健康者相比發現，血漿中 enterodiol
與 enterolactone 的含量，與罹病的嚴重程度呈反比。因此，多吃一些含有木酚素的
食物，以預防結腸及直腸癌的發生。

食材含量參考文獻：

1. Rodríguez-García et al., 2019. Naturally Lignan-Rich Foods: A Dietary Tool for Health Promotion?
   Molecules. 24: 917.

——— OTHER ———

其他

植物中的植化素琳瑯滿目，分類方式也不盡相同，我們已將常見蔬食中的重要植化素
分為以上五大類，但仍有些植化素無法歸類，將在此為大家介紹。或許大家對這些植
化素感到非常陌生，但是，它們卻存在於我們每日的飲食中，相信假以時日，大家對
每個植化素都會像維生素一樣耳熟能詳。

甜菜色素
Betalains

來源	甜菜色素含量 (mg/100g)
甜菜根 [1]	462-838
火龍果 [2]	30.18-42.71
紅莧菜葉 [3]	7.63
藜麥 [4]	0.15-6.1

　　每個人可能都有這種經驗：上廁所的時候，看到尿液竟然是紅色的！心裡嚇了一大跳，仔細回想，才發現原來是早上吃了火龍果。其實，這是因為甜菜色素的關係，但它不只有讓你嚇一跳的功能，下面就一起來了解甜菜色素對身體的功效。

主要來源

　　甜菜色素是一個很大的色素家族，內含紅色與黃橘色色素，使其外表色彩繽紛，常見於紅藜、甜菜根、紅莧菜與火龍果等食物中。

甜菜色素小檔案

● 減少發炎現象

　　顏色繽紛的甜菜色素在動物實驗中，被證實具有抗發炎的活性。現代人長時間處於工作壓力大、作息不正常或營養攝取不均衡的生活模式中，極容易讓自己深陷於「發炎」威脅中；更令人擔心的是，許多研究皆證實，過敏症、牙周炎、肥胖、糖尿病與癌症，可能都與身體長期處於發炎狀態有關。因此，為了遠離這些發炎所帶來的疾病威脅，食用含抗發炎特性的甜菜色素之食物，就是遠離這些惱人疾病的不二法門。

● 提升運動表現

　　一項針對競技鐵人三項運動員的研究，發現使用富含甜菜色素的補充品，不僅可以改善運動表現，且有助於減少運動所造成的肌肉損傷。甜菜色素在人體內可以發揮抗氧化與抗發炎的功能，清除自由基且有效增加血液中一氧化氮的含量，有利體內血液流量和氧氣輸送，可以減少運動造成的肌肉細胞損傷，進而提升運動表現。

下次參加運動比賽前，不妨來點五彩繽紛的甜菜色素美食，讓自己體力滿滿，奪下最佳的運動成績。

● 高抗癌之潛力

細胞實驗結果顯示，甜菜色素可避免壞的膽固醇過度氧化、抑制卵巢癌細胞生長與促進黑色素瘤細胞凋亡；而動物實驗結果顯示，甜菜色素有抑制皮膚癌、肝癌及肺癌進展的效果。雖然目前尚未有研究證實，甜菜色素可以於人體內發揮抗癌的效果，然而上述資料顯示，甜菜色素可能具有高抗癌的潛力。

● 五彩繽紛的食品顏色來源

透過萃取技術，甜菜色素經常做為加工食品中的天然食用色素來源，可以在五彩繽紛的飲料、冰品及糖果中見到甜菜色素的蹤影。雖然這些食品含有甜菜色素，但建議大家盡量選用天然食物，才可以同時獲得甜菜色素與其他天然營養素。

● 甜菜色素讓尿液變色？

甜菜色素對溫度與酸鹼值敏感，特別是高溫長時間烹調，會使原本鮮豔的紅色轉變成咖啡色，因此烹調含有甜菜色素的食材時，千萬不要被它的咖啡色外表嚇到。甜菜色素會隨著食物進入人類的循環系統，最終透過尿液與糞便排出體外，所以若因食用含甜菜色素的食物而出現血尿或血便，千萬不要驚慌，只要飲用足量的水，甜菜色素完全排除後，尿液與糞便很快就會恢復正常的顏色。

食材含量參考文獻：

1. Bucur et al., 2016. The betalains content and antioxidant capacity of red beet (Beta vulgaris L. subsp. vulgaris) root. Farmacia. 64: 198-201.

2. Rodriguez et al., 2015. Stabilization of Betalains from the Peel of Red Dragon Fruit [Hylocereus polyrhizus (Weber) Britton & Rose] through Biopolymeric Encapsulation. Philippine Agricultural Scientist. 98: 382-391.

3. Biswas et al., 2013. Betalains from Amaranthus tricolor L. Journal of Pharmacognosy and Phytochemistry. 1: 87-95.

4. Abderrahim et al., 2015. Physical features, phenolic compounds, betalains and total antioxidant capacity of coloured quinoa seeds (Chenopodium quinoa Willd.) from Peruvian Altiplano. Food Chemistry. 183: 83-90.

Beta-穀固醇
Beta-sitosterol

來源	Beta-穀固醇含量 (mg/100g)
酪梨 [1]	76.4
豌豆 [2]	41.4
白色花椰菜 [2]	40.8
綠色花椰菜 [2]	34.5
南瓜籽 [3]	23.5-38.4
黃豆芽 [2]	7.5

Beta-穀固醇是一種植物固醇類,與動物性膽固醇最大的不同,在於動物性膽固醇吃多了會引發高血脂症、冠狀動脈硬化等心血管疾病,但植物固醇則沒有這些危險性,反而具備能有效降低膽固醇與保護攝護腺的效果。

主要來源

Beta-穀固醇廣泛地存在於植物中,以綠、黃兩色的植物性食材為主,如酪梨、豌豆、黃豆、南瓜籽,其他如麥芽、花生、玉米油等,都是 beta-穀固醇的來源。

Beta-穀固醇小檔案

● 減少膽固醇吸收

由於 beta-穀固醇的構造與膽固醇類似,所以,腸道在吸收食物中的膽固醇時,有一部分會被 beta-穀固醇取代,因而具有降低膽固醇的功效。多吃一些含有 beta-穀固醇的食物,像黃豆、酪梨等,都能發揮降低膽固醇的功效。

● 抑制慢性攝護腺增生

有些老年男性患有慢性攝護腺增生的問題,其伴隨的生活不便就是排尿障礙。有研究發現,若讓這些病患服用 beta-穀固醇,能夠抑制攝護腺增生,明顯地改善排尿問題。這也是為什麼建議有攝護腺肥大的人,要多吃一些南瓜籽,因為南瓜籽中含有 beta-穀固醇這種寶貴物質。

食材含量參考文獻:

1. Duester, 2001. Avocado fruit is a rich source of beta-sitosterol. J Am Diet Assoc. 101: 404-5.

2. Han et al., 2008. Contents of Phytosterols in Vegetables and Fruits Commonly consumed in China. Biomedical and Environmental Sciences. 21: 449-453.

3. Kim et al., 2012. Comparison of the chemical compositions and nutritive values of various pumpkin (Cucurbitaceae) species and parts. Nutrition Research and Practice. 6: 21-27.

. . . .

苦瓜苷
Charantin

來源 [1]	苦瓜苷含量 (mg/100g)
山苦瓜葉	0.446
山苦瓜	0.425

　　大家是否一聽到苦瓜，就會不由自主地擺出排斥的苦瓜臉？但是俗話說「吃得苦中苦，方為人上人」，要不怕苦，才能苦盡甘來。沒錯，苦瓜裡有一種叫做苦瓜苷的物質，對人體有許多保健的功效。

主要來源

　　苦瓜苷是一種皂素類，是存在於白色或綠色苦瓜中的一種活性成分。

苦瓜苷小檔案

• 能降低血糖

　　古代的中國及印度就已經運用苦瓜來醫治糖尿病了，現在則是要以現代科學的角度，探討苦瓜到底有什麼成分能降血糖？後來科學家發現，苦瓜苷是苦瓜中降血糖的活性物質之一，它能刺激胰臟的 beta 細胞分泌胰島素，而胰島素是將血液中的葡萄糖帶入細胞內利用的重要物質，因此，苦瓜苷乃是藉由刺激胰島素的分泌達到降血糖的功能。但是要注意，並不是所有糖尿病患者食用苦瓜都有效。對於完全缺乏胰島素的第 1 型糖尿病患者，或是正使用胰島素控制血糖的人，建議仍必須接受正

規的胰島素治療。

食材含量參考文獻：

1. Goo et al., 2016. The Bitter Gourd Momordica charantia L.: Morphological Aspects, Charantin and Vitamin C Contents. IOSR Journal of Agriculture and Veterinary Science. 9: 76-81.

....

葉綠素
Chlorophyll

來源[1]	葉綠素含量 (mg/100g)
菠菜	79.1
香菜	63.2
大白菜	5.8
萵苣	2.9-24.5
芹菜	2.3
綠色花椰菜	2.1

　　葉綠素存在於所有的植物中，它的含量隨著植物的種類及生長階段而不同，它除了讓植物顯現出欣欣向榮的綠色魅力外，最重要的功能在於讓植物進行光合作用，可以將陽光、二氧化碳、水，在植物體內轉換成碳水化合物，供給植物熱量，因此，也有人稱葉綠素為植物的綠色血液。以往對於葉綠素的保健功效研究就很多，日本人流行喝青汁後，關於葉綠素的研究更是如雨後春筍。

主要來源

　　在我們的飲食中，綠葉菜類及藻類的葉綠素含量較豐富，一般水果可食用的部分則含量較少。

葉綠素小檔案

• 優秀的抗氧化劑

植物進行光合作用時就會面臨陽光的照射，自然會有許多氧分子產生，為了應付

這些氧化壓力，葉綠素本身就是一個很好的抗氧化劑；植物在秋天葉綠素減少時，就把抗氧化的重責大任交給類胡蘿蔔素；根據研究，葉綠素的抗氧化能力和維生素C差不多。

● 增強肝臟的解毒能力

黃麴毒素常會產生在發霉的穀類、花生、玉米等食物中，破壞 DNA，因此具有很強的致癌性；有研究發現，葉綠素能有效增強肝臟的解毒能力，可預防黃麴毒素所引起的癌變發生。

● 增加身體氧氣的利用率

葉綠素和人體血紅素具有極為類似的分子結構，最大的差異只在於葉綠素具有鎂離子，血紅素則具有鐵離子。但有趣的是，葉綠素進入人體後卻能發揮類似血紅素的功能，增加氧氣的攜帶率，讓全身細胞增加氧氣的利用率及新陳代謝，因此，你會覺得補充葉綠素後全身較有活力。

● 天然的除臭劑

當口腔或腸胃道有壞菌生長時，會有口臭及不悅的體味，葉綠素是身體的淨化劑，能抑制壞菌的生長，因此葉綠素是天然的除臭劑。

● 加速傷口癒合的能力

葉綠素不論是外用或是口服，都能增加傷口癒合的速度，如皮膚外傷或是消化系統有潰瘍時，葉綠素都能抑制發炎，增加傷口的修補速度。因此有的胃腸藥會加入葉綠素，除了增加美麗的色澤外，更有整腸、治療潰瘍的效果。

食材含量參考文獻：

1. Bohn et al., 2004. Chlorophyll-bound Magnesium in Commonly Consumed Vegetables and Fruits: Relevance to Magnesium Nutrition. Journal of Food Science. 69: S347-S350.

薑 黃 素
Curcumin

來源 [1]	薑黃素含量 (%)
薑黃粉	0.58-3.14
咖哩粉	0.05-0.58

近年來薑黃素在各式各樣的保健食品中異軍突起，薑黃素究竟是什麼？就讓我們一起深入了解吧！

主要來源

薑黃素存在古代常用的薑黃（turmeric）這種植物中，是印度、南亞、中東等國家常用的調味料，它具有特殊的香味與顏色，也是咖哩中的主要成分。從前亞洲熱帶地區，經常把薑黃和其他草藥一併使用來治療扭傷、肝病、眼疾、牙痛等疾病，現在發現，這些優異的保健功能都與薑黃素有關，無疑又是一個老祖先智慧被現代科學證實的例子。

薑黃素小檔案

● 能保護心血管

薑黃素已證實是很優良的抗氧化劑，其抗氧化能力約為維生素 E 的 10 倍，因此，能有效地降低血管中壞的膽固醇被氧化而卡在血管壁上，減少粥狀動脈硬化的機會。此外，薑黃素也有抑制血小板凝集的功能，使整個血管的流動比較通暢；總體而言，薑黃素對於心血管的保護非常有貢獻。但是，在此要提醒有服用抗凝血劑的人，如果要服用高濃度的薑黃素，要特別小心血液無法凝集的問題，如果只是吃咖哩，因薑黃素的濃度不高，不需擔心。

● 延緩阿茲海默症

隨著全球人口快速老化，失智症患者人數正以驚人的速度增長。阿茲海默症為一種退化型的失智症，過去又稱老年癡呆症，主要與腦部的神經傳導訊號出現問題有

關。為何腦神經傳導會發生問題，目前認為，可能是因為長期的氧化壓力，或是與一種叫做 beta 類澱粉蛋白（beta-amyloid）沉積在大腦的神經細胞裡，造成腦細胞凋零有關。而研究證實，薑黃素能抑制 beta 類澱粉蛋白聚集形成澱粉斑塊，而且薑黃素優秀的抗氧化力，能保護腦細胞免於自由基的攻擊。因此，薑黃素是延緩阿茲海默症或防止病情惡化的重要植化素，可以鼓勵老年人常吃咖哩或補充薑黃素。

● 抗癌的明日之星

許多動物實驗發現，薑黃素能夠抑制由化學致癌物所誘發的癌化過程，此外，薑黃素也能抑制腫瘤細胞的生長速度；有些實驗也發現，薑黃素能夠選擇性的殺死癌細胞。所以，目前薑黃素在預防細胞癌化及癌症治療兩方面，都有顯著地研究進展，薑黃素將是未來防癌、抗癌的明日之星！

● 舒緩類風濕關節炎症狀

有臨床研究發現，類風濕關節炎患者連續兩週每日服用薑黃素補充劑 1.2 克，早晨僵硬感、關節腫脹度都有非常明顯的改善；這主要是因為薑黃素能抑制體內發炎反應的進行，進而舒緩症狀。

食材含量參考文獻：

1. Tayyem et al., 2006. Curcumin Content of Turmeric and Curry Powders. Nutrition and Cancer. 55: 126-131.

葡萄糖二酸
D-glucaric acid

來源[1]	葡萄糖二酸含量 (mg/100g)
葡萄柚	360
苜蓿芽	246-345
蘋果	226-345
番茄	209
櫻桃	143
甘藍菜	89

醣類，或稱碳水化合物，是自然界中分布最廣且儲存量豐富的一種營養素，其中，

葡萄糖更是動植物重要的能量來源。在特殊的狀況之下，葡萄糖可以氧化轉變成葡萄糖二酸，接下來了解葡萄糖二酸對身體有什麼樣的功效。

葡萄糖二酸存在於許多植物中，不少蔬果中都可見到葡萄糖二酸的蹤跡，其中以綠、黃、紅三色為主，如葡萄柚、苜蓿芽、紅蘋果、甘藍菜、番茄、花椰菜、櫻桃等含量較豐富。

葡萄糖二酸小檔案

● 防癌明星

過多的荷爾蒙與致癌物會使細胞產生突變風險。在正常的生理狀況下，身體可以將這些有害物質與葡萄糖醛酸（glucuronidase）加工轉為水溶性，增加排出體外的機會。然而，這個解毒的加工過程會因為腸道的細菌分泌 β - 葡萄糖醛酸酶（beta-glucuronidase）而破壞。也就是說，β - 葡萄糖醛酸酶的活性越高，我們就越容易罹患癌症。研究發現，葡萄糖二酸不僅能有效地與有害物質結合，還可以抑制 β - 葡萄糖醛酸酶的酵素活性。因此，葡萄糖二酸的確是防癌明星。目前關於葡萄糖二酸防癌的研究，包括乳癌、攝護腺癌、膀胱癌、結腸癌、肝癌、皮膚癌等，都有不錯的研究成果。日常生活中多吃一些含葡萄糖二酸的蔬果，對防癌非常有幫助。

● 降低膽固醇的功能

葡萄糖二酸可以增加體內協助膽固醇代謝的膽鹽排出體外，使得身體必須分解更多的膽固醇來製造膽鹽，進而降低血漿中的總膽固醇濃度及壞的膽固醇濃度。

食材含量參考文獻：

1. Walaszek et al., 1996. d-Glucaric acid content of various fruits and vegetables and cholesterol-lowering effects of dietary d-glucarate in the rat. Nutrition Research.16: 673-681.

薯蕷皂苷元
Diosgenin

來源[1]	薯蕷皂苷元含量 (mg/5g 乾燥粉末)
基隆山藥，皮部	23.1
基隆山藥，肉部	4.5
恆春山藥，皮部	1.04
恆春山藥，肉部	未檢驗出

　　相信許多人對於「薯蕷」這兩個字感到陌生，但如果提到山藥，大家都知道是養生食材。山藥其實是薯蕷科植物的根莖，目前研究發現，薯蕷皂苷元是山藥中最具生理效應的重要成分，不僅結構與荷爾蒙相似，還有緩解更年期不適、降血脂與抗癌等作用。

主要來源

　　薯蕷皂苷元存在於許多植物中，我們常吃的食物中，以白色的山藥含量較豐富。

薯蕷皂苷元小檔案

• 有類似荷爾蒙的功效

　　薯蕷皂苷元的構造與形成許多性荷爾蒙的前驅物——膽固醇相似。因此，許多民間食療法建議停經後婦女食用山藥來舒緩停經後症候群。目前科學家也在努力釐清，薯蕷皂苷元在人體中如何扮演類似荷爾蒙的角色。

• 預防骨質疏鬆

　　科學家以切除卵巢的母鼠模擬婦女停經的狀態，發現移除卵巢的母鼠，骨質的密度及強度都下降，但是，餵食切除卵巢的母鼠薯蕷皂苷元後，骨骼的密度及強度都有明顯地改善。

• 降低膽固醇的功能

　　薯蕷皂苷元和其他皂素一樣，有降膽固醇的功能。薯蕷皂苷元可以增加膽固醇由膽汁流到腸道再經由糞便排出體外的速度，當較多的膽固醇由腸道排出體外時，血漿中的膽固醇濃度自然就下降了，亦能預防心血管疾病的發生。

• 抑制腫瘤生長

許多動物及細胞實驗研究，都發現薯蕷皂苷元具有抑制腫瘤生長的功能，目前科學家還在朝人體研究的方向努力。

食材含量參考文獻：

1. 林旺慶（2011），利用化學成分分析技術建立山藥品系與指標活性成分關係。亞洲大學保健營養生技學系碩士班學位論文

. . . .

檸檬烯
d-Limonene

來源[1]	檸檬烯含量 (%)
檸檬皮	2.97
葡萄柚皮	2.86
柳丁皮	1.63

柑橘類水果的果皮總是散發出愉悅的果香氣味，因此常做為舒緩心情的精油產品。精油中所含的檸檬烯，是天然芳香與抗菌的來源，更有厲害的抗癌效果。

主要來源

檸檬烯是存在於綠、黃兩色柑橘類水果中的植化素，果皮及籽中的含量尤其豐富。柳丁、橘子、萊姆、檸檬、葡萄柚等柑橘類水果，之所以散發出特殊的果香氣味，就是因為它的緣故。基本上檸檬烯是一種無色清澈的油脂。

檸檬烯小檔案

• 防癌小尖兵

我們平常吃柑橘類的水果時，因為果皮含苦味及辣味而把它丟棄。可惜的是，果

皮竟是含有防癌植化素的寶藏，如檸檬苦素、諾米林及檸檬烯。檸檬烯與檸檬苦素的防癌方式大致相同，檸檬烯一樣會增加肝臟中解毒酵素麩胱甘肽 -S- 轉移酵素的活性，能使體內的致癌物質轉成較容易排出體外的形式，降低致癌的機率。此外，檸檬烯能使快要變成致癌的細胞「回歸正途」，也能誘發癌症細胞走向凋零之路。因此，被丟棄的果皮也具有防癌的效果。

食材含量參考文獻：

1. Davidowski and DiMarco, 2009. The Extraction and Quantification of Limonene from Citrus Rinds Using GC/MS. Application Note of PerkinElmer, Inc.

鐮葉芹醇
Falcarinol

來源[1]	鐮葉芹醇含量 (mg/100g)
歐洲蘿蔔皮 (Parsnip, skin)	2.5
香菜葉	1.8
歐洲蘿蔔 (parsnip, core)	1.6
胡蘿蔔皮	1.1
胡蘿蔔	0.8
芹菜葉	0.6
香菜，莖部	0.6
芹菜，莖部	0.4

鐮葉芹二醇
Falcarindiol

來源[1]	鐮葉芹二醇含量 (mg/100g)
歐洲蘿蔔皮 (Parsnip, skin)	28.9
歐洲蘿蔔 (parsnip, core)	17.5
胡蘿蔔皮	14.4
胡蘿蔔	3.6
芹菜葉	1.0
香菜葉	0.7
香菜，莖部	0.6
芹菜，莖部	0.2

鐮葉芹醇與鐮葉芹二醇屬於聚乙炔的二級代謝產物，為存在於胡蘿蔔中的天然抗菌劑，可以保護胡蘿蔔在儲藏過程中，不會受到真菌性病原的汙染而出現霉變黑點。由於聚乙炔特殊的結構性質，近年來相關的研究著重於抗癌、抗菌與腦部等相關領域。

主要來源

鐮葉芹醇與鐮葉芹二醇主要存在繖形花科（*Apiaceae* family）的植物裡，以胡蘿蔔為最主要的食物來源，其他食物包括芹菜、香菜等。

鐮葉芹醇與鐮葉芹二醇小檔案

● 優秀的抗腫瘤特性

鐮葉芹醇與鐮葉芹二醇可以抑制腫瘤細胞的細胞週期，中斷腫瘤細胞複製的過程，使其凋零。目前這類植化素對於大腸癌特別有效，我們也期待未來有更多相關研究在不同類別的癌症上，為癌症患者帶來新的治療契機。

● 抑菌抗病毒的功效

胡蘿蔔的鐮葉芹醇與鐮葉芹二醇，可有效地抑制有害微生物的生長，包括對細菌、黴菌，甚至是抗結核桿菌、葡萄球菌等都有不錯成效。

● 延緩腦部退化

在眾多改善大腦退化的方法中，營養絕對是維持大腦健康的重要關鍵。目前研究發現，鐮葉芹醇能顯著改善大腦神經細胞凋零的現象，維持神經細胞正確訊息的傳遞；鐮葉芹二醇可以刺激血清素這類神經傳導物質合成，使我們的大腦放鬆。雖然以上的功效僅在細胞或動物實驗中發現，截至目前為止，仍缺乏人體試驗驗證，但卻對人類腦部退化疾病的治療帶來無限的希望。

食材含量參考文獻：

1. Acworth et al., 2011. Simple and Direct Analysis of Falcarinol and Other Polyacetylenic Oxylipins in Carrots by Reversed-Phase HPLC and Charged Aerosol Detection. Planta Medica 77(12).

GPCS, gamma-L-glutamyl-trans-S-1-propenyl-L-cysteine sulfoxide

來源 [1]	GPCS 含量 (g/100g)
洋蔥	0-2.5

　　隨著年齡的增加，我們骨頭中鈣質流失的速度，遠遠超過鈣質攝取與吸收的速率，因此容易發生骨質疏鬆或骨折問題。近年來，科學家在洋蔥中發現了一種稱為 GPCS 的物質，有助於緩解骨質流失。

主要來源

　　GPCS 是存在於白色洋蔥中特有的胜肽類（peptide）。

GPCS 小檔案

• 減少骨質流失

　　我們骨骼的代謝是靠兩群細胞來平衡，成骨細胞是將新的礦物質堆積在骨骼內，而蝕骨細胞則是將舊有的礦物質移除到骨骼外。洋蔥中的 GPCS 會抑制蝕骨細胞的活性，減少骨質的流失；因此，洋蔥是保健骨骼的優良食物，尤其對更年期婦女而言，洋蔥更是預防骨質疏鬆症不能不吃的蔬菜。

食材含量參考文獻：

1. Langos, 2009. γ-glutamyl-propenyl-cysteine sulfoxide (GPCS), a gamma-glutamyl peptide from onion (Allium cepa L.). phytochemistry and pharmacology. Doctoral Thesis, University of Basel, Faculty of Science.

20-羥基蛻皮激素
20-Hydroxyecdysone

　　無法自由移動的植物，依靠什麼樣的法寶來防禦食草習性昆蟲的侵襲呢？答案是「蛻皮激素」（ecdysteroids）！蛻皮激素是一個相當大的荷爾蒙家族，其中又以 20-羥基蛻皮激素最常見且受廣泛研究，如同它的名字一樣，蛻皮激素會干擾目標昆蟲的「脫皮」過程，導致昆蟲生理與行為改變，最終引發死亡。對於昆蟲可能是毒藥的 20-羥基蛻皮激素，竟然可能促進哺乳類動物健康？讓我們一起來揭祕！

主要來源

　　存在於菠菜、藜麥、黑莓樹的樹皮，歐美國家有販售 20-羥基蛻皮激素萃取物，做為膳食營養補充品。由於分析技術的限制，目前鮮少有明確的數據說明食物當中 20-羥基蛻皮激素的明確含量。

20-羥基蛻皮激素小檔案

• 發揮改善肌肉萎縮的潛力

　　肌肉萎縮經常發生於老年人或糖尿病、癌症、慢性阻塞性肺病等慢性疾病患者身上，可能會引起肌肉量流失及功能減少，隨後導致活動能力和生活品質都下降，甚至生活無法自理以及死亡風險增加。動物研究發現，以注射方式給予 20-羥基蛻皮激素，有助於動物肌肉修復及增加。

• 控制體重、穩定血糖的好幫手

　　比起健康的人，肥胖者發生糖尿病的風險高出甚多，因此更需要均衡飲食、積極控制體重以穩定血糖。研究發現 20-羥基蛻皮激素在動物體內具有調控脂肪儲存相關基因的能力，而有助於減少脂肪組織重量；此外，與未食用 20-羥基蛻皮激素的

小鼠相比，食用 20- 羥基蛻皮激素的小鼠，其體重較輕、體脂肪含量較少，且血糖也相對平穩許多。

- **具有改善停經後婦女膚質的潛力**

隨著年齡增長，女性卵巢中雌激素的產生量逐漸減少，這可能使女性皮膚變薄，而失去保護與保濕功能。研究人員常使用卵巢切除的雌鼠，以模擬停經後婦女的生理狀態，結果發現餵食含 20-羥基蛻皮激素的飼料，可減少卵巢切除的雌鼠的皮下脂肪量，且增加肌肉量與皮膚厚度，顯示其可能具有改善停經後婦女膚質的潛力。

- **營養師小提醒**

運動訓練補充 20- 羥基蛻皮激素能強化肌肉表現？

有研究顯示，針對進行阻力運動訓練的男性，給予 20-羥基蛻皮激素補充劑並不會影響其身體肌肉量、訓練適應性，或肌肉合成與分解相關荷爾蒙的狀態。因此無法支持補充 20-羥基蛻皮激素能強化肌肉表現的說法，尚需等待更多的研究結果。

羥基酪醇
Hydroxytyrosol

來源	羥基酪醇含量
橄欖葉 [1]	1200mg/100g
特級初榨橄欖油 [2]	0.772mg/100g
精製橄欖油 [2]	0.677mg/100g
橄欖原油 [2]	0.353mg/100g
紅酒 [1]	0.3mg/100mL
白酒 [1]	0.2mg/100mL

許多研究發現，地中海飲食具有預防心血管疾病、認知功能異常及改善代謝症候群等優勢，因此廣受許多學者推薦。多年來，學者試圖了解究竟是哪些關鍵成分，使地中海飲食具有健康效益，而後發現地中海飲食裡經常使用的橄欖油，其中所含的羥基酪醇具有相當高的活性，就讓我們來一探究竟吧！

羥基酪醇存在於橄欖油中,然而隨著橄欖品種不同、種植條件不同、儲存與萃取條件的不同,羥基酪醇的含量也就不同,其中特級初榨橄欖油(extra virgin olive oil),比起橄欖原油(virgin olive oil)、精製橄欖油(refined olive oil)含有較高濃度的羥基酪醇,其他天然來源包含白酒、紅酒、橄欖樹葉等。歐盟、美國與紐澳政府亦開放使用橄欖經加工萃取而得的羥基酪醇,做為膳食營養補充品。

● 預防非酒精性脂肪肝的潛力

不喝酒的人也會因為攝取過量的糖類及脂肪,引起肝細胞內脂肪堆積,導致肝臟持續發炎而造成「非酒精性脂肪肝」。因此,除了透過積極控制糖類及脂肪攝取量外,多攝取具抗發炎功效的植化素,也是預防或改善非酒精性脂肪肝相當重要的方法。研究發現,羥基酪醇透過抗發炎及抗氧化,能改善高脂飲食誘發非酒精性脂肪肝的動物模式中,異常的蛋白質代謝、發炎及肝臟損傷的現象。

● 具改善認知功能的潛力

腦部星形膠質細胞在中樞神經系統負責醣類代謝、提供腦神經細胞養分。研究發現,胰島素抗性會影響體內醣類代謝,進而影響腦部運作功能。羥基酪醇則可以透過改善胰島素敏感性、恢復胰島素信號傳導,發揮保護動物腦部的星形膠質細胞之效果。另一方面,羥基酪醇在動物實驗中,能降低腦部發炎、促進粒線體功能進而改善認知功能。雖然目前尚未有相關的人體實驗,然而細胞和動物實驗資料顯示,羥基酪醇具改善認知功能的潛力。

● 預防心血管疾病

歐洲食品安全局(European Food Safety Authority)自二〇一一年起,批准橄欖油多酚的健康聲明,並建議每日食用 5 毫克羥基酪醇及其衍生物,並維持均衡飲食。該劑量能減少壞的膽固醇氧化、增加好的膽固醇、維持正常血壓和避免發炎等。研究發現維持正常血壓、正常血脂與抗發炎,皆是預防心血管疾病的重要方法,顯示羥基酪醇及其衍生物具有預防心血管疾病的效果。

- **營養師小提醒**

　動物試驗中發現攝入高劑量羥基酪醇後，動物胚胎的體重會下降，因此建議孕婦及嬰幼兒應謹慎使用羥基酪醇補充品，食用前請務必徵詢醫師或營養師。而一般食用橄欖油則不用太擔心！

食材含量參考文獻：

1. Robles-Almazan et al., 2018. Hydroxytyrosol: Bioavailability, toxicity, and clinical applications. Food Res Int. 105: 654-667.
2. Cantu-Jungles et al., 2017. A Meta-Analysis to Determine the Impact of Restaurant Menu Labeling on Calories and Nutrients (Ordered or Consumed) in U.S. Adults. Nutrients. 9: pii: E1088.

檸檬苦素類
Limonoids

來源 [1]	檸檬苦素含量 (mg/100g)
沃柑橘 (Orah)	2.4-42.17
林娜臍橙 (Navelina navel orange)	2.31-26.91
愛媛橘 (Ehime No. 34)	2.19-28.04
柑橘 (tarocco No. 4)	1.46-5.57
柑橘 (tarocco No. 8)	1.21-14.57
檸檬	1.02-103.39

來源 [1]	諾米林含量 (mg/100g)
柑橘 (tarocco No. 8)	9.27-10.63
林娜臍橙 (Navelina navel orange)	4.65-11.42
柑橘 (tarocco No. 4)	2.42-13.1
檸檬	1.39-21.2
愛媛橘 (Ehime No. 34)	1.09-28.13
沃柑橘 (Orah)	0.42-18.88

　柑橘類的果皮中含有豐富的檸檬苦素類，這也是為什麼這些柑橘類果皮吃起來苦苦的主要原因。目前科學家已陸續證實，檸檬苦素類化合物具有抗癌、抑制膽固醇等不同功效。

檸檬苦素類的植化素以檸檬苦素（limonin）及諾米林（nomilin）為最重要的成分，主要存在於綠、黃兩色的柑橘類水果中。在我們日常生活中常見的柑橘類水果，包括柳丁、橘子、萊姆、檸檬、葡萄柚等。

檸檬苦素類小檔案

• 防癌左右護法 —— 檸檬苦素及諾米林

檸檬苦素類中能夠防癌的兩名大將，分別是檸檬苦素及諾米林，因為這兩名防癌大將能增加肝臟中解毒酵素——麩胱甘肽-S-轉移酵素的活性。一旦這個酵素活性增加後，能夠將體內的致癌物質轉化成較容易排出體外的形式；所以，檸檬苦素類能夠將誤闖入身體的致癌物盡速趕出體外，不讓致癌物留在體內造次。目前檸檬苦素類對抗口腔癌、皮膚癌、肺癌、乳癌、胃癌及直腸癌等，都有令人興奮的研究成果。

• 檸檬苦素能降低膽固醇

我們人體的膽固醇必須在肝臟中經過一翻「包裝」才會釋放到血管中，如果包裝得不夠好，膽固醇就不愛跑到血管中了，而檸檬苦素能抑制肝臟產生膽固醇所需要的「包裝材質」——一種稱為 Apo B 的蛋白質，少了 Apo B 這種蛋白質，肝臟就無法把膽固醇包裝好送到血管中，因而能減少後續許多因膽固醇過多所引起的疾病，如粥狀動脈硬化、心血管疾病等。

食材含量參考文獻：

1. Huang et al., 2019. Variation in limonin and nomilin content in citrus fruits of eight varieties determined by modified HPLC. Food Sci Biotechnol. 28: 641-647.

苯酞類
Phthalides

來源 [1]	苯酞類含量 (mg/100g)
芹菜葉	2.301
芹菜莖	0.457

不論是肉絲炒芹菜還是芹菜炒豆乾，芹菜特殊的香氣不僅可提味，還能使料理的風味更凸顯。許多人總是習慣把芹菜葉挑掉，其實常被丟棄的芹菜葉裡，含有苯酞類這種特殊的活性物質，能夠降低血壓及促進循環系統健康。

主要來源

苯酞類主要存在於綠色的芹菜中。

苯酞類小檔案

• 具降血壓的功能

芹菜具有降血壓的功效，這是中國流傳下來的智慧，但西方的營養學觀念中，卻認為芹菜是高鈉的蔬菜，高血壓患者應謹慎食用，這中間存在的矛盾最近終於破解了。科學家發現芹菜中存在一種特有的活性物質——苯酞類，它能放鬆血管周圍的平滑肌，造成血壓降低的效果。有研究發現，若對老鼠注射苯酞類，能使血壓下降12 ～ 14％；雖然，苯酞類對於人體血管肌肉放鬆的研究尚在進行，但是，我們老祖先的智慧已能做為部分佐證。至於芹菜的鈉含量，每 100 克約含 65 毫克，相當於 0.16 克食鹽，若每天吃兩根芹菜，也不過提供 4％的每日建議攝取量，所以，我們應該從其他加工食物減少鹽分的攝取，而不要因為芹菜是高鈉蔬菜，就放棄芹菜降血壓的好處。此外，芹菜葉所含的苯酞類很豐富，所以，炒菜時不要只放芹菜莖，芹菜葉也要一起放。

食材含量參考文獻：

1. Kurobayashi et al., 2006. Potent Odorants Characterize the Aroma Quality of Leaves and Stalks in Raw and Boiled Celery. Biosci. Biotechnol. Biochem.70: 958-965.

· ·

多胜肽-P
Polypeptide-P

糖尿病是一種胰臟製造的胰島素不足，或是胰島素功能不佳導致胰島素阻抗的慢性疾病。在我們的日常生活中，有一些不錯的食物被賦予了「天然胰島素」的美譽，若能善加利用，對血糖控制絕對有極大的幫助。

主要來源

多胜肽-P 是存在於山苦瓜中的一種特別活性物質，不過由於分析技術的限制，目前鮮少有明確的數據說明食物當中多胜肽-P 的含量。

多胜肽-P 小檔案

• 能降低血糖

山苦瓜除了有降火氣的功能外，還是降血糖的良方呢！山苦瓜中的什麼成分能降血糖呢？後來科學家發現，山苦瓜中除了苦瓜苷是降血糖的活性物質外，另有一種多胜肽-P，其結構式和胰島素很像，也具有降血糖的功能。因此，山苦瓜絕對是第2 型糖尿病患者的優良食物。

· ·

紫檀芪
Pterostilbene

來源	紫檀芪含量 (ng/100g)
葡萄皮 [1]	470
藍莓 [2]	99-52

紫檀芪跟紫檀木有關係嗎？紫檀芪沒這麼遙遠，它就存在藍莓與葡萄的表皮中，是一種具有抗氧化功效的植化素，還可以控制血糖、保護心血管，所以近年受到很大的重視。

主要來源

紫檀芪是白藜蘆醇的天然衍生物，主要存在於藍莓與葡萄的表皮。紫檀芪的化學結構，因為帶有兩個甲氧基（-OCH3），使其在生物體內的吸收利用率，優於白藜蘆醇等其他植化素，這也是為什麼紫檀芪近年來成為植化素界的閃亮新星。

紫檀芪小檔案

● 超級的抗氧化劑

有證據表明紫檀芪具有抗炎特性，可以降低身體的氧化壓力，減少過多自由基的產生。研究中發現，用紫檀芪處理的細胞，可以增加各種抗氧化酵素的表現，讓身體擁有足夠抵抗氧化傷害的能力，達到抗衰老以及預防各種疾病的發生。

● 抑制腫瘤生長

目前關於紫檀芪能防癌的研究範圍相當廣，包括膀胱癌、乳癌、腸癌、肝癌、肺癌、胰臟癌、前列腺癌與胃癌等，兩者的關聯性在於，紫檀芪優秀的抗氧化能力，或許可改變癌細胞的生長週期，而誘導其凋亡或死亡，甚至抑制癌細胞擴散到身體其他部位。因此，非常期待紫檀芪未來可用於癌症預防的臨床應用。

● 對於腦部有保護功效

紫檀芪的抗氧化能力可以保護我們的大腦，抓住攻擊大腦神經細胞的自由基。以

大鼠模擬缺血性腦中風的研究發現，食用飼料中含有藍莓的老鼠，大腦中海馬神經元被保護而存留的數量較多；此外，一項分析一萬六千名婦女的飲食大型研究，發現飲食中經常攝取藍莓，有助於延緩認知功能下降的速度。因此，這些黑色水果可說是保健大腦的優良食物。

● 改善糖尿病的血糖控制

目前已有動物研究發現，紫檀芪具有幫助身體調控血糖的功能，能促使血糖跑到肝臟細胞中合成肝醣，不讓血糖滯留於血管中，因此能降低血糖。

● 保護心血管健康

紫檀芪能阻止壞的膽固醇氧化，讓壞的膽固醇沒機會卡在血管壁上而發生粥狀動脈硬化；一項為期八週的臨床試驗也發現，每天補充 250 毫克由葡萄萃取的紫檀芪，可顯著地改善高膽固醇患者的血壓狀況（收縮壓下降 7.8 mmHg，舒張壓下降 7.3 mmHg），所以紫檀芪對心血管的健康功不可沒！

食材含量參考文獻：

1. Adrian et al., 2000. Stilbene content of mature Vitis vinifera berries in response to UV-C elicitation. J Agric Food Chem. 48: 6103-5.
2. Rimando et al., 2004. Resveratrol, pterostilbene, and piceatannol in vaccinium berries. J Agric Food Chem. 52: 4713-9.

白藜蘆醇
Resveratrol

來源	白藜蘆醇含量
葡萄籽 [1]	5.89mg/100g
桑椹 [1]	5.0mg/100g
葡萄皮 [1]	3.54mg/100g
葡萄肉 [1]	1.44mg/100g
紅酒 [2]	98-1803μg/100mL

近年來市面上推出許多白藜蘆醇的補充品，大家對於白藜蘆醇應該不陌生，但是

你真的認識它的功效嗎？且讓我們一起來看看白藜蘆醇如何發揮防癌與抗病毒的能力。

主要來源

白藜蘆醇是屬於一種二苯乙烯類（stilbenes）的植化素，多存在於紅、黑兩色的水果中，如葡萄、桑椹、藍莓，此外，紅酒及花生也是白藜蘆醇的良好來源，尤其是釀酵越久的紅酒，所含的白藜蘆醇越高。

白藜蘆醇小檔案

• 預防心血管疾病

白藜蘆醇除了具有抗氧化功效，能防止壞的膽固醇氧化卡於血管壁上，還能抑制血小板凝集，對於粥狀動脈硬化的預防很有幫助。葡萄中除了白藜蘆醇外，還存有山奈酚及前花青素等優秀的類黃酮素，都能保護心血管。

• 防癌的明日之星

許多動物實驗中發現，無論腫瘤是自發生成還是致癌物誘發而成，在腫瘤形成的不同階段給予白藜蘆醇，都能抑制腫瘤的生長，而且沒有明顯的副作用，因此，許多科學家鎖定白藜蘆醇為防癌的明日之星。

• 抗病毒功能

經研究發現，白藜蘆醇能增加抗愛滋病毒藥物的功效，甚至有實驗發現，白藜蘆醇能直接抑制皰疹病毒、流行性感冒病毒的複製。目前已有許多白藜蘆醇的萃取物做為保健食品，不過還是建議以攝食含白藜蘆醇的水果較佳，因為在這些食物身上還能獲得其他植化素的好處。

• 延長生命

哈佛醫學院病理學教授辛克，在老鼠的研究中發現，體重過重的老鼠在接受六個月的白藜蘆醇後，壽命延長了15％。過去也有其他研究曾經針對蟲類和果蠅做過類似的實驗，結果發現白藜蘆醇可以分別增加牠們30％和60％的壽命。雖然，這種延長生命的研究尚未進行到人類，但白藜蘆醇可延長生命的功能是可以期待的。

食材含量參考文獻：

1. Shrikanta et al., 2015. Resveratrol content and antioxidant properties of underutilized fruits. Journal of food science and technology. 52: 383-390.
2. Burns et al., 2002. Plant foods and herbal sources of resveratrol. Journal of agricultural and food chemistry. 50: 3337-3340.

皂素
Saponin

來源 [1]	皂素含量 (g/100g)
鷹嘴豆	5.6
菠菜	4.7
黃豆	4.3
白腰豆 (haricot beans)	1.9
四季豆	1.3

煮過豆漿的人都知道，豆漿表面總會出現很多泡泡，這個起泡現象與皂素這種物質有關。皂素不僅耐熱，味覺敏銳的人嚐起來還會感到微微的苦味。近年許多研究顯示，皂素是一種抗氧化物質，適量攝取對人體頗有益處。

主要來源

皂素是一種廣泛地存在於植物中的植化素，我們常吃的食物中，以綠、黃兩色的豆類及黃豆含量最豐富。

皂素小檔案

- **減少膽固醇再吸收**

皂素在腸道中會抓住膽汁及膽固醇，能減少膽固醇被吸收回血液中，因此，多吃一些不含膽固醇的豆類可以降低膽固醇。

- **降低癌症的發生率**

癌症細胞的細胞膜通常含有許多膽固醇，而皂素能抓住癌症細胞膜上的膽固醇，以「溶解」癌症細胞，抑制癌症細胞的生長。

- ## 激發免疫能力

  植物產生皂素是為了要消滅一些蟲害，人體攝食皂素就能激發免疫能力，增加身體對抗細菌及病毒的功能。

食材含量參考文獻：

1. László et al., 1998. Saponins in food. Food Reviews International. 14: 371-390.

- -

三萜類
Triterpenes

人參與靈芝從古至今都被東方民族視為上等藥材，它們含有的三萜類便是做為預防疾病、保持活力的重要活性成分。就讓我們一起來了解東方不敗的三萜類，能如何為我們守護健康。

主要來源

除了人參與靈芝之外，其實三萜類普遍存在於植物性食物中，隨著植物屬性不同或種植條件不同，三萜類的含量也就不同。天然的食物來源包含牛樟芝、苦瓜、紅藜、芭樂等，而目前許多市售保健食品，也含有萃取濃縮的三萜類做為活性成分。由於三萜類化合物的種類相當繁多，加上分析技術的限制，目前鮮少有明確的數據說明食物當中三萜類的含量。

三萜類小檔案

- ## 扮演體內不安分子的維安人員

現代人受到空氣汙染或生活作息不正常的影響，體內會出現大量可作用於各種物質與細胞的「強活性物質」——自由基。自由基像是人體內的不安分子，會不斷干擾細胞運作，導致細胞出現異常，進而使得人體功能逐漸敗壞。而三萜類就是對抗自由基的「維安人員」，負責清除體內搗亂的自由基，在人體面對自由基的侵襲時，第一時間挺身為你守護健康，遠離肝損傷、心血管疾病與過敏的威脅。

預防皮膚衰老的潛力

過量的紫外線會對皮膚產生刺激，而生成大量自由基及發炎，進而導致皮膚發紅、曬黑，甚至衰老。研究發現，三萜類可以透過提高抗氧化酵素的活性，而有抑制自由基大量生成的效果。所以對於想要對抗皮膚老化或維持完美膚質的人而言，含有三萜類的食物是不錯的選擇。

提升免疫力並降低過敏

三萜類具有增強人體免疫系統的效果，可透過活化巨噬細胞及自然殺手細胞等免疫細胞的能力，降低病毒或細菌對於人體的傷害，以提升免疫力。此外，三萜類亦能降低人體中的發炎情形，因此有助於改善過敏、腸胃不適等「慢性發炎」症狀。

吃苦就是吃補

從小常聽到長輩說「吃苦就是吃補」，而從科學的角度來看，這的確有相當程度的正確性！三萜類具多種調節生理的功能，可以協助身體承受外在壓力與不良的刺激，所以被視為藥用價值高的食補元素。然而，人參與靈芝等含有三萜類的食物，通常有著獨特香氣與口味，其苦味的來源就是三萜類。但俗話說「吃苦就是吃補」，且看在它協助我們生理運作的分上，可別因為苦味而排斥它嘍！

營養師小提醒

三萜類生理活性很強，特別對於免疫系統有相當影響力，因此建議孕婦、自體免疫疾病患者、正在服用藥物者或是接受免疫治療者留心使用量，若要使用含萃取濃縮三萜類的保健食品，食用前請務必徵詢醫師或營養師。

原來這些健康迷思，
都與植化素有關！

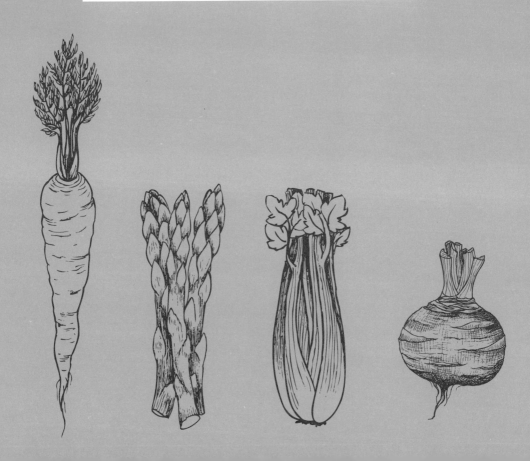

建立正確的營養觀念就不會被人牽著走！

「喝紅酒能預防心臟病？」「吃胡蘿蔔可以保護眼睛，讓眼睛明亮？」「長期使用 3C 產品，多吃葉黃素就可以？」「維生素 C 可以治療感冒？」「可可多酚可以讓腦神經細胞增生，這是真的嗎？」這些社群媒體常見的傳言，都是真的嗎？迷思百百種，我們將透過這個章節，帶你看穿這些真假難辨的謠言。在開始之前，我們先花一點時間建立一些重要觀念，就不會迷思了。

觀念一：營養均衡攝取，毒素也要均衡攝取？

近年來大家對食物的態度，跟關注衣服的流行時尚有幾分類似，經常一窩蜂地追逐特定食物，例如：諾麗果、薑黃、綠藻等「超級食物」，都曾因為含有有益健康的特殊成分或較高的營養價值，而受到媒體高度關注，瘋傳一時，因此，建議民眾食用特定的單一食物，以發揮預期的效果，而這就是最常見的飲食迷思之一。

人體的生理運行需要多種營養素與活性成分，藉由不同食材才能達到相輔相成的效果。換句話說，「超級食物」的確可以提供部分人體所需的營養素，但目前尚未有科學研究證實，某一種特定的食物含有人體需要的「全部」營養素與活性成分，因此，想要單靠食用「超級食物」就獲得足夠營養素與活性成分而預防或緩解疾病，是不可行的！且長期食用單一種食材，不僅無法預防疾病，反而有可能造成飲食不均衡，甚至增加體內累積過量毒素的風險，相當得不償失呢！

原來想利用單一食物獲得足夠維持身體機能的營養素，是不可能的！看到這裡你可能會有點失望，不過，利用「超級飲食」達到飲食均衡且預防疾病發生，是可行的喔！所謂「飲食」，指的是由一系列食材所組成的飲食組合，而非單一的食材。得舒飲食（DASH diet）與地中海飲食（Mediterranean diet）都算是「超級飲食」。在健康飲食指導方針下，鼓勵大家均衡、廣泛且多樣地選擇食物，不僅可以滿足你多變的心與胃，使你的飲食更愉快、更有新鮮感，更重要的是，攝取到不同的營養素與植化素，打造真正的健康生活！

觀念二：尋找正確的資訊來源！

　　面對滿天飛的迷思或謠言，找到正確的資訊來源超重要！食品藥物管理署在食藥署網站（www.fda.gov.tw）成立「食藥闢謠專區」，迄今已逐一破解來自Line、臉書、網路論壇等各類平台，涉及食品、藥品、化粧品及醫療器材等不實謠言。想知道哪些謠言已經被破解了嗎？現在就可上網搜尋「食藥闢謠專區」進行了解，當一個聰明的消費者。

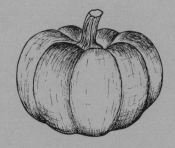

得舒飲食法可以降血壓？

「營養師，高血壓該怎麼吃？」「營養師，哪些食物有助於血壓的控制？」這些都是高血壓患者最常詢問的問題。

通常大家都覺得高血壓是阿公、阿嬤才會有的「老人症頭」，不過根據世界衛生組織統計，高血壓是全球最常見的慢性疾病，影響全世界十億人口；而且台灣的統計也指出，十八歲以上的民眾大約每四人當中就有一人罹患高血壓，其中，十八～三十九歲的青壯年人，約每二十一人中就有一人罹患。由此可見，高血壓已經不是過去大家所認知的老人病，各年齡層的人都應該要小心高血壓悄悄找上門。

高血壓通常是多種因素交互作用的結果，除了吃藥治療之外，生活型態的改變更重要，但最關鍵的，還是良好的「飲食型態」。

① 透過「得舒飲食」 讓你輕鬆「得」「舒」緩血壓

得舒飲食（DASH Diet）為美國心臟學會和學院認定可降低血壓的飲食治療方法；DASH 全名為 Dietary Approaches to Stop Hypertension，也就是「以飲食的方法來防止高血壓」的飲食型態。得舒飲食於一九九七年被提出，強調飲食中應該低脂、低飽和脂肪與總脂肪，鼓勵增加蔬菜、水果與全穀雜糧的食用量，而且還要記得選擇堅果。研究發現，高血壓患者連續八週實施得舒飲食，可達到每天一顆降血壓藥的藥效，分別降低收縮壓與舒張壓 11.4、5.5 毫米汞柱；而且還可以降低總膽固醇和壞的膽固醇、使胰島素較能發揮功效、降低發炎反應與改善肝功能指數等多種效用。

⏺ 得舒飲食的每日飲食建議

食物類別	飲食建議與選擇技巧
全穀雜糧類	每天三餐中，至少要有 1/3 選用「未經精製」的全穀雜糧類當做主食的來源，如糙米、紫米、燕麥、紅藜、薏仁等，增加維生素、礦物質、膳食纖維與植化素的攝取。
豆魚蛋肉類	優先選擇豆製品、白肉（魚、去皮雞肉等）做為蛋白質食物。 減少紅肉、肥肉、動物內臟與肉類加工製品的攝取量。
蔬菜類	每天攝取 4～5 份的蔬菜，增加礦物質、膳食纖維與植化素的攝取。 ■ 1 份蔬菜：煮熟前可食部分約 100 克，或煮熟後直徑十五公分盤 1 碟，或約大半碗的量。
水果類	每天攝取 4～5 份的水果，增加維生素、礦物質、水溶性纖維與植化素的攝取。 ■ 1 份水果：大半碗～1 碗量的切塊水果。
乳品類	每天至少 1.5 杯（即 360 cc）的乳品攝取。 ■ 得舒飲食建議以「低脂」奶類做為乳品的優先選擇。 ■ 若有乳醣不耐的患者，可以用無糖優酪乳、起司等替換。
油脂與堅果種子類	每天攝取 0.5～1 份的堅果。 依據烹調方式聰明選油，以避免油炸的烹調原則來減少動物油的使用量；建議選擇單元不飽和脂肪酸的油脂，如橄欖油、苦茶油等。

⏺ 得舒飲食降血壓的原理

曾經有高血壓患者憂心忡忡地問：「我是不是以後這個、那個都不能吃了？」傳統觀念都以為一旦罹患高血壓，就失去吃得開心的權利，飲食充滿各種限制。但身為熱愛食物的營養師怎麼捨得病患不能吃東西？因此，得舒飲食強調高血壓患者，反而可以「多吃」有益血壓控制的食物來控制血壓，否則高血壓患者的生活可不是太無趣了？此外，得舒飲食強調全穀雜糧、蔬菜與水果的選擇，可提高鉀離子、鎂離子與植化素攝取量，幫助血壓控制；以白肉取代紅肉、吃堅果、用好油，可降低過多的脂肪攝取量，保持血管通暢。

不過，仍然要提醒大家，雖然得舒飲食能有效地降低血壓，但不建議高血壓患者因此而自行減少或停止服用高血壓治療用藥；糖尿病患者應先詢問營養師醣類含量較高的水果與全穀雜糧可以吃的份量是多少，才能達到良好的血糖控制。由於得舒飲食富含較高的鉀、磷等礦物質，容易增加腎臟負擔，慢性腎臟疾病患者必須與醫生及營養師討論過後，才能決定是否可以執行得舒飲食。

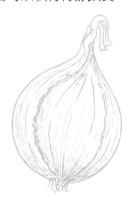

秋葵水、苦瓜水可以降血糖？

糖尿病人除了藥物治療之外，飲食也可以輔助控制病情、降低併發症風險。因此許多糖尿病患者及家屬常常會問：這個東西可不可以吃？可以吃多少？於是網路上有「喝秋葵水、苦瓜水可以降血糖」的說法，到底真相如何？

! 認識蔬菜與血糖的關係

秋葵與苦瓜含有豐富的膳食纖維，對於血糖控管扮演非常重要的角色。膳食纖維是無法被人體消化酵素所分解的物質，可以分成「水溶性」與「非水溶性」兩種。其中，水溶性膳食纖維，因為能溶於水，因此可以在腸胃道中形成膠狀或具有黏性的物質，可以延緩消化的速度，讓醣類吸收速率較慢而達到控制血糖的效果。

! 特殊活性成分「萃取」，穩定血糖

蔬菜本身所提供的植化素對於血糖控制的確有幫助，舉例來說：由秋葵萃取出的「楊梅素」能增加肌肉細胞吸收血糖，改善高血糖問題；山苦瓜中的「苦瓜苷」可以刺激胰島素分泌，達到降血糖的效果。然而，目前這些研究尚在動物實驗階段，實驗使用的素材包括皮、籽等部位萃取物也不盡相同，若將上述結果直接套用在人體上並不準確，因此尚無法斷言其對人體的功效。

? 秋葵水、苦瓜水到底可不可以控制血糖？

網路上盛傳「喝秋葵水、苦瓜水降血糖」的偏方，其實只是因為秋葵、苦瓜含有豐富水溶性膳食纖維的特性。不過只把秋葵與苦瓜浸泡在水裡，實在有點可惜，不如整條食用，獲取完整養分，更能達到期望中的效果喔！

1. **均衡攝取六大類食物**：均衡飲食是維持健康的基礎，糖尿病患的飲食照顧更是如此，每天飲食應包括：全穀雜糧類、豆魚蛋肉類、乳品類、蔬菜類、水果類及油脂與堅果種子類，並依照個人年齡、性別和活動強度，找出最合適自己的熱量需求及建議份數。

2. **增加水溶性膳食纖維攝取量**：水溶性膳食纖維可延緩食物進入腸道的時間，增加飽足感，也能延緩醣類吸收，協助血糖的穩定。常見富含水溶性纖維質的食物，包括苦瓜、秋葵、木耳、蒟蒻、海帶等。

3. **減糖、控醣是關鍵**：主食中的碳水化合物是「醣」，為身體主要的能源；而「糖」通常是指吃起來具有甜味的葡萄糖、果糖、蔗糖等單醣或雙醣，是碳水化合物的一種，對血糖影響較大。糖尿病患者應與營養師討論每天可以食用的總醣量，在「攝取熱量和營養素的同時，維持血糖值的穩定度」的前提下，一樣也能夠享受美食！

最後還是要再三提醒大家，目前並沒有可以根治糖尿病的食物，對於糖尿病的治療，以最常見的第 2 型糖尿病來說，當前醫界的共識是：飲食控制、運動、血糖藥物多管齊下。為了了解和控制自己的病情，糖尿病患者務必諮詢營養師或其他醫事人員，獲得客製化的飲食建議，才是對病情控制最有利的。

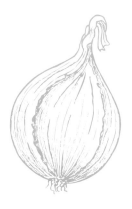

多喝紅酒能預防心臟病？

　　酒是一種飲料，喝酒則是一種文化，白酒、紅酒、高粱酒等各有千秋。工作應酬、好友談心、獨自酣飲都需要酒精催化讓精神放鬆，做起事來也更容易。不過大家都知道飲酒過多對身體不好，近年來又有睡前喝紅酒有助睡眠和心臟健康的說法，讓許多愛酒人士興奮不已，喝酒又多了一個正當理由，但是喝紅酒對心臟有益，有科學根據嗎？

? 紅酒真的能預防心臟病？

　　根據美國心臟協會的調查結果得出：適量攝入酒精（女性每日不超過 14 克酒精，男性每日不超過 28 克酒精）可降低健康人群發生缺血性心臟病的風險，推測適量的酒精可提升好的膽固醇，而有保護心血管的功效。但是，美國心臟協會沒有明確指出紅酒比其他酒精飲料具有更大的護心益處；最新橫跨多國、近六十萬受試者的大規模醫學研究更發現，無論喝什麼酒，都是喝得越多、死亡風險越提升，推翻過去認為紅酒因富含多酚類及類黃酮素等植化素，而可以抗氧化、抗發炎、降低心臟病死亡風險的說法。

⊗ 當心！不是每個人都適合喝酒

　　研究也發現，短時間內的豪飲，會導致心臟負荷變大，甚至引起死亡。衛生福利部對國人的酒精建議攝取量：男性每日不宜超過 20 克酒精，女性每日不宜超過 10 克酒精。大家可以透過衛生福利部公告的常見酒類之酒精含量表，得知不同酒類建議的飲用量。

　　也要提醒心血管疾病病友、糖尿病病友、肝腎病者及一般服用治療藥物者，喝酒前務必要與醫師、營養師討論，才能獲得最符合身體狀況的建議。此外，為了讓寶寶遠離酒精傷害、平安健康長大，懷孕、哺乳媽咪千萬不要喝酒。

⚠ **不用喝酒，這裡也有護心植化素**

考量到不同生活習慣及酒精代謝的個體差異，對於沒有喝酒習慣的人，目前醫學建議不用刻意飲酒。大家若想要預防心臟病，透過均衡飲食、規律運動才是真正的不二法則。以下是可多攝取的護心植化素：

● **槲皮素：** 存在於洋蔥、萵苣、蘋果、蔓越莓等中，具有對抗粥狀動脈硬化的效果，降低冠狀動脈心臟病風險。

● **白藜蘆醇：** 葡萄、藍莓都含有白藜蘆醇，透過抗氧化、抗發炎而有保護心血管的功效。

● **兒茶素：** 具有降低血中膽固醇及抗發炎的效果，可從綠茶、蘋果、柿子、黑克巧力中獲得。

● **芸香素：** 動物實驗中發現其具有降低膽固醇與三酸甘油酯的效果，可以由蕎麥、蘋果等植物性食材中獲得。

常見酒類的酒精含量表

酒別	酒精含量（體積比%）	含 10 克酒精之體積（毫升）
各種啤酒、淡酒、汽泡果汁酒	5% (3 - 6%)	250
紅葡萄酒（紅酒）、白葡萄酒（白酒）、甜紅葡萄酒、玫瑰紅酒、葡萄蜜酒、荔枝酒	12%(10 - 14%)	100
紹興酒、陳年紹興酒、花雕酒、黃酒、紅露酒、烏梅酒、 清酒	17%(16 - 18%)	75
米酒	22%	60
蔘茸酒	30%	40
白蘭地、威士忌、伏特加、蘭姆酒、琴酒、高梁酒	- 40%	30
竹葉青酒、玫瑰露酒、雙鹿五加皮酒	45%(44 - 48%)	30
茅台酒	54.5%	25
（金門）（陳年）高梁酒	58%	20
大麴酒	65%	20

● 酒精含量參考出處：國民飲食指標手冊（2018）。

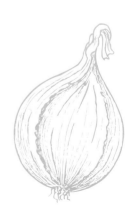

多攝取紅肉容易引起心臟疾病？

「醫生，我胸口好痛，快吸不到空氣了！」「醫生，我快要……」下一個畫面便是醫生於手術室內與死神搶拉病人的生命，這是大家經常在八點檔中看到的戲碼。其實這與現實世界差距不遠，心臟疾病的形成往往是無聲的，等到它發出警告聲時，已具有致命風險，且讓你措手不及。除了運動不足、吸菸等不良飲食習慣會增加心臟疾病風險，日常飲食也是影響心臟疾病的關鍵因子，究竟該如何吃才不會「心疼」？

❓ 肉品紅白大賞，誰最能「愛心」？

牛肉、豬肉、羊肉等肉品在營養學分類上屬於紅肉，含有較多飽和脂肪酸的紅肉，會提升血液中總膽固醇、壞的膽固醇、三酸甘油酯的濃度，促使血液凝集而阻礙血流，導致心臟無法獲得足夠氧氣與養分而引起心臟疾病。而且紅肉對人體的傷害，不只心臟，還會增加罹患中風、大腸癌、糖尿病的風險。

家禽、魚類等白肉所含的脂肪比較少，相較於紅肉，對心血管的傷害較小。此外，鮭魚、秋刀魚、鯖魚等魚類含有豐富的 Omega-3 脂肪酸，具有抗發炎的效果，可以降低發炎對於血管的傷害而保護心臟。所以建議大家在肉品的選擇上要多留心，簡單的記法就是兩隻腳的與海裡的動物優先，這樣才是「愛心」最聰明的做法唷！

❌ 想「愛心」就別讓它「傷心」！

早餐的培根、遊樂園賣的熱狗、夜市的烤香腸等，因製程中會添加鹽或含鈉的食品添加物，因此這些加工肉品也屬於「傷心食物」。相同的，若大量食用含鈉量較高的重口味餐點、蘇打餅乾與吐司等，也會不小心吃下太多讓人「傷心」的鈉，導致血壓上升而增加中風、心血管疾病的風險。

在社區營養講座時發現，許多民眾為了避免吃下過多的油脂，已減少吃油炸物，但卻不知道其實「霜降」牛、「梅花」豬、帶皮的肉類及內臟等食材，也含有許多隱藏的油脂，在享受這些食材滑順的口感時，已經讓自己暴露在大量攝取油脂的風險中，所以建議大家選擇瘦肉、減少帶皮肉品與內臟的攝取量，才能遠離「傷心」飲食唷！

（!）護心這樣做

1. 盡可能減少紅肉與加工肉品的攝取量，每日不要攝取超過 70 克的紅肉與加工肉品，以預防心臟疾病。也就是說，四片火鍋涮肉片（約 21 克／片）、兩根蒜味香腸（約 40 克／根）、四條中指大小的熱狗（約 17 克／條）、四片長條培根（約 20 克／條）、三片方形或圓形火腿（約 25 克／片）就超過建議量了。
2. 減少日常食鹽的攝取量，並選用含碘鹽，讓營養素「碘」守護你的心。
3. 減少油炸物、帶皮肉品、內臟的攝取量，以避免攝入過多油脂。
4. 以豆類（黃豆、毛豆、黑豆）取代肉類，這些豆類不僅含有優質蛋白質，其中的膳食纖維、植物固醇及植化素還可以提升身體的抗氧化力，遠離自由基造成的傷害。
5. 天天 5 蔬果，每日至少吃 3 份蔬菜、2 份水果，並且輪流選用多樣食材，讓身體獲得多種植化素與營養素，加強保護力。

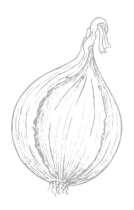

癌症病人最好改成生機飲食？

網路論壇上常看見癌症病友求助：癌症確診後或是治療過程中該如何調整飲食？此時最常受到網友推崇的非「生機飲食」（raw food diet 或 living food diet）莫屬。許多癌症康復者也希望能透過生機飲食預防癌症復發，然而，生機飲食真的適合癌症病友嗎？

❓ 生機飲食是什麼？

生機飲食是什麼？不同族群有不同的觀點與詮釋，有人堅持完全生食且全素的飲食型態，有人則強調全素但並不堅持生食，也有一部分人對於生機飲食的訴求，是不使用化學農藥、動物用藥或食品添加物的動植物性食品。然而大家共通選擇的食材，不外乎蔬菜、水果、種子、豆類、全穀雜糧等植物性食材。

現代人多為高油脂、高熱量和低纖維食物的飲食型態，許多研究顯示這樣的飲食型態會提高癌症風險；相反的，若能增加攝取富含膳食纖維與植化素的蔬果、堅果或豆類等植物性食物，將可預防癌症發生。因此，強調少過度加工、多攝取植物性食物的生機飲食，自然成為大眾關注的飲食型態。

❌ 「全生食」的生機飲食不適合免疫力不佳者

雖然選擇少過度加工、多攝取植物性食物的生機飲食，的確可以促進人體攝取更多膳食纖維與植化素而有益健康。然而，訴求「全生食」的生機飲食，可能會因吃到食材上的蟲卵或細菌，增加食物中毒的風險。相信大家都知道，面對細菌、病毒或寄生蟲的威脅時，人體必須依賴足夠的免疫力才能避免疾病或食物中毒發生。但是對於正在接受化學治療或免疫治療的癌症病友、老年人或年幼者來說，可能會因其免疫力不佳或免疫功能不全而無法抵擋細菌或寄生蟲

侵入身體。此時，「全生食」的生機飲
食，反而可能將其推向危險之中。

! 嚴格執行生機飲食，可能引發營養不良

　　癌症治療過程中易因併發症或治療
副作用，導致病友食慾不振、進食量大
幅度減少，引發營養不良，再加上身體
不適導致日常活動量減低，而增加「肌
少症」的風險。肌少症者體內的肌肉組
織會大幅度流失，並出現肌肉無力等狀
況，研究顯示，癌症患者的存活率與肌
肉量的多寡有關。因此，癌症病友必須
攝取足夠的蛋白質、維生素 D，並搭配
適當運動，才有足夠的原料讓身體合成
肌肉，遠離肌少症。

　　植物性食材中，黃豆、毛豆、黑豆等
能提供優質蛋白質，做為肌肉合成的原
料，且富含的單寧酸、大豆異黃酮素、
類黃酮素等植化素，在人體中可以抗發
炎、抗氧化而促進健康；其中黑豆的黑
色外皮更富含了前花青素及花青素，兩
者在動物實驗中皆有抑制癌症發生之潛
力。如果追求「全素食」的生機飲食卻
拒絕有「豆味」的黃豆、毛豆、黑豆，
更可能因為優質蛋白質攝取不足，而導
致營養不良，增加肌少症風險。

　　看到這裡你會發現生機飲食並不適

合每一位癌症病友，比起輕易跟風把自
己推向副作用的風險，不如選擇均衡飲
食、多樣食材輪流選用、留心食材的衛
生安全，而且跟專業營養師諮詢，才能
獲得更健康且客製化的飲食建議。

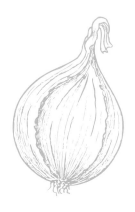

長期使用 3C 產品，多吃葉黃素就可以？

隨著年紀增長，大家一定會感受許多惡「視」力慢慢找上門。眼睛老化所衍生的各種徵兆包括：乾眼症、老花等問題，或是黃斑部病變、白內障、青光眼等眼疾。尤其在多螢幕時代下，大家提早面臨視力危機。

ⓘ 葉黃素的護眼功效

保護眼睛的營養素大多存在於蔬菜水果中，其中以類胡蘿蔔素家族中的葉黃素與玉米黃素特別重要。葉黃素與玉米黃素具備良好的抗氧化特質，能吸收陽光照射所產生的自由基，減緩自由基對於眼睛的傷害。不過，葉黃素與玉米黃素都是人體無法自行合成的植化素，必須透過飲食才能獲得，因次建議大家參考下方「食物中葉黃素與玉米黃素含量表」，在飲食計畫中增加攝取頻率。

食物中葉黃素與玉米黃素含量表

食物種類	葉黃素與玉米黃素的含量（ug/100g）
菠菜	12196
荷蘭芹	5560
蘿蔓生菜	2312
葉萵苣	1730
花椰菜	1403
洋蔥、蔥	1137
蛋黃	1096
玉米粒	1046
綠甜椒	341
高麗菜	328
芹菜	283

• 食物中葉黃素和玉米黃素含量參考出處：吳映蓉，《一個人到一家人的日常營養學》。

ⓘ 護眼不只葉黃素，其他三大護眼成分報你知

• 花青素

花青素使植物除了基本的綠色以外，更多了一些亮麗色彩。不僅如此，目前許多研究發現，花青素可以改善青光眼患者的視力狀況、增強眼睛感光細胞功

能、穩定眼部血流供應等各種護眼成效。大家可以從藍莓、櫻桃、草莓、葡萄、紫色高麗菜、茄子等食物中攝取花青素。

• Beta-胡蘿蔔素

Beta-胡蘿蔔素是由兩分子的維生素 A 結合而成，因此在體內可以被轉化為維生素 A，維護正常的視覺作用，常見的胡蘿蔔、番茄、花椰菜、菠菜、萵苣、芒果、哈密瓜等蔬果，都能提供 beta-胡蘿蔔素的攝取。

• 維生素 C

維生素 C 為人體重要的抗氧化劑，具水溶性的特性，使得維生素 C 高度集中在眼球液體裡，避免視網膜受到紫外線的傷害。一項發表在眼科知名期刊 *Ophthalmology* 的英國研究，追蹤近十年超過一千對六十歲女性雙胞胎發現，維生素 C 的攝取能使未來十年內白內障的發生機率降低 35%。不過，這項研究也測試了維生素 C 補充劑的成效，結果發現沒有顯著的幫助。因此鼓勵大家，多從柑橘類、芭樂、甜椒、花椰菜等天然蔬果攝取維生素 C，才能發揮理想中的效果。

攝取植物性食材中豐富的維生素與植化素，是長期使用 3C 產品者保護眼睛的不二法門。然而，市面上充斥著許多護眼的保健食品，若真的有購買需求，應該深入了解每項產品的原料來源與有效成分濃度，勿因產品價格而忽略檢驗合格報告、專利認證或臨床實驗等相關資料。此外，正確的用眼習慣更是護眼的關鍵，每用眼三十分鐘就要適度地休息，才能讓護眼成效更全面。

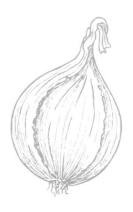

〔與眼睛相關的營養迷思〕

吃胡蘿蔔可以保護眼睛，讓眼睛明亮？

相信很多人從小就聽長輩說「多吃胡蘿蔔，眼睛才會亮晶晶」，偏偏胡蘿蔔特殊的味道，讓許多小孩、甚至連大人也敬而遠之。到底吃胡蘿蔔能不能保護眼睛，讓眼睛保持明亮？

胡蘿蔔裡含有三種護眼成分：beta-胡蘿蔔素、葉黃素與玉米黃素，雖然後兩者含量不高，但這三種植化素可是眼睛不可或缺的重要營養素。接下來我們就針對這三大護眼成分一一介紹。

⊙ Beta-胡蘿蔔素

Beta-胡蘿蔔素是由兩個維生素 A 手牽手結合在一起，進到體內會分解回維生素 A，這表示飲食攝取足夠的 beta-胡蘿蔔素，可以幫助提高體內維生素 A 的濃度。維生素 A 可以協助眼睛將光轉化為視覺，同時保護黏膜的濕潤，預防眼睛乾澀不適，甚至夜盲症與乾眼症。雖然 beta-胡蘿蔔素對於視力健康有許多

正面效果，但近期許多國際知名期刊包括《國家癌症研究所期刊》（*Journal of the National Cancer Institute*）、《刺胳針》（*The Lancet*）與《新英格蘭醫學期刊》（*The New England Journal of Medicine*）都提醒，beta-胡蘿蔔素的營養補充品對健康可能沒多大作用。因此還是鼓勵大家透過胡蘿蔔、南瓜、番薯、番茄這類黃色或橙色食物，或是選擇綠色花椰菜、菠菜等各種深綠色蔬菜來獲得 beta-胡蘿蔔素。

⊙ 葉黃素與玉米黃素

許多研究發現，飲食增加葉黃素與玉米黃素的攝取，可降低老化導致眼睛黃斑部病變的機率。一則研究追蹤超過二十年、分析美國近六萬四千名護士與三萬九千位醫生的飲食資料，發現飲食中含有越多葉黃素與玉米黃素，能減少40% 眼睛黃斑部病變的發生率。因為葉

黃素與玉米黃素可以吸收對眼睛有害的光線與自由基，達到保護眼睛的效果。

雖然，胡蘿蔔含有葉黃素與玉米黃素兩種類胡蘿蔔素，但深綠色葉菜類才是補充這兩種植化素的最好選擇。以菠菜來說，每100克中就含有高達12毫克的葉黃素與玉米黃素，足足比胡蘿蔔高出近50倍（食物中葉黃素與玉米黃素的含量，可以參閱第292頁〈長期使用3C產品，多吃葉黃素就可以？〉）。此外，南瓜、甜玉米、柳橙等食物，除了beta-胡蘿蔔素之外，也同時含有玉米黃素與葉黃素兩種護眼成分，因此可和胡蘿蔔搭配食用。

❓ 護眼營養素，怎麼吃才對？

由於beta-胡蘿蔔素、葉黃素與玉米黃素皆屬於脂溶性營養素，為了讓人體更容易吸收，可以在烹調過程中加入一點油脂，或把食材和牛奶、堅果一起攪打，利用食物本身所含的油脂，幫助這些護眼營養素釋出，吃出好眼力。

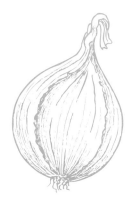

維生素 C 可以治療感冒？

⑦ 感冒快吃維生素 C？

秋冬時節氣溫變化大，正是考驗人體免疫力的時候！往往一不小心，就搭上流行性感冒的風潮。兒童、年長者等免疫力低弱的族群，較無法即時啟動免疫系統的防禦功能，很容易受到感冒病毒的感染，甚至演變成難以收拾的肺炎。感冒不免讓家人慌了手腳，也因此網路上常有關於維生素 C 治療感冒的論點。經研究顯示，維生素 C 並無法直接治療感冒；但維生素 C 有助舒緩感冒症狀，能加強人體免疫系統對抗感冒病毒的入侵。研究也顯示，體內維生素 C 特別低的族群，補充維生素 C 來舒緩感冒症狀的效果，較無缺乏的族群更明顯。平常不愛吃蔬果的人，在感冒初期應該多攝取，以補充有助提高免疫力的維生素 C。

① 感冒病毒難預料，平常攝足維生素 C 增強免疫力才是王道

感冒病毒四散於環境中，真的難以預料何時會受到病毒侵襲。所以與其承受感冒時的不舒服症狀，不如平時就養成增強自身免疫力的習慣，攝取足夠富含維生素 C 與植化素的蔬果，就可以確保體內有足夠增強免疫力的營養素，以抵禦病毒對身體的危害。

⑦ 煎煮炒炸滷拌烤，維生素 C 怎麼吃才好？

相信很多人都知道維生素 C 可以活化免疫細胞，而有提高免疫力的功能，但並不是每個人都知道，食物中的維生素 C 在烹調過程遇到高溫會大幅流失，特別是油炸、熱炒，導致我們無法攝取足量的維生素 C 來增強免疫力。此時，簡單清洗且無須加熱的水果與沙拉，可以保留較多的維生素 C，能夠協助我們

對抗冒病毒入侵。

○ CP 值至上時代，吃水果當然也要
  高「C」P

　　說到富含維生素 C 的食物來源，也許
你腦中浮現的是黃澄澄的柳丁或橘子，
若真是這樣，那就可惜了，因為你竟然
錯過「芭樂」這個高 CP 值的水果。芭
樂的維生素 C 含量比柳橙多出 2 倍，每
100 克芭樂（約相當於 1/4 顆芭樂）平
均含有 99 毫克維生素 C，能滿足所有
年齡每日所需的維生素 C 攝取量。下次
若不小心又遇上感冒病毒，不妨來點富
含維生素 C 的水果舒緩症狀吧！此外，
富含維生素 C 的芭樂、釋迦、龍眼與
金黃奇異果，也含有許多植化素與膳食
纖維營養素，在體內可發揮抗氧化的功
能，減少了自由基的累積，適合做為日
常攝取維生素 C 的選擇，協助免疫系
統正常運作。

水果中維生素 C 的含量

常見食物	維生素 C 含量 （mg/100 g 可食部位）
紅心芭樂	214.37
白肉芭樂（平均值）	120.9
釋迦	99
龍眼	95.4
金黃奇異果	90.1
香吉士	74.8
奇異果	73
草莓	69.2
木瓜	58.3
甜柿	44.8
柳橙	41.2
檸檬汁（平均值）	40.8

• 資料出處：台灣食品成分資料庫 2018 版。

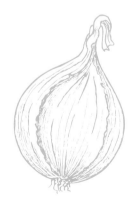

一歲以上孩童感冒，吃蜂蜜能舒緩咳嗽？

家中有孩子的人肯定都有以下經驗：季節交替的時候，孩子剛上幼稚園，經常感冒，不僅發燒、打噴嚏、流鼻水的劇情輪流上演，夜間頻頻咳嗽，不但孩子睡不好，爸媽更是擔心得難以入眠！網路上流傳蜂蜜是最強的天然止咳劑，真的適合孩子食用嗎？

! 孩子咳不停嗎？試試看蜂蜜吧！

《本草備要》記載：「蜂蜜能解毒、止痛、止嗽、潤腸」，近期國外文獻也陸續發現，蜂蜜確實可緩解由上呼吸道感染引起的咳嗽症狀。針對二～五歲、六～十一歲及十二～十八歲的孩子，於睡前三十分鐘內，分別給予 1/2 茶匙、1 茶匙及 2 茶匙的蜂蜜，與未治療時相比，確實有緩解咳嗽症狀的效果。

孩子一旦感冒，病毒和細菌就會引起喉嚨或支氣管發炎，發泌大量的發炎激素，因而伴隨咳嗽、喉嚨腫脹或發燒等症狀。蜂蜜不僅含有礦物質與胺基酸等人體必需營養素，也富含山奈酚、槲皮素、白楊素、木犀草素、芹菜素、對香豆酸、柚皮素、沒食子酸、阿魏酸、香草酸和咖啡酸等植化素，且許多研究發現，蜂蜜中的植化素具有抗發炎與抗氧化的效果，可以舒緩感冒症狀。孩子晚上睡得好，體力與免疫力自然回復得快，父母的睡眠品質也較不受到影響，親子可以一起對抗感冒病毒！

✕ STOP！這些孩童不建議使用蜂蜜

蜂蜜雖然含有許多植化素可以幫助人體消滅不安分子「自由基」，預防自由基對於細胞的傷害。然而蜂蜜的甜味來自於果糖、葡萄糖，攝取過量可能會導致熱量過剩、血糖動盪等問題，所以適量即可，以免解決了夜間咳嗽的煩惱，卻不小心陷入肥胖的魔爪中。

雖然蜂蜜可以舒緩孩子咳嗽的症狀，

但是蜂蜜可能存有「肉毒桿菌孢子」的風險，未滿一歲的嬰兒腸道功能與免疫系統尚未發展健全，肉毒桿菌孢子容易在腸道裡繁殖產生毒素，導致神經麻痺、肌肉失去運作能力，而發生腸胃道蠕動變慢、便祕、食慾不振、眼皮下垂、全身無力等症狀，且具有致命性。在日常生活中，蜂蜜除了直接食用之外，也會用於食品、飲料中以增添甜味，雖然使用的量不多，但對於手無寸鐵的嬰兒免疫系統可能會是一場浩劫！為了孩子的安全著想，家長千萬不要餵食未滿一歲嬰兒蜂蜜或含有蜂蜜的食品、飲料唷！

營養師小提醒

孩子的免疫系統尚未發育完全，感冒病況隨時都會發生變化，所以請大家積極配合醫師的治療，才能讓孩子盡快恢復健康。

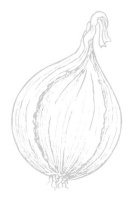

Beta-胡蘿蔔素補充品可保護吸菸者肺部？

每天在空氣汙染中的通勤族、暴露於廚房油煙的一家之「煮」、長期吸菸的癮君子，擔心肺癌找上門嗎？肺癌可說是癌中之癌，不僅新增罹癌的人數屢創新高，治癒後的復發風險也高，所以積極預防肺癌相當重要。因此，許多人選擇食用各式營養素補充品，其中「維生素 A」在實驗中具有抑制肺癌的效果而最受矚目。大家有預防勝於治療的觀念相當正確，但是維生素 A 真的可以保護肺部嗎？

! 護肺「A」營養素

維生素 A 在植物中以類胡蘿蔔素的形式存在，其中最重要的是 beta-胡蘿蔔素，在人體內會經由肝臟代謝轉換成維生素 A。維生素 A 在人體內具有抗氧化的效用，減少自由基對人體細胞的傷害。研究發現，飲食中類胡蘿蔔素的攝取量高者，肺癌罹患率明顯較低。

此外，也有研究指出，健康的人每日攝取蔬菜與水果達到 400 克，即可降低肺癌發生風險，主要是透過類黃酮、多酚類與類胡蘿蔔素的抗氧化效果而產生作用。依照衛福部的建議，每人每天至少攝取 3 份蔬菜與 2 份水果（每份皆為 100 克），吃進足夠的蔬菜與水果，才能發揮保護身體健康的作用，千萬不可忽略唷！

⊗ 使用 beta- 胡蘿蔔素補充品？癮君子請留心

在此要特別提醒讀者，千萬不要寄望透過使用 beta-胡蘿蔔素的膠囊、錠劑等「補充品」來降低肺癌風險。雖然研究顯示 beta-胡蘿蔔素可以保護肺部細胞而降低肺癌發生率，然而研究僅限於「天然來源」的 beta-胡蘿蔔素，且針對未曾吸菸的族群。相反的，許多研究指出，吸菸者使用高劑量 beta-胡蘿蔔

素的「補充品」，反而會增加肺癌風險及死亡率。高劑量、純化的 beta-胡蘿蔔素，在吸菸者體內可能引發促氧化作用，導致大量自由基生成而傷害肺部細胞的 DNA，雖然詳細的運作機制尚不明確，不過還是建議癮君子們使用「營養補充品」前先諮詢營養師，才會更安全。

⚠ 這樣做，遠離發生率第一名的肺癌

想要遠離肺癌，癮君子們首先要戒菸，而一般人需減少暴露於空氣汙染與廚房油煙的時間，注意飲食均衡，並從天然蔬果中獲得具有抗氧化功效的植化素與類胡蘿蔔素，才能遠離癌症發生率第一的「肺癌」。

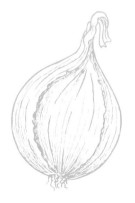

營養師小提醒

Beta-胡蘿蔔素存在於胡蘿蔔、空心菜、紅鳳菜、紅莧菜、番茄等食材中，屬於脂溶性營養素，與油品或含油食材一起烹調時最利於人體吸收，建議大家可以用油炒或與肉類一起燉煮後食用。

紫葡萄跟櫻桃是好的補鐵食物來源？

女生們都有這種經驗，當每個月強迫與「好朋友」約會時，不僅臉色總是「菜菜子」，還會有疲憊、頭暈目眩等貧血不舒服的症狀。當下，許多人的直覺就是「快補鐵！」不僅選擇牛肉、鴨血等富含鐵的動物性「補血食物」，與血液顏色相近的新鮮水果，例如葡萄跟櫻桃，也常被認為是補鐵的良好食材。但是，過去大家認為「只要是紅色就代表可以補血」的水果，真的是好的補鐵食物嗎？

❓ 鐵質有兩種，傻傻分不清？

我們可以把含鐵食物分成「血基質鐵」與「非血基質鐵」兩大類。血基質鐵主要存在於動物的血液或肌肉組織當中，身體的吸收率較高，大約為 25%；非血基質鐵主要存在於植物性食物，以及動物的肝臟、腎臟或腦中，吸收率較差，大約只有 7.5%，且容易受到同一餐次其他食物成分的影響，增加或減少它在體內的吸收效果。從整體食物的角度來看，很多植物性食物含有鐵質，但是與動物性「補血食物」相比，水果的含鐵量並不算高，也不是吸收率最好的補血食物。因此，紫紅色的櫻桃或葡萄並不是補血的好食物喔！

❗ 水果大補「鐵」排行

根據食藥署食品營養成分資料庫，每 100 克水果含鐵量最高的前三名，分別為黑棗、紅棗與葡萄乾；以新鮮水果而言，含鐵量排名前十名分別為：凱特芒果、紅肉李、美國紫葡萄（含皮）、紅龍果（紅肉）、美國紅葡萄（含皮）、黃肉李、百香果、香瓜、甜柿與蜜水梨；而大家原以為是優秀補鐵食物的紅櫻桃，其含鐵量只有 0.2 毫克，還遠低於白櫻桃的 0.6 毫克。事實上，植物的顏色主要來自植化素，與鐵質含量和補

水果 （100 克）	熱量 （kcal）	鐵 （mg）	維生素 C （mg）
黑棗	230.1	2.37	1.02
紅棗	227.4	1.74	1.00
葡萄乾	338	1.5	0.7
龍眼乾	277.2	1.28	0.20
凱特芒果	50.1	0.97	17.30
紅肉李（小）	38.3	0.89	2.66
美國紫葡萄（含皮）	80.4	0.80	3.76
紅龍果（紅肉）	50.1	0.79	6.30
美國紅葡萄（含皮）	61.3	0.73	1.62
黃肉李	35.4	0.73	2.38
百香果	66.0	0.70	32.00
七股香洋香瓜	40.3	0.69	16.28
甜柿（進口）	57.5	0.68	75.88
將軍蜜梨	49.8	0.67	1.94

血較無關聯。

雖然水果不是較好的補鐵食材，但是新鮮水果擁有豐富的維生素 C，在體內可以提升非血基質鐵的吸收率約 3 倍左右，達到「輔佐」補血的效果。此外，五彩繽紛的水果是豐富的植化素之主要來源：葡萄與櫻桃含有豐富的花青素，葡萄皮及葡萄籽具有抗氧化功能的多酚類；櫻桃也含有類黃酮素及酚酸類，可以保護心血管系統。

最後，要提醒大家，大部分的水果熱量並不低，依照每日飲食指南建議，健康成人較合適的水果攝取量約為 2 ～ 4 份，每份大約是八分滿的量。選購果乾時，建議挑選無額外添加糖、色素或香料調味的原味產品，若要以黑棗、紅棗與龍眼乾補充鐵質時，不要一次吃太多，以免增加腸胃負擔。

除了水果之外，其他植物性含鐵量較高的食材，包括藻類（如紫菜、髮菜）、菇類、紅莧菜、紅鳳菜、黃豆、豆干等。因此，只要均衡攝取各類食物，從飲食中獲取足夠的鐵，補鐵一點都不難。

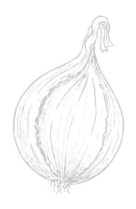

蔓越莓能降低泌尿道發炎感染的風險嗎？

對許多女性來說，如果有一種清爽酸甜的飲料在高溫悶熱的天氣來一杯，不僅暑意全消，還可以抗氧化、養顏美容，甚至預防惱人的泌尿道感染問題，一定會讓大家趨之若鶩。而一顆顆如天然紅寶石般的蔓越莓，或許可以一次滿足大家的願望！

鮮紅微酸的蔓越莓，表皮及果肉富含花青素與維生素 C，顏色越深紅，對人體有益的花青素含量也越豐富。由於蔓越莓產季短、栽培不易，因此目前市售的大多為冷凍進口或是加工後進口，常見的是蔓越莓果汁、果乾，也有將蔓越莓的萃取物製成膠囊販售。

❓ 「莓」有辦法預防泌尿道感染？

泌尿道感染是指腎臟、輸尿管、膀胱、尿道等器官受到微生物（特別是大腸桿菌等革蘭氏陰性菌）的感染，因而產生腰或腹部疼痛、頻尿或排尿時尿道疼痛、有灼熱感等不舒服症狀。泌尿系統感染可出現在各個年齡層，但由於女性的尿道結構比男性短，因此更容易發生感染問題，而且一旦感染很容易再度復發。

目前有許多文獻探討補充蔓越莓（莓果、果汁或萃取物）是否能夠有效預防泌尿道感染。二○一二年，探討蔓越莓製品與泌尿道感染預防的統合分析（meta-analysis），統整了十三篇臨床試驗結果發現，蔓越莓可以降低女性泌尿道感染的風險；二○一七年，較新的統合分析結果更建議，食用蔓越莓可以避免泌尿道感染的發生，特別是針對復發性泌尿道感染。以上的研究結果，推測與蔓越莓中豐富的前花青素有關，它可以包覆住大腸桿菌，減少這些細菌攀附在尿道上的機會，降低細菌在尿道停留所造成的感染。

　　研究顯示，每天若能攝取 36 毫克蔓越莓中的前花青素，就能有效預防泌尿道感染。若以每 100 克新鮮蔓越莓含 133 ～ 367 毫克前花青素計算，每天吃約 10 ～ 30 克（約 10 顆）新鮮蔓越莓，就能達到前花青素的最低需求量；若以 100 毫升蔓越莓汁含有 8.9 ～ 23 毫克前花青素計算，飲用約 0.5 ～ 1.5 杯馬克杯大小的蔓越莓汁（160 ～ 400 毫升），就能攝取到 36 毫克蔓越莓中的前花青素。不過，蔓越莓中前花青素的含量可能會因為產地、季節，甚至是加工程度而略有誤差。此外，由於蔓越莓汁通常會額外添加糖分來中和酸澀口感，喝太多還是會增加身體的負擔，且其富含草酸，患有腎臟結石或膀胱結石的人應減少食用。

　　因此還是建議大家養成良好的個人衛生習慣，每天攝取足夠的水分來稀釋尿液的酸鹼值，工作再忙也要減少憋尿的機會，這樣才是預防泌尿道感染的基本原則唷！如果真的被感染了，應即時就醫治療，以免延誤病情合併其他感染或導致腎臟損傷。

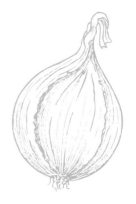

辛香料可以抗發炎與抗氧化？

蔥、薑、蒜、黑胡椒、孜然、迷迭香、肉桂、八角，這些做料理時不可或缺的辛香料，雖然是配角，但是它們不僅可用來提味、增加香氣，也是擺盤的好夥伴。

有些人不喜歡辛辣口感或特殊氣味的香料，用餐時常將它們挑除，從營養學角度看，其實相當可惜！因為辛香料對於人體具有正面功效，曾有研究發現，漢堡肉中添加綜合辛香料，可以降低肉中的自由基。而且比起食用未含有辛香料漢堡肉的人，食用者尿液中的氧化損傷產物含量較低，顯示辛香料具有抗氧化的活性。你開始對辛香料感到好奇了嗎？就讓我們一起來探索辛香料對身體有哪些正面幫助吧（蔥、薑、蒜在前面食材章節已有詳細介紹）！

辛香料加香氣，也加元氣
• 黑胡椒

料理中使用最廣泛而且有「辛香料之王」稱呼的黑胡椒，富含維生素 C、維生素 A、類黃酮素與生物鹼，有抗發炎與抗氧化的效果。此外，研究發現，同時食用黑胡椒與薑黃素，透過胡椒中的胡椒鹼作用，有助增加人體對於薑黃素衍生物的利用率，改善原本薑黃素利用率低的缺點。薑黃素與其衍生物在許多研究中已被證實，具有抗發炎、抗氧化和抗腫瘤等特性，所以下次食用薑黃料理時，不妨加一點黑胡椒，促進身體更加善用這些活性成分。

• 孜然

說到新疆，你會想到什麼？腦海裡有出現「孜然」嗎？這幾年台灣盛行異國料理，在餐廳常見使用孜然調味的各式烤肉、湯品，甚至起司。孜然是孜然芹的種子，傳統醫學曾用孜然治療腹瀉與牙齒痛；目前有關動物或細胞實驗發

現，其富含促進健康的萜類、酚類與類黃酮素，具有抗癌、抗氧化與降血糖效果。

● 迷迭香

日常生活中迷迭香多當做辛香料，常用於西式料理，提味效果極佳。但其實迷迭香富含萜類、酚類與類黃酮素，而具有相當多的生理功能，例如抗發炎、抗氧化、抗細菌與病毒感染等，也因此從古至今，仍有人將迷迭香做為治療感冒、舒緩肌肉痠痛的藥用植物。日後烤雞腿時，不妨利用迷迭香來提升料理香氣並促進健康！

● 肉桂

每次與朋友喝咖啡聊天時，具有特殊風味的肉桂總是能引起一陣唇槍舌戰，擁護肉桂的人絕不容許咖啡、巧克力或麵包失去肉桂的點綴；而害怕肉桂味的人則完全避之唯恐不及。肉桂存在於人類歷史已許久，十七世紀時，荷蘭人和葡萄牙人還曾為了爭搶肉桂生產地而開啟戰爭。肉桂其實是一個很大的家族，在植物分類學上總共有二百五十種親戚，市售的肉桂商品多半由肉桂（*Cinnamomum aromaticum*）與錫蘭肉桂（*Cinnamomum zeylanicum*）混合而成，

雖然目前尚未有長期的人體實驗證實兩者的相關功效，但是在動物實驗中，發現兩者皆有抗氧化與降血糖的效果。

● 八角

說到滷味，絕不能忘記替滷味增添不少香氣的八角！八角於傳統醫學被視為舒緩嘔吐、噁心、關節炎與皮膚炎的草藥。而現有的細胞實驗則發現，八角的萃取物具有抗發炎功效，能減緩皮膚細胞的發炎。

⑦ 抗氧化與抗發炎有多重要？

了解辛香料的抗氧化或抗發炎功效之後，相信很多人會好奇氧化與發炎之間究竟有什麼關聯？對人體又有何影響？當人體飲食習慣不良或生活作息不正常時，體內就會出現大量的自由基，「自由基」就像是人體內的「不安分子」，會不斷地干擾細胞運作而促成「氧化壓力」，甚至進一步加劇細胞中的發炎作用，人體組織遭到發炎作用破壞後，又會產生大量的自由基。

由此可知，發炎與氧化彼此之間的交互作用自然會導致惡性循環，進而使得身體功能逐漸敗壞，接連引起各種疾病的發生，如肥胖、肝損傷、提早衰老、心血管疾病與過敏。此時，吃進體內具

抗氧化或抗發炎的辛香料，就像是「維安人員」一樣，能協助清除體內搗亂的自由基或發炎因子。

　　輪流使用不同種類的辛香料，不僅可以提升飲食的變化性，還能獲得不同的功效成分，因此，下次看到這些扮演「維安人員」的辛香料時，不要急著挑掉，試著嚐一下它們特殊的氣味吧！

營養師小提醒

部分辛香料對於孕婦、服用藥物或肝腎功能不佳者可能產生副作用，因此建議大家食用前進一步諮詢營養師，以獲得客製化的飲食建議，才可以既安心使用又避開副作用唷！

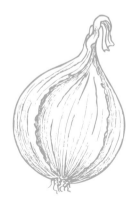

豆漿富含鈣質，可以取代牛奶？

一日之計在於晨，不論是便利商店或是傳統早餐店，總是可以看到急著趕上班、趕上學的民眾，隨手抓一瓶豆漿或牛奶做為早餐的飲料。許多人認為豆漿的營養與牛奶相似，兩者都富含鈣質，但真是如此嗎？讓我們透過精確的成分分析來揭開其中的真相！

① 豆漿和牛奶營養價值大不同！

豆漿為黃豆或黑豆在水中浸泡數小時後，研磨並濾渣而得的漿汁。《本草綱目》記載，「豆漿利水下氣、制諸風熱、解諸毒」；根據現代醫學的觀點，豆漿所含的「大豆蛋白」，雖然為植物性來源，但營養價值與動物性蛋白相同，並且可以調節血壓、抑制壞的膽固醇被氧化。身體中壞的膽固醇太多時會堆積在血管裡，當膽固醇被氧化時，就有如生鏽的斑塊，更容易卡在血管壁上，而大豆蛋白可以延緩這種「生鏽」狀態的發

生；此外，豆漿含有豐富的大豆異黃酮苷素植化素，不僅能改善更年期婦女面潮紅等不舒服症狀，還會降低乳癌、前列腺癌罹患的機率。

牛奶為牛乳製品的統稱，常見的商品包括鮮乳、低脂乳、脫脂乳、保久乳、奶粉、優酪乳、優格、各式乳酪（起司）等。根據 CNS 國家標準，不同牛乳製品各有不同的定義，以市面常見鮮乳為例，必須為以生乳（即未經處理的乳牛乳汁）為原料，且需經加溫殺菌包裝冷藏後，才能供民眾飲用。牛奶的蛋白質可以滿足人體營養及生理所需的優質蛋白，因此能被人體充分吸收，建構或修補組織細胞。此外，乳製品攝取還與降低肥胖、第 2 型糖尿病、乳癌、大腸癌等各種慢性病風險有關。

① 豆漿與牛奶營養成分比一比

根據台灣食品成分資料庫，以 100 毫

升的全脂牛奶與無糖豆漿為例，全脂牛奶含有較大量的「飽和脂肪」，無糖豆漿中的脂肪主要為「多元」不飽和脂肪。全脂牛奶含鈣量高，1 毫升約含 1 毫克鈣，同時含有乳糖等促進鈣質吸收的營養物質；無糖豆漿中的鈣質和乳糖含量比較低，1 杯豆漿的鈣質含量僅相當於 1/10 杯鮮奶的鈣質含量。因此，豆漿並不能算是較好的鈣質食物選擇來源。不過，無糖豆漿含有植物性蛋白質、大豆卵磷脂，也富含大豆異黃酮素，對於心血管保護有很好的效果，可見豆漿與牛奶有各自的營養優勢。

營養成分	單位	無糖豆漿 （100 毫升）	全脂鮮奶 （100 毫升）
熱量	kcal	35	63
粗蛋白	g	3.6	3.0
粗脂肪	g	1.9	3.6
飽和脂肪	g	0.4	2.5
單元不飽和脂肪	g	0.38	0.97
多元不飽和脂肪	g	1.15	0.12
總碳水化合物	g	0.7	4.8
膳食纖維	g	1.3	0
乳糖	g	0	4.4
鈉	mg	2	38
鉀	mg	141	147
鈣	mg	14	100
鎂	mg	23	10
鐵	mg	0.4	0.1
鋅	mg	0.3	0.4
磷	mg	68	83
視網醇當量 (RE)	ug	0	41
維生素 B1	mg	0.09	0.04
維生素 B2	mg	0.03	0.17
菸鹼素	mg	0.14	0.23
維生素 B6	mg	0.04	0.04
維生素 B12	ug	0	0.67
葉酸	ug	13.3	0.5
維生素 C	mg	0.0	0.4

⊙ 豆漿牛奶各有所長，聰明搭配更營養

在營養專家的眼中，沒有絕對不好的食物，也沒有絕對無害的食物，若能了解自己的健康需求，透過不同的搭配方式，也能「互補」出不同的營養價值。舉例來說，如果你喝牛奶容易拉肚子（乳糖不耐）或者鈣質需求較大（青少年、銀髮族等），不妨把富含鈣質的芝麻與豆漿打成芝麻豆漿，當做早餐或點心飲用；或是多選擇鈣質含量較高的小魚乾、傳統豆腐、地瓜葉、空心菜等食材；或於不同餐間輪流搭配以加強彼此的營養價值。

豆漿與牛奶雖然對健康有益，但也不是喝越多越好，攝取過量不僅容易造成脹氣與腸胃不適，多餘的熱量還會導致體重上升，增加身體負擔。以國民健康署公告的每日飲食指南來看，每日 1 ～ 2 杯（每杯 240 毫升）的乳品，就可以滿足每日 25 ～ 50% 的鈣質需求。而成人每日建議的豆魚肉蛋攝取量為 3 ～ 8 份，因此，如果早餐有喝豆漿，就要調整當天其他餐次的蛋白質攝取量，這樣才不會超過而造成身體的負擔。

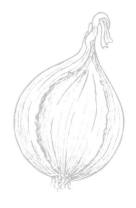

〔與骨質相關的營養迷思〕

喝大骨湯可以補鈣，預防骨質疏鬆？

從西式、日式到中式料理，濃縮了肉品精華的大骨高湯，總是媽媽們美味料理的祕密武器，尤其是寒冷的冬天，一碗熱湯便能暖化凍僵的身子，一口喝下，滿滿的幸福感立即湧上心頭。許多長輩更是為了正逢青春期想要長高的孩子、懷孕哺乳的媳婦，準備各種香濃的燉煮湯品，體貼的心意總是讓人忍不住多喝兩碗。

❓ 精華都在高湯裡，喝湯就好？

許多人認為大骨湯熬煮的時間越長，越能把骨頭和肉裡面的營養熬出來，有經驗的人會在熬煮大骨湯時加點醋，認為可以釋出更多鈣質。的確，食物經過燉煮之後，確實有部分的營養素會從帶骨肉類中游離到高湯裡。然而，若以質量不滅定律的角度來看（也就是營養素不會無中生有，也不會無故消失），帶骨肉類中的營養成分是固定的，雖然長時間的加熱，有可能破壞食材某些營養成分，但大部分的營養（如蛋白質）仍然存在於肉裡，而大部分的鈣離子還是在骨頭中。因此建議大家喝湯時要連湯裡的肉一起食用，營養才能更充足。

❗ 不亂「鈣」，聰明補鈣好 easy

根據研究顯示，1 公斤重的豬大骨以 3.5 公升沸水熬煮 4 小時，湯中所含的鈣質量微乎其微；而 100cc 豬大骨濃縮高湯也僅含 4 毫克的鈣質，大約 25 碗的湯才等於 1 杯牛奶的鈣質。看似營養的白濁湯頭裡，還有大量的動物性油脂，滋補身體不成反而補了「體重」。對高血壓、高血脂等慢性心血管疾病患者來說，可能造成更多不良影響。

一般成年人一天鈣質的建議攝取量為 1000 毫克，而正值青春期快速發育的青少年，一天鈣質的攝取量要 1200 毫克。營養師認為由均衡飲食中獲得鈣才

是最經濟實惠的方式，除了每日飲用1～2杯（每杯240毫升）的乳品，傳統豆腐在製作過程中會添加含鈣物質幫助凝固，因此半塊（70克）可提供100毫克的鈣質；蔬菜部分，特別是幾種深綠色蔬菜，包括地瓜葉、青江菜、菠菜、芥藍菜、莧菜、空心菜、油菜、紅鳳菜、川七等，也是很好的鈣質攝取來源。

✕ 預防骨質疏鬆，光補鈣還不夠

　　想要強健的好骨骼，只注重鈣質補充是不夠的。菠菜、甘藍、青花菜等深綠色蔬菜，所富含的維生素 K 可以活化骨鈣蛋白、促進骨骼生成。玉米、芒果中豐富的植化素（beta-隱黃素）也能避免骨骼細胞受到破壞。此外，充足日曬有助於活化體內的維生素 D，增加體內鈣質吸收與骨質生成，因此建議每天上午十點以前或下午二點以後，在陽光不是最強烈的時候，到戶外走動十至二十分鐘；也可以與朋友相約健走、慢跑、登山等，維持適當的體重與健康的生活型態。全方位的保「密」防「跌」，才能增強骨密度、強健肌肉，降低跌倒與避免骨折的風險！

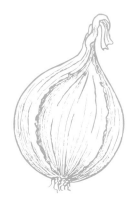

銀杏可以幫助一般人增強腦力嗎？

覺得自己的腦力大不如前了嗎？走到巷口，突然開始懷疑自己有沒有鎖家門？電話剛掛上，馬上就想不起來老闆交代的工作事項？相信很多人都為此感到困擾，網路上流傳食用銀杏有助於提升記憶力，這是真的嗎？

? 銀杏讓腦袋充滿自信？

我們常聽到的銀杏，其實是指「銀杏葉」，而不是日本料理店烤的銀杏果。研究顯示食用含有酮醇配糖體（flavonol glycoside）和烯帖內酯（terpene lactone）的銀杏葉萃取物，可以抗氧化、抗發炎及增加腦部血流量，並促進腦細胞的能量代謝與粒線體修復，發揮提升注意力、促進長期與短期記憶的效果。

然而目前關於銀杏的正面效果，僅限於改善「部分族群」的記憶力損傷，包括：中風、老年痴呆、阿茲海默症等患者，適量食用銀杏的確有助於提升記憶力，對於一般健康人，服用銀杏則尚無實證效果。

! 要留心，藥物交互作用

銀杏萃取物因為含有酮醇配糖體和烯帖內酯，而能改善部分族群的記憶力損傷，然而酮醇配糖體和烯帖內酯會與抗凝血藥、憂鬱症藥物及手術用藥產生交互作用。因此建議使用上述藥物者，食用銀杏補充品或保健食品前，需諮詢醫事人員，以免與藥物產生交互作用。

! 預防失智，這幾招更有效

雖然目前沒有研究證實銀杏能提升健康者的記憶力，但也不要因此失望。透過以下幾個簡單的方法，將有助於提升認知功能，並預防阿茲海默症：

1. 以均衡飲食為基礎，避免食用高飽和脂肪、高糖、高度加工食品，此類食

品會增加大腦功能障礙的風險。

2. 攝取足夠的維生素 B 群與葉酸，兩者的缺乏與早發性認知功能障礙有關，可以選擇食用綠葉蔬菜、海鮮、豆製品、香蕉等補充攝取量。此外，全穀類也是維生素 B 群的重要來源，建議把白米飯換成糙米、紅藜或紫米。

3. Omega-3 脂肪酸能提升認知功能與神經傳導物的分泌，可以從鮭魚、秋刀魚、鯖魚、核桃與胡桃中攝取。

4. 腸道是人體的「第二個」大腦，腸胃除了負責消化功能，還和情緒息息相關，所以養好腸道才會有腦力。選擇無糖優酪乳或優格做為乳品類食材選擇，可獲得益生菌，協助調節中樞神經傳導物質以及抗發炎的效果。

5. 避免吸菸、飲酒，並維持良好的睡眠品質。

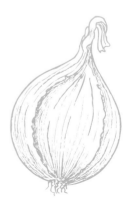

吃核桃可以補腦嗎？

傳言從中醫「以形補形」的角度而言，外形長的像大腦的核桃可以補腦。而現今全世界有超過三千五百六十萬人的健康深受失智症所影響，患者會發生認知理解功能退化、記憶力衰退、情緒異常和行為失常等狀況，嚴重影響患者與照顧者的生活品質。對於患者而言，核桃可能被寄予厚望，且讓我們了解核桃是否真的可以補腦？

吃核桃，補大腦

英國胡桃(俗稱核桃)富含 α - 次亞麻油酸（α -linolenic acid）與亞麻油酸（linoleic acid）等多元不飽和脂肪酸，其中 α - 次亞麻油酸屬於 omega-3 脂肪酸，於人體肝臟中可進一步生成大家熟悉的 EPA(eicosapentaenoic acid) 與 DHA (docosahexaenoic acid)，這兩種脂肪酸通常存在於「魚油」裡，也出現在核桃中。因此，對素食者而言，想獲得這種 omega-3 脂肪酸，不用吃魚，可以吃核桃來補充。

EPA 與 DHA 能降低體內不安分子自由基大量堆積所引起的氧化壓力，也能調節免疫功能，促進神經細胞新生而使腦部運作正常。

核桃中含有許多單寧、槲皮素、沒食子酸、鞣花酸等多酚類，也是護腦的重要助手，不僅可以降低自由基與發炎對腦細胞所造成的傷害，還可以改善神經元間的信號傳導，使得神經細胞彼此間的溝通更為順暢，自然可以確保腦部運作順利。

堅果類也是護腦好朋友

核桃在食物分類上屬於堅果種子類，是脂肪含量較高的植物果實和種子，例如花生、瓜子、葵瓜子、芝麻、腰果、杏仁、夏威夷豆等。這些食物以「原來的形態」食用，可同時攝取到各式有利

健康的必需營養素與植化素。

　　許多大型研究都發現食用堅果種子類食材，有助於促進腦部靈活度、改善老化所引起的認知功能低下狀況，並維持良好的記憶力。

⊙ 適量堅果種子類，健康剛剛好

　　堅果種子類除了可以當做休閒零嘴之外，若入菜做為沙拉、麵包、濃湯等料理的食材，亦是補充營養的好方法。大家平時選擇少油的烹調方式，如水煮、燉滷或清蒸飲食，每天食用 1 湯匙的堅果類，就可以由堅果種子類獲得健康的油脂、抗氧化與抗發炎的多酚類，促進人體健康。

　　此外，營養師也建議大家除了維持良好的飲食型態，也要搭配規律的運動習慣與戒菸，共同協力降低高氧化壓力與長期發炎所導致的腦部細胞損傷，達到護腦的功效。

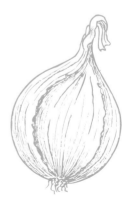

可可豆能提升腦神經細胞的活性？

不少人在媒體上看到這樣的說法十分興奮，為了大腦好，從今爾後可以大吃特吃巧克力，不用有罪惡感了！然而，市售的巧克力百百種，每一種都可以達到這樣的效果嗎？每個人都適合吃巧克力嗎？

❓ 可可豆如何強化腦部功能？

可可豆有人稱「可可」。它含有許多活性物質，例如多酚類、咖啡因、可可鹼與血清素，近年來許多研究顯示，可可中的類黃酮素是強化腦部運作的重要助手。類黃酮素是植化素家族中已知種類最多的一類，可可豆中最主要的類黃酮素為黃烷醇（flavanol），其他還包括花青素、兒茶素、前花青素等。類黃酮素會使血液中的一氧化氮濃度提升，腦部的血管彷彿一條水管，一氧化氮能加寬水管的管徑，當管徑變寬後，通過的水流量自然會提升，而具有促進血管擴

張的效果，自然能穩定供應腦部神經細胞所需要的氧氣和營養素，並確保廢物排泄順暢，腦部運作就增強了。

ℹ️ 細看食品標示，買對巧克力！

既然護腦關鍵成分是可可中的類黃酮素，所以如何選購巧克力以獲得類黃酮素就相當重要了！風味獨特的巧克力，其實是由酸澀苦口的可可豆，經過發酵、烘焙、研磨、添加糖與奶粉等多道工序變身而成的。不過，研究發現，可可豆在加工過程中，可能會流失 90% 的類黃酮素，因此，市售巧克力所含的類黃酮素量自然會有落差。

研究顯示，市售的白巧克力或牛奶巧克力所含的類黃酮素（0-40.6 mg/100 g），遠低於黑巧克力的含量（93.5-651.1 mg/100 g），因為巧克力顏色越黑，可可比例越高，所含的類黃酮素就越多。衛生福利部針對台灣市售巧克力的品名

有所規範，大家仔細閱讀食品標示，即可清楚知道自己購買的是可可比例高的「黑巧克力」、「牛奶巧克力」，還是可可比例低的「白巧克力」！

⊙ 情人送巧克力，原來有道理

每到情人節，商店裡擺滿各式各樣的巧克力，男女朋友也互贈巧克力來表達愛意。有些人認為是商家炒作帶動風氣，不過當你咬下一口時，是不是覺得嘴裡和心頭都甜甜的，全身洋溢著幸福泡泡？這一切都是因為巧克力含有苯乙胺，能讓腦部產生被愛的感覺。因此很多人經痛或心情鬱悶時，吃些巧克力就會感覺好很多。不過苯乙胺在腦部存在的時間非常短，一下子就被代謝掉，所以戀愛感不會持續太久。這時有些人就會再多吃一點來維持幸福感，但如果吃太多巧克力，腦部受到過多苯乙胺的刺激，整個人又會變得焦躁，甚至會偏頭痛。所以不管是情人或是自己送給自己的巧克力禮物，適量食用就好，幸福也才會剛剛好。

⊗ 青少年及腸胃不佳者，請放開那塊巧克力！

相信你已經知道可可豆的類黃酮素對於腦部的好處，以及苯乙胺產生的幸福感，日後享用黑巧克力肯定會比從前更開心。在此要特別提醒大家，其實天然的蔬菜水果也含有類黃酮素，與可可豆護腦的關鍵成分相同，因此比起偶爾食用巧克力，平時攝取足夠的蔬菜水果，才是護腦的首要方法。此外，巧克力中的可可鹼可能會增加胃食道逆流的風險，咖啡因則有可能影響孩童的情緒與神經發展，所以腸胃不佳或青少年盡量少吃。而且吃巧克力會攝取過多的糖、油脂與熱量，所以建議大家偶爾少量食用就好，以免增加身體負擔。

最後，教大家自製苯乙胺的小撇步——運動。運動會增加腦部苯乙胺含量，讓我們快樂、有自信，體態也更健康。巧克力只需適量食用，規律運動才是增加自信心與幸福感的重要方法。

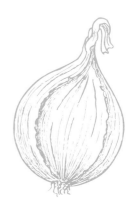

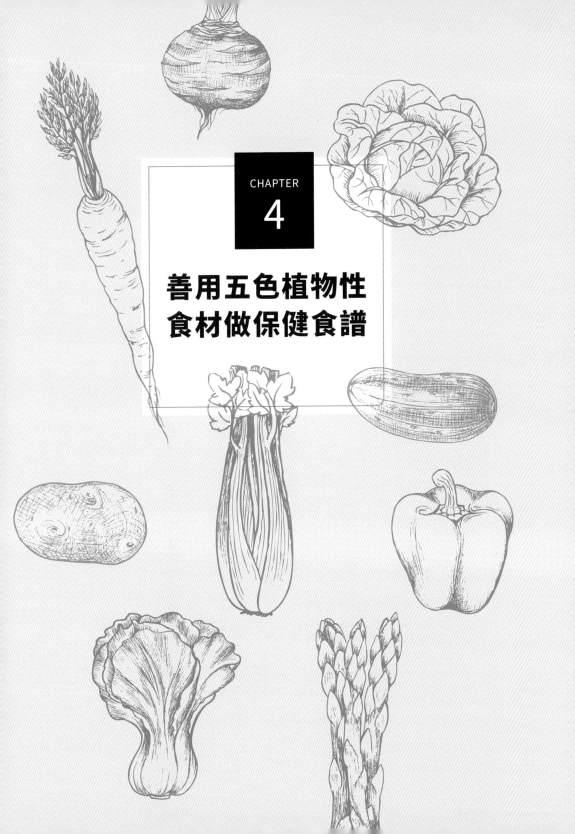

CHAPTER

4

善用五色植物性
食材做保健食譜

保健飲食可以簡單又美味

現代人生活壓力大、工作忙碌，使得許多人都有飲食不正常的困擾，久而久之就引發一些慢性病，如肥胖、高血壓、糖尿病、痛風等。一旦得到這些慢性病，飲食上就需要做一些改變。飲食的改變是一種生活態度的改變，所以，在善用植物性食材做保健食譜時，先幫大家找出每種疾病能夠放心享用的食物，這樣大家就會覺得生命有希望，然後再提醒大家哪些食物應少吃。

飲食習慣需要長時間養成，因此以最平常的飲食方式來設計食譜，絕不會用市面上很難取得的食材，如此才能達到普遍以及持續的目的。此外，每一種保健食譜都還簡述對應疾病的特性，並特別列出適合該疾病可以多吃的保健植物性食材，在「飲食原則」中也提醒大家該忌口的食物。每一種疾病的保健食譜都有五道以上的範例，大家可以善用書中列出的植物性食材做變化，創造出適合自己或家人的保健食譜。

以下是這些保健食譜的設計原則，也是吳映蓉博士的飲食習慣，當你要設計食譜時可以做為參考：

一、 提高植物性食材在菜餚中的地位

設計每一道食譜時，植物性食材一定是主角，肉類一定是配角。例如一道甜椒炒牛肉，絕對是甜椒的分量遠遠超過牛肉的分量。大家藉由這種烹調方式，慢慢地提高蔬果的攝取量，減少肉類的攝取量，這是淨化身體的第一步驟。

二、 蔬菜多用「水炒」

盡量用蒸、煮、滷、燉、水炒、涼拌等方式進行烹調，水炒就是先把水煮滾了，再放入蔥、薑、蒜及蔬菜拌炒，最後再加一些油和調味料。使用水炒方式取代熱油爆炒，不僅可以減少吃入劣變的油脂，還能減少植物性食材的營養素被破壞。

三、 盡量「全食物」調理

第二章介紹的植化素大多存在於植物性食材的皮或籽中，所以，把皮去掉非常可惜，因此，建議大家先把植物性食材好好的洗乾淨，無論是入菜、生吃、打果汁，都把皮一起吃下去。當然有一些水果的皮無法食用（如鳳梨、香蕉等），可以做為廚餘。

四、 打蔬果汁可以放寡醣、菊苣纖維

有一些蔬果汁調配起來味道並不是那麼順口，可以放一些寡醣或菊苣纖維一起打，因為這種寡醣低熱量又是腸道內有益菌的食物，能讓腸道更健康。太甜的水果就不用放任何糖，甚至可以和無糖優酪乳一起打，味道剛好可以平衡。在此特別提醒大家，如果牙口很好的人，就吃蔬菜和水果的原形，不用刻意打成蔬果汁，其實是更好的養生方式。

五、 部分腎臟病人吃蔬菜先燙過再烹調

蔬果對大部分的人都很健康，但是對有些腎臟病的人而言，大量的蔬果會有鉀離子攝取過多的危險，所以，建議飲食需要限鉀的腎臟病人食用蔬菜時，先切碎並在滾水中燙過，讓大部分鉀離子流於水中，再撈出來烹調。並參考第一章五色食材的營養寶庫，選擇鉀離子含量低的植物性食材。

高血壓的保健食譜

高血壓是在心情平靜的狀態下量度的血壓，持續地高於或等於 140/90 毫米水銀汞柱（mmHg）。引起高血壓的原因很複雜，可能是遺傳、吸菸、喝酒、肥胖、腎臟病等造成的，應請醫師診斷病因。

一旦罹患高血壓，除了藥物控制外，最重要的是生活型態的改變，包括控制體重、戒菸、戒酒、規律的運動，正確的飲食更是不可忽略的一環；若能善用蔬果食療，對於預防或改善高血壓都有一定的幫助。

適合高血壓患者的植物性食材

蘆筍、莧菜、芹菜、空心菜、竹筍、山藥、牛蒡、香蕉、番茄、蘋果、櫻桃、西瓜等。

芝麻蘆筍

材料

蘆筍　5 支
芝麻醬　少許

作法

1 將蘆筍以沸水川燙後撈起，切成小段。
2 再淋上少許的芝麻醬。

說明

蘆筍所含的芸香素具有降血壓、保護血管、保持血管通暢的功效，再加上芝麻醬的一些單元不飽和脂肪酸能降低血脂肪，這是一道適合保護心血管的菜。

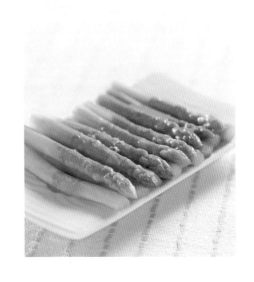

冬瓜番茄山藥湯

材料

冬瓜　100 克

大番茄　2 顆

山藥　50 克

作法

1 冬瓜洗淨削皮後切塊。

2 大番茄洗淨後去蒂切塊。

3 山藥削皮後切塊。

4 將冬瓜、番茄、山藥塊放入鍋中,加入
約 1200cc 的水,以大火滾煮後轉至小
火熬煮,等冬瓜、番茄、山藥燜爛即
可食用。最好喝原味不要加鹽,若嫌
味道太淡可加些低鈉鹽。

說明

這道菜餚的食材均為低鈉高鉀的蔬菜,
對於穩定血壓相當有幫助。

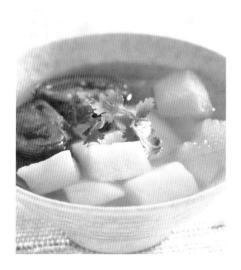

柳橙蘋果優格

材料

柳丁　2 顆

帶皮蘋果　1/2 顆

原味無糖優酪乳　200cc

作法

1 將蘋果洗淨,切半顆去籽後切塊。

2 將兩顆柳丁去皮切塊備用。

3 將原味無糖優酪乳、柳橙塊、蘋果塊
放於果汁機中打勻,即可食用。

說明

因為蘋果皮富含許多芸香素、槲皮素、
山奈酚等降血壓及保護心血管的好東
西,因此請勿把蘋果皮削掉。柳丁中的
橙皮素能降血壓、檸檬苦素可以降低膽
固醇;再加上優酪乳中的好菌能減少部
分膽固醇被腸道吸收。這是保護心血管、
降血壓的優良飲品。

芹菜蘆筍柳橙汁

材料

柳丁　2 顆

蘆筍　2 支

西洋芹　2 支

作法

1 先將 2 顆柳丁去皮切塊備用。

2 將西洋芹 2 支切段。

3 將蘆筍洗淨燙熟切段。

4 最後將蘆筍、柳丁塊、芹菜段放入果機中打勻即可食用。

說明

柳丁中的橙皮素、蘆筍中的芸香素及芹菜中的苯酞類植化素都是降血壓珍寶，因此，這道果汁是高血壓病患的良好飲品。

· ·

香蕉牛奶汁

材料

香蕉　1/2 根

櫻桃　2 顆

低脂牛乳　500cc

作法

1 將香蕉剝皮放入果汁機中。

2 脫脂牛乳倒入果汁機中攪打均勻。

3 再放上兩顆櫻桃。

說明

香蕉是一個高鉀低鈉的水果，可降低血壓，它還含有芸香素，能抑制血小板凝集，防止膽固醇氧化，是保持血管通暢的好東西。高血壓患者可選擇低脂或脫脂奶類，若喝牛奶會拉肚子的人，可以原味無糖優酪乳來代替。

飲食注意事項 ────────

1. 所選用的食材建議以低鈉為主，有許多蔬果鈉含量高，如紫菜、海帶，高血壓患者應避免大量食用。

2. 盡量利用食物的原味來增加菜餚的味道。不要使用含鹽量過高的調味料：味精、雞湯、花椒鹽、沙茶醬、辣醬油、蠔油、蝦油、甜麵醬、番茄醬、烏醋、豆豉、味噌、烏醋等。

3. 避免油炸、油煎的烹調方式，減少食用油脂含量高的食物。

4. 建議選用天然原形食物，避免攝取含鈉量高的加工食品。

────────────────────

RECIPE

糖尿病的保健食譜

糖尿病主要分為第 1 型糖尿病及第 2 型糖尿病。前者通常發生在兒童或青少年，發病通常比後者快且嚴重，發病後若不迅速治療，病情可能很快演變到必須住院的程度，一經診斷為第 1 型糖尿病，就必須每日注射胰島素才能維持生命；第 2 型糖尿病為多數糖尿病人的型態，發生與體重過重或肥胖有關，由於症狀常常是慢慢地發生，因此一開始往往不易察覺。

無論是哪一種型態的糖尿病，除了與醫生密切配合外，也需要與營養師積極配合飲食計畫，才能有效控制血糖及一些併發症。

適合糖尿患者的植物性食材

甘薯葉、空心菜、酪梨、胡蘿蔔、山藥、洋蔥、大蒜、苦瓜、牛蒡、梨子、番茄、蘋果、黑棗梅等。

胡蘿蔔炒洋蔥

材料

胡蘿蔔 1 條

洋蔥　1/2 個

橄欖油、鹽、香油、胡椒　少許

作法

1 胡蘿蔔洗淨後刨絲，洋蔥剝皮後切絲備用。

2 將 2 碗水放於鍋中煮滾後，放入胡蘿蔔絲及洋蔥絲拌炒，直至軟化。

3 最後加入少許橄欖油、鹽、香油、胡椒，調味後即可食用。

說明

胡蘿蔔含有綠原酸，能幫助體內血糖的調控且減緩腸胃道吸收糖分；洋蔥中特有的有機硫化物烯丙基丙基二硫醚，能使身體胰島素的濃度增加，幫助血糖的利用。此外，它所含的鉻也是胰島素發揮作用時不可或缺的元素。

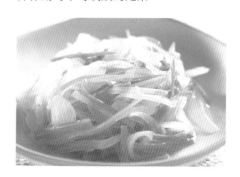

番茄芭樂汁

材料

聖女番茄　6 顆
芭樂　1/2 顆
寡醣　少許
開水　200cc

作法

1 番茄洗淨，芭樂洗淨去籽後切塊。
2 將所有材料放入果汁機中，攪打均勻即可飲用。

說明

番茄所含的鉻可幫助胰島素作用，將血糖帶到細胞內代謝，能幫助降低血糖。芭樂具有豐富的楊梅素，能夠將血糖帶入細胞中，中醫也認為芭樂性平、味甘澀，具治糖尿病的殊效。這是一道能預防或改善糖尿病的飲品。

山藥薏仁糙米飯

材料

薏仁　100 克
山藥　150 克
糙米　50 克

作法

1 山藥洗淨去皮後，切成小丁。
2 薏仁與糙米分別泡水 4 小時，瀝乾後加入適量的水，置於電鍋中蒸煮成飯。

3 最後將山藥混入飯中，再蒸煮約 5 分鐘，即可食用。

說明

山藥中所含的楊梅素是幫助身體調節血糖的重要植化素，再加上薏仁及糙米豐富的膳食纖維能減緩醣類的吸收速度，可有效地控制血糖。血糖高的人或糖尿病患者，不妨嘗試以山藥薏仁糙米飯做為平常的主食。

香蒜空心菜

材料

空心菜　250 克
大蒜　4 小瓣
橄欖油、鹽　少許

作法

1 將空心菜洗淨切段備用。
2 大蒜剝皮後切碎。
3 在鍋中放入一碗開水，水滾後放入空心菜拌炒至葉片軟化。
4 再加入大蒜拌炒，最後加入橄欖油、鹽少許調味後，即可食用。

說明

空心菜含有類似胰島素的物質，可以降低血糖、穩定血糖。再加上大蒜中的楊梅素，是降血糖非常重要的植化素。這是一道簡單易做的降血糖菜餚。

海帶山藥排骨湯

材料

海帶　100 克

山藥　200 克

排骨（或大骨）　100 克

薑　10 克

作法

1 排骨洗淨，川燙去除血水備用。

2 海帶洗淨切片，山藥去皮切滾刀塊，薑切絲。

3 將所有食材一同下鍋煮，小火煮 20 分鐘即可（也可額外加入味噌，創造不同的暖胃湯品）。

說明

海帶是第 2 型糖尿病患很好的保健蔬菜，膳食纖維有助於穩定血糖，所含的褐藻素被證實具改善胰島素阻抗的現象；而山藥中所含的楊梅素，是幫助身體調節血糖的重要植化素。因此，這是一碗適合糖尿病患者暖胃又暖心的經典家常湯品。

苦瓜蘋果汁

材料

苦瓜　1/4 條

蘋果　1/2 個

寡醣　1 大匙

開水　150cc

作法

1 苦瓜洗淨後切塊備用。

2 蘋果洗淨後去籽，但帶皮切塊。

3 將苦瓜塊、蘋果及其他材料放入果汁機中，攪打至均勻即可飲用。

說明

苦瓜中含有能刺激胰島素分泌的苦瓜苷及類似胰島素構造的特殊多胜肽，配上蘋果的楊梅素、阿魏酸及綠原酸等三大穩定血糖植化素，讓你的血糖穩妥當。

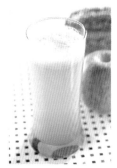

飲食原則

1. 糖尿病患的飲食要注意的細節很多，應請營養師訂定飲食計畫，不可暴飲暴食，需養成定時定量的習慣。

2. 烹調時少用油炸、油煎的方式，宜多採用清蒸、水煮、燉、滷、涼拌等方式。

3. 烹調用的油宜選擇含單元不飽和脂肪酸比例較高的油脂，如芥花油、橄欖油、紅花籽油等。少用含飽和脂肪酸比例太高的油脂，如豬油、牛油、奶油等。

4. 所有的肉類最好去皮後再食用，例如去掉豬皮、雞皮、魚皮等。

5. 少吃含膽固醇太高的食物、加工的點心及含糖飲料。

6. 多吃富含膳食纖維的蔬菜。

降膽固醇的保健食譜

膽固醇是血脂的一種，在人體內是用來製造細胞膜、荷爾蒙等組織的原料，但如果膽固醇累積過多也會對身體造成問題。一般將膽固醇簡單分為好的膽固醇與壞的膽固醇，之所以稱為壞的膽固醇，是因為它經過氧化之後會沉積在血管壁中，造成阻塞引起組織壞死，而好的膽固醇可以運送多餘膽固醇到肝臟代謝，因此有「血管清道夫」的美譽。

當發現血中膽固醇濃度過高時，第一步就是調整飲食型態，若平日能掌握正確的飲食原則，就能降低膽固醇過高的風險。

適合高膽固醇患者的植物性食材

四季豆、韭菜、酪梨、芹菜、蔥、絲瓜、玉米、山藥、苦瓜、竹筍、牛蒡、茄子、葡萄柚、梨子、番茄、蘋果、藍莓、黑棗梅、萊姆、柳丁、柿子、木耳、花生等。

番茄筍片排骨湯

材料

排骨（或大骨）　200g

番茄　1 顆

筍片　1 碗

蔥花　少許

鹽、胡椒粉　少許

作法

1 將排骨洗淨，川燙去除血水備用。

2 番茄洗淨切塊備用。

3 筍片洗淨，川燙去除酸味備用。

4 煮一鍋清水，放入排骨，待滾，用小火煮至排骨爛熟。

5 放入番茄、筍片後再煮 5 分鐘，改小火，加調味料，起鍋前再加一點蔥花。

說明

番茄中的番茄紅素可以阻止膽固醇的合成，竹筍中的植物固醇也能有效地抑制

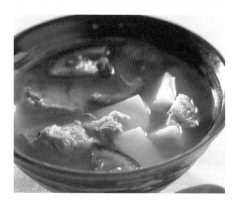

身體製造膽固醇。想預防心血管疾病的
人，可以試試這道湯品。

酪梨玉米壽司

材料

糙米飯　2 碗

紫菜　3 張

酪梨　1/4 個

玉米粒　4 大匙

胡蘿蔔　少許

白糖　少許　白醋　3 大匙

清水　1 又 1/2 大匙

作法

1 將糙米飯放入鍋中，加入白糖、白醋、
清水攪拌均勻，使之入味。

2 紫菜置於盤中，以 100％電力烤 1 分鐘
取出備用。

3 胡蘿蔔切成長條，在熱水中燙熟備用，
酪梨切成長條狀。

4 將糙米飯鋪在紫菜上，放入胡蘿蔔、
酪梨、玉米等材料後，用手捲起成長
筒狀，逐個捲起後，再切成一公分寬
的厚片，裝盤即可食用。

說明

酪梨及玉米都含有阿魏酸能有效降低膽
固醇，而且酪梨中還含有 beta-穀固醇，
也是降低膽固醇的好物質。這是一道可
口美味並能降膽固醇的點心。

涼拌茄子

材料

茄子　2 條

紅辣椒末、蔥末、蒜末　少許

薄鹽醬油　2 大匙

香油　1 大匙

醋　少許

作法

1 茄子洗淨去頭尾，切成小段，放入滾
水川燙至熟，撈起瀝乾備用。

2 將調味醬汁調勻，並加入紅辣椒末、
蔥末、蒜末，最後倒入已涼的茄子拌
勻。入味後即可食用。

說明

茄子中所含的果膠及皂素都能在腸道中
抓住食物的膽固醇，降低膽固醇被人體
吸收的機會。而且大蒜中的蒜素、大蒜
烯能抑制血小板凝集，大蒜烯本身也具
備抑制膽固醇合成的功效。這是一道能
抑制膽固醇合成、預防動脈硬化的菜餚。

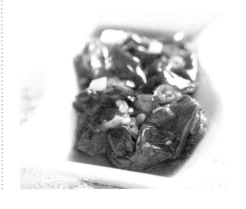

香橙葡萄柚汁

材料

柳橙 2 粒	葡萄柚 1 顆
冰塊 少許	寡醣 少許

作法

1 柳橙洗淨去皮、去籽,只留果肉切塊狀備用。
2 葡萄柚洗淨去皮、去籽,只留果肉切塊狀備用。
3 加入少許的寡醣和冰塊攪打一下即可飲用。

說明

柳丁及葡萄柚均含有 beta-穀固醇及果膠,能減少食物中的膽固醇被人體吸收。而且葡萄柚中的橙皮素、柚皮素及檸檬苦素都能減少體內膽固醇的合成。這是杯降低膽固醇的極佳飲品。

四季豆涼拌雞絲

材料

雞胸肉 50 克
四季豆 300 克
紅辣椒 少許
大蒜 2 小瓣
鹽、香油 少許

作法

1 四季豆去頭、尾,撕去兩側粗絲、洗淨,切斜段;大蒜去皮,切末;紅辣椒去蒂及籽洗淨,切小段。
2 鍋中倒入半鍋水,放入四季豆川燙至熟,撈出以冷水沖涼,瀝乾水分。
3 雞胸肉洗淨,放入滾水中煮熟,撈出,瀝乾水分,待涼,撕成細絲備用。
4 再將四季豆及雞絲混勻,最後加入大蒜末、些許辣椒,以少許的鹽、香油調味,入味後即可食用。

說明

四季豆中含有 beta-穀固醇,能在腸道中阻礙食物的膽固醇被人體吸收,另外所含的皂素也能增加膽固醇從膽汁排出的量。若想要降低膽固醇的人,可以試試這道菜。

花生辣四季豆

材料

四季豆 200 克	硬花生 100 克
開陽 20 克	辣椒 10 克
蒜末 10 克	辣油 1 大匙
魚露 1 大匙	

作法

1 四季豆切段備用。
2 鍋中加入油,爆香開陽、辣椒、蒜末,加入四季豆和調味料拌炒均勻,起鍋加入硬花生。

花生與四季豆豐富的植物固醇，因構造與膽固醇類似，可減少腸道吸收食物中的膽固醇；此外，花生含有對心血管有保護作用的單元不飽和脂肪酸，四季豆豐富的水溶性膳食纖維也能增加膽固醇從膽汁排出的量，發揮保護心血管的效果。

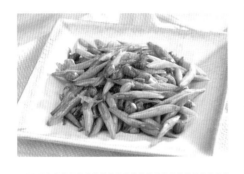

蒜香炒木耳金針菇

材料

金針菇　1包	黑木耳　5朵
青蔥　1根	蒜頭　3顆
鹽、醬油　少許	橄欖油　少許

作法

1 蒜頭切片，黑木耳與金針菇切成適口長度，青蔥切段後備用。

2 熱鍋後倒入橄欖油，先將蒜頭爆香後，加入黑木耳、金針菇拌炒，依序加入鹽、醬油與蔥花一起翻炒即完成。

說明

黑木耳的植物固醇結構跟動物的膽固醇

結構很像，所以植物固醇在腸道中會與接收器結合，降低接收器與膽固醇結合的機會，而減少膽固醇的吸收。此外，金針菇的膳食纖維可與膽汁混合後從糞便排泄，進而促進肝臟加速體內膽固醇的代謝，以提供人體所需要的膽汁量，達到減少人體膽固醇含量，進而發揮保護心血管的功能。

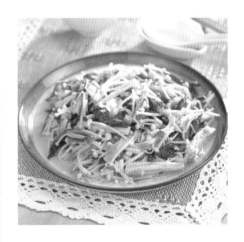

飲食原則

1. 必須要控制油脂的攝取量，盡量避免油炸、油煎的食物。烹調盡量用蒸、煮、燉、滷、涼拌等方式。

2. 所有的肉類最好去皮後再食用，例如去掉豬皮、雞皮、魚皮等。

3. 烹調用的油宜選擇單元不飽和脂肪酸比例較高的油脂。

4. 少吃含膽固醇與飽和脂肪酸太高的食物，如內臟、蟹黃等。

5. 多吃高纖維、富含能降低膽固醇植化素的植物性食材。

預防血栓形成的保健食譜

血栓是血液凝集的一種現象，血液在血管裡的正常流動，可以幫助人體各個細胞獲得養分以及排除廢物，靠的就是血液在血管裡的正常流動，如果因為某些原因造成血栓，會使下游賴以維生的細胞死亡。如果發生在腦部重要血管，會造成阻塞性腦中風；在心臟冠狀動脈，會形成心肌梗塞，嚴重甚至可能致命。因此，如何讓血液正常流動，防止血栓形成，就成為預防這類疾病的重要課題。

除了醫生可能會開一些防止血栓形成的藥物外，也需控制飲食，以降低血液的黏稠度。

適合預防血栓形成的植物性食材

花椰菜、芹菜、蔥、絲瓜、奇異果、橘子、紅鳳菜、蘋果、香蕉、大蒜等。

絲瓜糙米粥

材料

絲瓜　　200 克

糙米　　150 克

鹽、胡椒、香油　少許

作法

1 絲瓜洗淨削皮後切塊備用。

2 糙米洗淨後泡水 4 小時，瀝乾備用。

3 將所有材料倒入電鍋中，加水 1000cc 蒸煮至熟爛。

4 最後加入少許鹽、胡椒、香油調味後即可食用。

說明

絲瓜中所含的楊梅素、槲皮素及芹菜素都具有通血路的功能，糙米中豐富的膳食纖維可降低膽固醇的吸收。這是一道能使血管通暢的粥品。

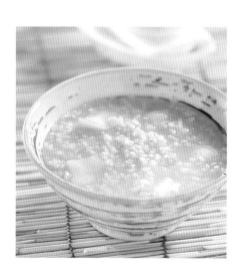

芹菜炒豆乾

材料

芹菜　200 克

小豆乾　4 塊

蔥　1 根

醬油、香油　少許

橄欖油　少許

作法

1 芹菜、蔥洗淨後切段。

2 小豆乾洗淨切成小片。

3 熱鍋後加些許橄欖油，將蔥放入炒香後，加入豆乾及芹菜拌炒。

4 最後加入少許醬油、香油調味，拌勻後即可食用。

說明

芹菜中的芹菜素及香豆素都有抑制血小板凝集和阻止血栓的功效，這道有點客家小炒風味的菜餚，能保持血管的暢通，預防血管阻塞。

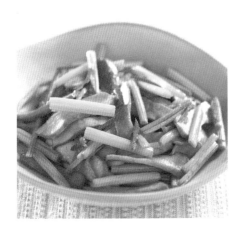

香蕉蘋果牛奶汁

材料

香蕉　1 根

蘋果　1/2 顆

牛奶　200cc

開水　50cc

寡醣　少許

作法

1 蘋果洗淨後去籽，帶皮切塊後備用。

2 香蕉剝皮後，與蘋果及其他材料放於果汁機內，攪打均勻後即可飲用。

說明

香蕉是一個高鉀低鈉的水果，可降低血壓。香蕉及蘋果中都含有芸香素的成分，能抑制血小板凝集，防止膽固醇氧化，保持血管通暢。這是一杯能使血管通暢的果汁。

奇異果橘子汁

材料

奇異果　2 顆

橘子　2 顆

寡醣　少許

開水　150cc

作法

1 奇異果洗淨後去皮，切塊備用。

2 橘子剝皮後，切塊備用。

3 將奇異果、橘子塊、寡醣及開水倒入果汁機中，攪打至均勻後即可飲用。

說明

奇異果中所含的維生素 C、beta-胡蘿蔔素、葉黃素等都是很好的抗氧化劑，可以保護心血管，而且能抑制血小板凝集。橘子中含有兩種很特別的黃酮類——橘皮素及川陳皮素，它們具有抗發炎及稀釋血液的功能。這是一道抗血栓且保護心血管的可口果汁。

・・・・・・・・・・・・・・・・・・・・・・・・・・・・・・

蔥蒜醬肉絲

材料

豬肉絲　100 克

蔥　200 克

蒜　5 小瓣

橄欖油　少許

甜麵醬、醬油、鹽、米酒　少許

作法

1 蔥洗淨去尾部、切絲。

2 大蒜剝皮後切碎。

3 豬肉絲先以少許醬油、米酒醃過。

4 熱鍋後放少許的橄欖油，放入適量的甜麵醬，倒入醃過的豬肉絲炒熟後撈起備用。

5 在鍋中放入 1 碗水，水滾後放入蔥、蒜，至蔥軟化後，倒入已炒過的豬肉絲拌炒，加少許鹽，調味拌勻後即可食用。

說明

蔥能降低血液中壞的膽固醇及增加好的膽固醇，並可抑制血小板凝集形成血栓，因而具有活血功能。大蒜中的蒜素、大蒜烯能抑制血小板凝集，而且大蒜烯本身也能抑制膽固醇的合成。在這道菜餚中，蔥蒜是主角，肉絲是配角。

飲食原則

1. 不要吃太油膩的食物，遵守低油脂、低膽固醇的飲食原則。

2. 平時多喝水，以降低血液的黏稠度。

3. 多吃一些含有能抑制血小板凝集的植化素之蔬果。

保護心血管的保健食譜

冠狀動脈疾病指的就是，因為冠狀動脈供應的血液減少，使得心臟造成傷害的疾病，比較常見的是粥狀動脈硬化與高血壓。動脈硬化起因於血中壞的膽固醇氧化所引起的血管壁病變和發炎反應，破壞血管內壁，同時促成血小板凝集形成血栓，進而造成血管阻塞變成心肌梗塞。

正確的飲食習慣是保護心血管的重要關鍵，除了少吃一些對血管有傷害的食物，如高膽固醇飲食，也要多吃一些能保護心血管的食物，如富含高抗氧化力的蔬食。

適合保護心血管的植物性食材

花椰菜、蘆筍、菠菜、芥藍、韭菜、蔥、絲瓜、甘薯葉、空心菜、酪梨、青椒、奇異果、紅甜椒、哈密瓜、胡蘿蔔、玉米、葡萄柚、柳丁、芒果、柿子、紅鳳菜、蔓越莓、洋蔥、大蒜、番茄、茄子、櫻桃、蘋果、藍莓、葡萄、黑棗梅、藜麥、黑木耳、大豆等。

藍莓蘋果葡萄汁

材料

冷凍藍莓　1/2 碗

蘋果　1/4 個

葡萄　10 顆

寡醣　少許

開水　200cc

作法

1 蘋果洗淨後去籽，帶皮切塊備用。

2 葡萄洗淨後去蒂備用。

3 將所有的材料放入果汁機中，攪打均勻後即可飲用。

說明

藍莓及蘋果所含的類黃酮素及酚酸類個個都是血管的環保尖兵。藍莓中的前花青素能加強血管的強度與彈性；蘋果中的阿魏酸及果膠都能降低膽固醇，芸香素則能抑制血小板的凝集，保持血管的暢通；葡萄中的白藜蘆醇，對於粥狀動脈硬化的預防很有幫助。但製作這道果汁時，蘋果及葡萄都不要去皮，才能獲得真正的好處。

青椒番茄炒牛肉

材料

青椒　1 顆

番茄（大）　2 顆

牛肉絲　100 克

醬油、胡椒　少許

橄欖油　少許

作法

1 青椒、番茄洗淨去蒂後切成塊備用。

2 牛肉用些許的醬油、胡椒醃過備用。

3 熱鍋後倒入少許橄欖油，再加牛肉拌炒至熟。

4 最後倒入番茄及青椒塊，快速拌炒即可食用。

說明

青椒及番茄富含許多維生素及植化素，而且都具有優秀的抗氧化功能，能清除讓血管老化的自由基。此外，青椒及番茄也都含有豐富的維生素 B6 及葉酸，能將傷害心血管的同半胱胺酸代謝成無害

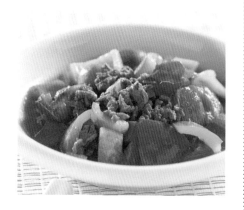

的物質，減少對心血管的危害。這道菜中，青椒及番茄是主角，牛肉則是配角。

芒果柳橙汁

材料

芒果　1/2 顆

柳橙　2 顆

寡醣　少許

開水　150cc

作法

1 芒果洗淨去皮後切塊備用。

2 柳橙去皮切塊備用。

3 再將柳橙、芒果及其他材料放入果汁機中，攪打均勻後即可飲用。

說明

芒果及柳丁所含的主要植化素都是很好的抗氧化劑，能幫助清除血管中的自由基。此外，柳丁中的橙皮素、檸檬苦素、beta-穀固醇及果膠也都有助於降低膽固醇。這是一杯對心血管有益的果汁。

藜麥多彩沙拉

材料

藜麥　1/2 杯

綠色花椰菜　100 克

紅甜椒　1/4 個

美生菜　1/2 顆

紫洋蔥　1/4 個

原味無糖優格　2 大匙

作法

1 藜麥洗淨後，用大量的水煮 15 分鐘，把水瀝乾後備用。

2 綠色花椰菜洗淨川燙後備用。

3 美生菜、紅甜椒、紫洋蔥洗淨後切成適口大小備用。

4 將所有食材放入碗中，並以原味無糖優格攪拌均勻後即可使用。

說明

長期發炎可能導致體內生成大量自由基、形成高氧化壓力，而增加心血管疾病的風險。綠色花椰菜的葉黃素與槲皮素、藜麥的甜菜色素與槲皮素、紫洋蔥的花青素與槲皮素、紅甜椒的胡蘿蔔素與番茄紅素等植化素，皆被證實具有抗發炎、抗氧化的特性。且藜麥富含膳食纖維有助於穩定血壓、血糖與血脂，可以發揮保護心血管的效果。

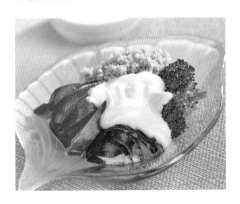

蘆筍甜椒沙拉

材料

蘆筍　150 克

黃、紅色甜椒　各 1/2 顆

橄欖油、鹽、水果醋、黑胡椒　少許

作法

1 蘆筍洗淨去老皮，切段備用。

2 甜椒洗淨去蒂、去籽切絲備用。

3 將上述材料以滾水燙過，加入適量橄欖油、鹽、水果醋、黑胡椒調味後，即可食用。

說明

蘆筍及甜椒中所含的類黃酮素都是抗氧化高手，能防止壞的膽固醇氧化後卡在血管壁上。而且蘆筍中的芸香素本身具有強化血管的功能。加上水果醋提味，是一道使血管年輕的沙拉。

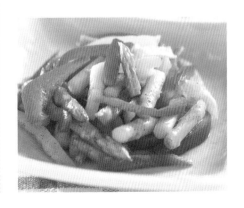

番茄燒豆腐

材料

牛番茄　1 顆

雞蛋豆腐　1 盒

蔥　1 支

蒜頭　兩瓣

醬油　少許

鹽、白胡椒　少許

橄欖油　適量

作法

1 將牛番茄切成適中的小塊，蔥白與蔥綠
分開切斜片或切段，蒜頭切薄片備用。

2 豆腐切成塊狀放在廚房紙巾上吸水，
使用橄欖油熱鍋，將豆腐表皮煎成金
黃。

3 倒入番茄塊、蔥白、蒜片、醬油，持
續拌炒至香氣出現，加入約半碗水，
收汁至濃稠。

4 酌量加鹽，起鍋前加入白胡椒、蔥綠
拌勻，即可盛盤享用。

說明

牛番茄的植化素與維生素，可透過抗氧
化而消除容易造成血管老化的自由基；
豆腐是由黃豆製成，黃豆目前已被認為
是具有效預防心血管疾病作用的健康食
材，其抗氧化特性不僅可以保護體內膽
固醇不受到自由基氧化攻擊，還可以增
加身體膽固醇分解代謝，達到減緩心血
管疾病惡化的抗氧化保護作用。

黃金堅果豆奶

材料

黃豆　35 克

杏仁果　7 克

碎薑　2 克

薑黃粉　1/4 茶匙

黑胡椒　少許

肉桂粉　少許

熱水　500cc

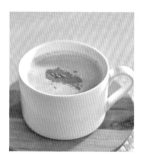

作法

1 黃豆洗淨泡水後瀝乾，放入電鍋內鍋
加水蓋過黃豆煮熟備用。

2 全部食材放入果汁機中，加入熱水攪
打均勻即完成。

Tafel 真空高速火氧機作法

1 黃豆洗淨後，與其他食材放入「熱杯」
中。

2 加入冷水，選取「養生豆漿」模式，
可以一邊煮，一邊攪拌，釋放食物的
全營養，等待 25 分鐘即完成。

說明

薑黃所含的薑黃素可以透過抗氧化而減
少粥狀動脈硬化的發生；黃豆目前已被
認為是具有效預防心血管疾病作用的健
康食材，這是一杯暖身又護心的健康飲
品。此外，豆漿用火機料理，可以省去
電鍋先蒸煮的步驟，也不用去渣很方便。

柿子番茄檸檬汁

材料

甜柿　1 顆
聖女番茄　6 顆
檸檬　1/2 顆
開水　150cc

作法

1 柿子去皮、去籽後，切塊備用。
2 聖女番茄洗淨後去蒂，檸檬榨汁備用。
3 將所有材料放入果汁機中，攪打均勻即可飲用。

說明

柿子中所含的兒茶素能有效降低三酸甘油酯及總膽固醇的含量，還能增加好的膽固醇的濃度。另外，柿子及番茄都含有番茄紅素，更是保護心血管的模範生。常喝這道果汁，能使血管暢通又有彈性。

涼拌木耳

材料

黑木耳　2 ～ 3 朵
醬油、烏醋　少許
薑、辣椒、香菜　少許

作法

1 黑木耳洗淨入滾水川燙約 5 分鐘，撈起過冷水切絲備用。
2 薑及辣椒切末備用。

3 將切好的黑木耳倒入醬油與烏醋中攪拌，加入香菜、薑及辣椒，放入冰箱冷藏冰鎮約 1 小時再吃，口感會更脆。

說明

黑木耳的植物固醇其結構跟動物的膽固醇長得很像，所以植物固醇在腸道中會與接收器結合，降低接收器與膽固醇結合的機會，如此可以有效降低血中膽固醇的濃度，發揮保護心血管的功能。

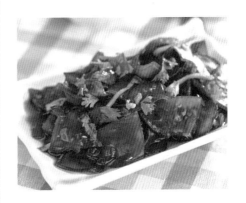

飲食原則

1. 飲食應盡量清淡，盡量選擇低鹽、低油、低糖的食物。
2. 避免油炸、油煎的烹調方式，減少食用油脂含量高的食物。
3. 烹調用的油宜選擇含單元不飽和脂肪酸比例較高的油脂，如芥花油、橄欖油、紅花籽油等。
4. 選擇抗氧化能力高的蔬果來保養心血管，平常也可以喝些綠茶，以獲得更多的植化素來保護心血管。避免飲酒過量。

預防大腸癌的保健食譜

　台灣近年來不但心臟血管疾病增加，大腸癌的患者數目也持續攀升中，研究認為這可能
與台灣近年來老年人口增加、油脂的攝取量增加、食物中膳食纖維的攝取量減少等有相
當大的關聯。

大腸癌的臨床表現相當多，很容易混淆及忽略，隨著大腸癌所在位置不同，臨床上出現
症狀也不同，包括肛門出血、糞便變細、便祕、腹瀉，有時候便祕及腹瀉交替發生、腹
痛貧血、食慾不振、體重減輕。如果摸到腫塊或體重減輕時才發現，通常都不是早期，
因此，一定要記得「早期發現早期治療」的金科玉律。大腸癌是可以預防的，只要遵守
規律的戶外運動、均衡的飲食、定期篩檢這三點，相信可以遠離大腸癌的陰影。

預防大腸癌的植物性食材

甘藍菜、花椰菜、菠菜、大白菜、奇異果、玉米、木瓜、葡萄柚、番薯、柿子、洋蔥、白蘿蔔、竹筍、
牛蒡、番茄、蘋果、草莓、覆盆子、藍莓、藜麥、紅藜等。

和風玉米青花沙拉

材料

甜玉米　1根　　　綠色花椰菜　1/4顆
和風醬汁　2大匙

作法

1 甜玉米洗淨蒸煮熟透後取粒備用。

2 花椰菜洗淨切成小朵，沸水川燙後瀝
　乾備用。

3 將所有材料放置盤上，淋上和風醬汁
　即可食用。

說明

玉米含有豐富的膳食纖維，可以清除腸
道中的廢物，此外還含有 beta-隱黃素及
阿魏酸，對於預防腸癌都有功效。綠色
花椰菜中所含的蘿蔔硫素約是其他綠色
蔬菜的 50 倍，蘿蔔硫素可以有效地將一
些致癌物或有害物質排除體外，因而降
低大腸癌的發生率。

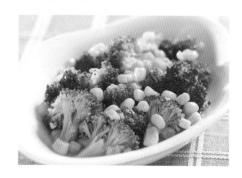

芝麻洋蔥拌牛蒡

材料

牛蒡　300 克	洋蔥　1/4 顆
白芝麻　20 克	水果醋　2 大匙
冰糖　少許	

作法

1 牛蒡洗淨削皮刨絲後，馬上泡入鹽水中浸泡 3 分鐘，撈起瀝乾備用。

2 洋蔥洗淨去皮切成細絲備用。

3 將牛蒡、洋蔥放入滾水中煮至稍軟，撈起瀝乾備用。

4 再將水果醋、冰糖拌入，最後灑上芝麻即可食用。

說明

洋蔥中的槲皮素及山奈酚是抗癌好夥伴，有研究發現每週吃兩次洋蔥，能降低大腸癌的發生率。此外，牛蒡中所含的菊苣纖維是一種水溶性膳食纖維，能增加腸道中有益菌的量，進而刺激腸道蠕動。這是一道有助於腸道環保的爽口佳餚。

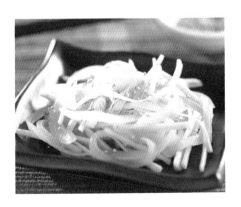

紅藜奇異果優格

材料

奇異果　1 顆	原味核桃　1 湯匙
紅藜　10 克	燕麥片　20 克
原味無糖優格　1 杯	

作法

1 紅藜與燕麥片洗淨後，用大量的水煮 15 分鐘，把熱水瀝乾後備用。

2 奇異果洗淨後去皮切塊備用。

3 將奇異果、核桃、紅藜、燕麥倒入原味無糖優格中，攪拌均勻即可食用。

說明

紅藜富含膳食纖維、芸香素和綠原酸，可以提升抗氧化與抗發炎能力，而有助於預防大腸癌；核桃的 omega-3 脂肪酸、燕麥片的膳食纖維，加上無糖優格的益生菌，可以發揮調整腸道菌相、減少腸道中致癌物的效果，這是想要維護腸道健康、遠離大腸癌者不可錯過的點心。

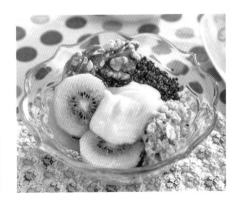

牛蒡藜麥糙米飯

材料

牛蒡　200 克

藜麥　1/2 杯

糙米　1 杯

作法

1 藜麥與糙米洗淨後備用。

2 牛蒡洗淨刨皮成絲後，於鹽水中浸泡 3 分鐘，撈起瀝乾備用。

3 將藜麥、糙米、牛蒡於電鍋內蒸煮至熟。

4 飯煮好後攪拌均勻，即可取代一般白飯。

說明

牛蒡的菊苣纖維可以促進腸道益生菌的生長，促進腸道蠕動而降低腸道中有害物質的停留時間；而富含膳食纖維與植化素的藜麥與糙米，可以促進益生菌生長、提升短鏈脂肪酸合成量、抑制有害菌的生長，而發揮預防大腸癌的效果。

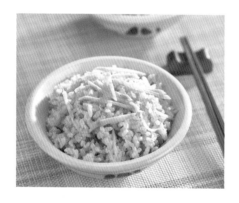

番薯糙米粥

材料

番薯　1/2 顆

糙米　75 克

水　750cc

作法

1 番薯洗淨削皮切塊備用。

2 糙米先洗淨泡水 4 小時後瀝乾。

3 將所有材料倒入電鍋內蒸煮至熟，即可取代一般白飯。

說明

番薯及糙米都是膳食纖維非常豐富的食物，可以幫助排便清除腸道中的髒東西，減少致癌物在腸道中停留的機會。

胡蘿蔔筍絲酸辣湯

材料

竹筍　20 克

胡蘿蔔　20 克

黑木耳　20 克

蛋　1 顆

黑醋、鹽、香油、太白粉水　少許

作法

1 將胡蘿蔔、竹筍、黑木耳洗淨切絲備用。

2 在鍋中倒入 750cc 的水煮沸後，倒入胡

蘿蔔、竹筍、黑木耳絲煮至軟化。

3 加入少許太白粉水，使其稍微黏稠，再加入黑醋、鹽、香油調味。

4 最後加入蛋液攪拌即可食用。

說明

胡蘿蔔中所含的胡蘿蔔素能夠降低大腸癌的發生率。竹筍中含有豐富的膳食纖維，算是腸胃道的清道夫，另外含有一種植物荷爾蒙木酚素，具有優秀的抗氧化能力，能顯著地抑制大腸癌的生長。這道湯品不只能預防便祕，還能預防大腸癌發生。

· ·

覆盆子藍莓優格

材料

覆盆子、藍莓　2/3 碗

原味無糖優酪乳（小）　1 瓶

開水　50cc

寡醣　少許

作法

1 將所有材料放入果汁機中攪打至均勻後，即可飲用。

說明

覆盆子含豐富的鞣花酸是優良的防癌水果之一，而且它的膳食纖維非常豐富，是預防大腸癌很好的水果。藍莓所含的膳食纖維也非常豐富，其所具有的植化素可以抑制大腸腫瘤細胞的生長並促使

死亡。再加上優酪乳中的有益菌也是腸道環保的尖兵。這算是一杯預防大腸癌的頂級飲品。

飲食原則

1. 減少動物性飽和脂肪的攝取，如豬油、牛油等，盡量選用植物油。
2. 少吃醃漬、煙燻、辛辣的食物。平時不飲酒過量、不吸菸。
3. 多吃高纖維的食物，如蔬果、水果、未經加工的全穀類、未經加工的乾豆類及莢豆類。
4. 攝取充足的維生素 D，如菇類、魚類（鹹水或淡水）或乳品類。此外，曬太陽也是自然生成維生素 D 的方法。
5. 充分的鈣質也能預防大腸癌，如牛奶及奶製品、小魚乾、豆類及豆類製品等。
6. 多吃一些含有預防大腸癌之植化素的蔬食。
7. 益生菌有助調整腸道菌相平衡而預防大腸癌，可以從補充品、優格或優酪乳等食物中獲得。

預防乳癌的保健食譜

乳癌在歐美占婦女癌症的第一位，據衛生福利部統計，台灣婦女癌症發病率中，乳癌也已躍居首位。其實，乳癌是比較容易早期發現的癌病之一，只要每個月利用幾分鐘的時間自我檢查，一發現異狀立即就醫，就可以保護寶貴的生命。

乳癌發生的原因很多，包含遺傳因素、荷爾蒙影響、飲食不當等。在這些因子中，飲食是我們最能控制的因素，所以養成正確的飲食習慣及確實定時自我檢查，是遠離乳癌的第一步。

可預防乳癌的植物性食材

甘藍菜、芥藍、小白菜、花椰菜、大白菜、黃豆製品、葡萄柚、蘋果、蔓越莓、葡萄、小麥胚芽等。

香蒜芥藍

材料

芥藍菜　250 克

大蒜　5 小瓣

橄欖油　少許

鹽　少許

作法

1 芥藍菜洗淨切成小段，大蒜洗淨拍碎後備用。

2 放 1 碗水於炒菜鍋中煮滾後，放入大蒜滾煮一下。

3 倒入芥藍菜拌煮至葉片軟化。

4 最後放入鹽、少許橄欖油拌勻即可食用。

說明

芥藍菜富含吲哚、蘿蔔硫素等植化素，能預防乳癌。大蒜所含的有機硫化物及類黃酮素等都是防癌高手。料理這道菜時，可將芥藍菜切碎一點，以加速防癌物質的釋放，烹煮不要超過 5 分鐘，否則含硫防癌物質會大量流失。

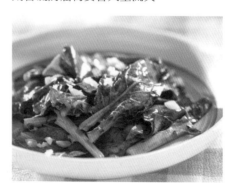

小白菜番茄豆腐湯

材料

小白菜　200 克　　　番茄　1/2 顆
豆腐　1 大塊
鹽、香油、白胡椒、蔥花　少許

作法

1 小白菜洗淨切段備用，番茄洗淨切塊
　備用。

2 豆腐洗淨切塊備用。

3 將水煮滾放入所有材料，當水再滾時，
　加入所有調味料及蔥花後即可食用。

說明

小白菜所含的吲哚、蘿蔔硫素及豆腐中
的大豆異黃酮素都能有效預防乳癌，這
是一道簡單易做的防癌湯品。

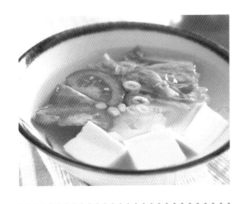

甜椒花椰菜

材料

黃、紅甜椒　各 1/2 個

綠色花椰菜　150 克
橄欖油　1 大匙水　　果醋　1 大匙
黑胡椒　少許

作法

1 將綠色花椰菜洗淨切成小朵，用沸水
　川燙後瀝乾備用。

2 甜椒洗淨切成長條。

3 將所有調味料與蔬菜拌勻，最後灑上
　一點黑胡椒，即可食用。

說明

綠色花椰菜含有一種稱為吲哚的植化素，
能降低乳癌的發生。甜椒富含許多優秀
的抗氧化劑，如番茄紅素、維生素 C、
beta-胡蘿蔔素、楊梅素、槲皮素或芹菜
素等，都能加強抗癌的效果。

葡萄柚蘋果汁

材料

葡萄柚　1 顆　　　　帶皮蘋果　1/2 顆
寡醣　1 小匙　　　　開水　150cc

作法

1 先將葡萄柚洗淨後，去皮切塊備用。

2 再將切好的葡萄柚及其他材料放入果
　汁機中攪打至均勻，即可飲用。

說明

葡萄柚含有橙皮素及柚皮素能抑制過多
的雌激素合成，可抑制乳腺腫瘤的生長。
蘋果含有豐富的槲皮素，以及其他的類

黃酮素、類胡蘿蔔素及酚酸類等，都能加強預防乳癌的功能。製作這杯飲料時，請勿削去蘋果皮，才能達到防癌的最佳功能。

· ·

白菜香素捲

材料

大白菜葉　8 片　　　高麗菜　150 克
五香黑豆乾（大）　2 塊
蔥、薑　少許　　　　醬油、香油　少許

作法

1 大白菜葉洗淨瀝乾備用。
2 高麗菜洗淨瀝乾，充分剁碎。蔥、薑剁碎。
3 五香豆乾洗淨後充分剁碎。
4 再將高麗菜末、豆乾末、蔥薑末，與醬油、香油等調味料攪拌均勻，調製成內餡備用。
5 將內餡鋪在大白菜葉上，並將其捲起。
6 最後將白菜捲放入電鍋中，蒸煮數分鐘即可食用。

說明

大白菜中含有的 glucobrassicin 及異硫氰酸鹽，對於預防或抑制乳癌都有相當的貢獻，因此，女性朋友可以多吃一些。高麗菜富含吲哚、蘿蔔硫素等植化素，也能預防乳癌。豆乾所含的大豆異黃酮素也是預防乳癌的珍寶。這是一道能預防乳癌的美味佳餚。

小麥胚芽豆漿

材料

小麥胚芽　20 克
豆漿　1 杯

作法

1 將小麥胚芽倒入豆漿中，攪拌均勻即可食用。

說明

小麥胚芽的酚類化合物、維生素 E、類胡蘿蔔素、類黃酮素、硒等抗氧化物質，能抑制自由基對細胞的攻擊傷害而有預防癌症之潛力；豆漿是由黃豆製成，豆漿中的大豆異黃酮素亦能預防乳癌，是一杯簡單美味的防癌飲品。

飲食原則

1. 維持理想體重，避免肥胖。
2. 減少脂肪的攝取量，尤其是動物性脂肪，如雞皮、豬皮、魚皮等都應去除。
3. 肉類宜選擇瘦肉，來源以白肉較好，限制紅肉的攝取量。
4. 增加蔬果類的攝取，尤其有些蔬果含有預防乳癌的植化素，應多多食用。
5. 增加全穀類的攝取，盡量避免精製及加工過的食物。
6. 適量攝取含有植物雌激素的黃豆食品，如豆腐、豆漿等。
7. 烹調時需避免高溫油炸，而且烹調的油脂以植物油為佳。
8. 飲酒要節制。

預防胃癌的保健食譜

胃癌是因胃的黏膜細胞不正常增生所形成。早期胃癌幾乎沒有特異性的症狀，很易被忽略，最常見的臨床症狀就是消化不良、肚子不舒服或上腹疼痛、輕微的噁心、反胃、胃灼熱感、腹脹、打嗝、胃口不好、全身倦怠或是下痢等，症狀若持續兩星期以上，就應該立刻就診做進一步的檢查。

胃癌的形成原因至今仍不十分明瞭，可能與飲食習慣及內容有關。據統計，喜歡吃鹽醃漬物、煎炸、碳烤、煙燻和高香料食品的人，罹患胃癌的比例較高。在動物實驗中發現，食物內的保色劑如硝酸鹽，會經腸胃內的細菌還原成亞硝酸，再與食物中的蛋白質結合，形成致癌物亞硝胺而引起胃癌。因此，注意平時的飲食習慣是預防胃癌的第一步。

可預防胃癌的植物性食材

甘藍菜、大白菜、綠色花椰菜、白色花椰菜、大蒜、白蘿蔔、青椒、甜椒、小麥胚芽。

椰汁咖哩香炒高麗菜

材料

高麗菜　250 克
咖哩塊　1 塊
椰奶　2 匙
橄欖油、鹽　少許

作法

1 先將高麗菜剝開洗淨瀝乾，切片備用。
2 將 1.5 碗的水放於鍋中，再放入咖哩塊、椰乳，滾開後倒入高麗菜拌炒至葉片軟化。
3 最後加入一些橄欖油、鹽調味，拌勻後即可食用。

說明

高麗菜含有各種植化素，如 beta-胡蘿蔔素、葉黃素、吲哚、蘿蔔硫素、木犀草素、芹菜素及葡萄糖二酸等，每個都是防癌高手，再加上咖哩中的薑黃素也是很好的防癌物質，這是一道具有異國風味的防癌菜餚。

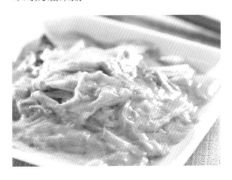

花椰菜小麥胚芽蒸蛋

材料

雞蛋　3 顆

綠色花椰菜　1 顆

黑芝麻　適量

小麥胚芽粉　30 克

鹽　少許

溫水　200cc

作法

1 雞蛋和水拌勻後加入適量鹽巴，再將蛋液過篩備用。

2 將綠色花椰菜、黑芝麻及小麥胚芽粉加入蛋液中，放入電鍋，外鍋加 1 碗水蒸熟即可。

說明

綠色花椰菜中含有蘿蔔硫素及異硫氰酸鹽，可促進人體對部分致癌物與有毒物質的代謝；小麥胚芽的酚類化合物、維生素 E、類胡蘿蔔素、類黃酮素、硒等抗氧化物質，能抑制自由基對細胞的攻擊傷害，而有預防癌症的潛力。

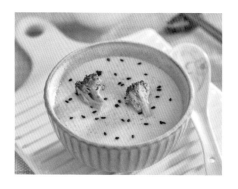

優格涼拌雙色

材料

綠色花椰菜　1/4 顆

白色花椰菜　1/4 顆

原味無糖優酪乳　1 瓶

作法

1 將兩色的花椰菜洗淨切成小朵，以熱水川燙後瀝乾，放入冰箱內備用。

2 要食用前再淋上冰冰的原味無糖優酪乳，就是一道夏日清爽的沙拉。

說明

無論是綠色或是白色花椰菜都含有蘿蔔硫素及異硫氰酸鹽，可以有效的將一些致癌物或有害物質排出體外，降低胃癌發生的機率。優酪乳所做的醬汁亦可以保護胃部，是一道清爽的防癌沙拉。

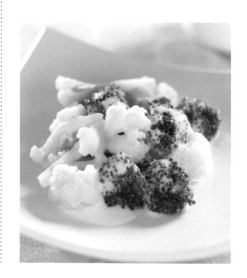

香蒜麻婆白蘿蔔

材料

白蘿蔔 2 小條

瘦豬絞肉 100 克

大蒜 3 小瓣

豆瓣醬 1 小匙

沙拉油 1 大匙

太白粉水 少許

鹽、香油 少許

作法

1 白蘿蔔去皮，放入電鍋中蒸煮至熟，瀝乾後切成小丁。

2 在炒菜鍋中燒熱沙拉油，炒大蒜、豆瓣醬，加入豬絞肉炒到肉變色之後，加入 1 碗水煮滾，再加入調味料及太白粉水勾芡。

3 最後混入白蘿蔔丁，拌炒後即可食用。

說明

白蘿蔔中的異硫氰酸鹽除了能加強身體排除致癌物的能力外，還能誘發腫瘤走向凋零之路，故能預防胃癌的發生。再加上大蒜中的對香豆酸能抑制亞硝胺的產生，也是預防胃癌的高手。這是一道很好的防癌菜餚。

甜椒番茄洋蔥義大利麵

材料

黃、紅甜椒 各 20 克

洋蔥 20 克

番茄 1 顆

瘦絞肉 50 克

義大利麵 1/3 包

鹽、起司粉 少許

作法

1 甜椒、洋蔥、番茄洗淨後，切丁瀝乾備用。

2 義大利麵煮好後瀝乾。

3 起油鍋，放入洋蔥炒香，再加入碎肉拌炒至熟，再放入番茄、甜椒丁、調味料、起司粉拌炒。

4 最後加入適量的麵條，拌勻即可食用。

說明

甜椒中所含的對香豆酸能夠「抓住」硝酸鹽，讓硝酸鹽沒有機會變身成致癌性極強的亞硝胺，阻止胃癌的發生。番茄也含有許多防癌的植化素，可加強防癌的效果。

糖醋大蒜

材料

大蒜　　250 克

米醋　　250 克

褐色冰糖　90 克

密封玻璃罐　1 個

作法

1 玻璃罐以沸水燙過後瀝乾。

2 大蒜剝皮後曬乾，再連同米醋、褐色
　冰糖置於玻璃罐中，加蓋置於陰涼處
　或冰箱內，一週後即可食用。

說明

大蒜中的對香豆酸能夠抓住硝酸鹽，讓
硝酸鹽無法變成致癌性極強的亞硝胺，
阻止胃癌的發生。當你在享受烤得紅紅
的香腸時，記得配上一顆糖醋大蒜，除
了增加好滋味，還能防癌。

飲食原則

1. 最好食用新鮮的食材，少吃醃漬、煙燻、油
　 炸、燒烤的食物，若要吃這些食物，最好配
　 上大蒜、青椒等蔬菜。
2. 不吃發黴變質的食物。
3. 不吸菸，少飲酒。
4. 養成良好的飲食習慣。不可暴飲暴食，避免
　 進食過快或吃過燙、過辣的食物。
5. 多吃新鮮蔬菜和水果。有些蔬果能抑制亞硝
　 胺這種致癌物的產生，有助於預防胃癌。
6. 適當加強蛋白質的攝取，以利保護胃粘膜，
　 如牛奶、優酪乳等。

RECIPE

貧血的保健食譜

血液是人體氧氣及養分的運輸工具，可將它們運輸到全身的每個角落供細胞利用，當然血液也會將二氧化碳及廢物排出體外。如果發生貧血問題，如同運輸工具不足，無法充分供應細胞所需，也無法排除廢物。這樣，細胞就無法正常發揮功能，人體就會產生疲勞、健忘、缺乏活力等現象，也會因臉色蒼白而影響外觀。

有貧血的人應找出貧血的原因，不只缺鐵會造成貧血，缺少葉酸或維生素 B12 也會造成貧血；若是缺鐵性貧血，紅血球會變小；若是缺少葉酸或維生素 B12，紅血球會變大；此外，內出血也可能會造成貧血。找出原因後應積極治療及改變飲食。

適合缺鐵性貧血者的植物性食材

萵苣、莧菜、紅莧菜、紅鳳菜、菠菜、紫菜、葡萄乾、紅豆、甜柿、草莓、聖女番茄、櫻桃等。

柳橙葡萄乾菠菜沙拉

材料

菠菜　100 克

葡萄乾　1 大匙

柳橙　2 顆

太白粉　少許

作法

1 菠菜徹底洗淨切段備用。

2 將柳橙榨汁放入鍋中，再加入一點太白粉水使其黏稠。

3 最後將葡萄乾灑在菠菜上，淋上柳橙醬汁即可食用。

說明

葡萄乾及菠菜都是含鐵量很高的蔬果，再加上柳橙醬汁，可以促進鐵質的吸收，這是對缺鐵性貧血者很好的沙拉。

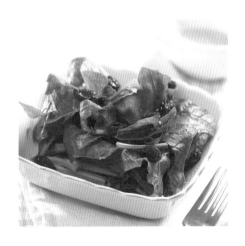

紫菜牡蠣湯

材料

牡蠣　1 碗
紫菜　2 大片
嫩薑　1/2 個
鹽、香油　少許

作法

1 牡蠣洗淨瀝乾後備用。

2 嫩薑去皮切成細絲備用。

3 紫菜撕成碎片備用。

4 將薑絲放入 500cc 的水中滾煮 5 分鐘。

5 加入牡蠣滾煮至熟透，加入紫菜、鹽、香油調味即可食用。

說明

紫菜所含的鐵質相當豐富，算是所有蔬菜中數一數二的，再加上牡蠣也是鐵質量很豐富的食材，這是一道補血的極佳湯品。

紅豆甜湯

材料

小紅豆　1 杯
水　6 杯
冰糖　少許

作法

1 用清水將紅豆沖洗一遍，並挑除不好的，加入清水蓋過紅豆 2 吋，浸泡 8 至 12 小時，再將泡紅豆的水濾掉。

2 將泡好的紅豆放入鍋中加水煮至沸騰，並撈除表面白色的泡沫，再轉小火加蓋煮至紅豆熟軟，待紅豆至理想熟軟度時再加入少許的冰糖。

說明

紅豆的含鐵量相當高，這是道非常適合生理期女性或貧血患者於排餐（如牛排、豬排）後的甜品選擇。

小魚乾紅莧菜

材料

紅莧菜　400 克
小魚乾　50 克
嫩薑　1/3 個
鹽、胡椒　少許
橄欖油　1/2 大匙

作法

1 紅莧菜洗淨後切段，薑洗淨後切絲備用。

2 在鍋中先放半碗水煮滾後，將小魚乾、薑絲放入滾煮一下子。

3 倒入紅莧菜翻炒至軟化，再加入橄欖油拌一下。

4 加入少許鹽、胡椒調味，即可食用。

說明

紅莧菜含的鐵質比菠菜高 4 倍之多，是素食者最佳的補血食物。小魚乾所含的

鐵質量也高，這是一道非常優秀的補血菜餚。

. . . .

麻油紅鳳菜

材料

紅鳳菜　400 克　　　麻油　1 大匙
嫩薑　1/3 條　　　　鹽、米酒　少許

作法

1 將紅鳳菜洗淨切段，嫩薑洗淨切絲。
2 起油鍋，先放入薑絲炒數下，再倒入紅鳳菜翻炒。
3 最後再加入少許鹽、米酒調味，快速翻炒即可食用。

說明

紅鳳菜所含的鐵在蔬菜中算是相當高的，是人體很好的鐵質來源。想要預防或改善貧血症狀的人，或是正逢經期的婦女，都可以多吃這道菜。

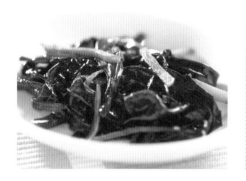

萵苣聖女番茄汁

材料

萵苣　1/4 顆　　　聖女小番茄　10 粒
寡醣　1 小匙　　　開水　150cc

作法

1 將萵苣洗淨後，以蔬果榨汁機將萵苣榨汁備用。
2 再將萵苣汁、番茄、開水、寡醣放入果汁機中攪打至均勻，即可飲用。

說明

聖女番茄豐富的維生素 C，可以促進萵苣中的鐵被人體吸收，這是杯補血的飲品。

飲食原則

1. 若是缺鐵應多吃含鐵量較多的動物性食物，如紅肉 (如牛肉、豬肉)、小魚乾、牡蠣等；同時搭配植物性鐵質豐富的食物，如黑芝麻、胚芽、紅豆、海藻、可可、草莓及深色蔬菜等。
2. 用餐前後各一小時應限制攝取綠茶、紅茶、咖啡等，才不會阻止鐵的吸收。
3. 用餐後可以搭配水果，水果中的維生素 C 可以幫助鐵質吸收。
4. 若是葉酸缺乏者，應多補充一些富含葉酸的蔬果，如綠葉蔬菜、乾豆類、莢豆類、蘆筍、綠色花椰菜、柑橘、哈蜜瓜等。
5. 維生素 B12 缺乏者，可由動物食品獲得；若是純素食者，也可藉由攝取一些海藻類來補充維生素 B12，必要時經醫師評估以藥物方式進行補充。

改善氣喘的保健食譜

氣喘是一種相當常見的肺部疾病，患者常有咳嗽或呼吸困難的現象，大致上氣喘可分為外因性與內因性兩類，後者的原因不明，而前者與過敏體質有關。由於受到過敏原的重複刺激而誘發，想辦法找出可能的過敏原並且避免接觸，可以有效減少氣喘發作。嚴重氣喘必須立即就醫，否則可能有生命危險；輕度氣喘也應治療，避免長期發炎反應而使肺部組織纖維化。

除了正規的醫藥治療與去除過敏原外，飲食控制也是氣喘患者不可忽視的一環，如此才能遠離氣喘的陰影。

適合氣喘患者的植物性食材

芥菜、洋蔥、茄子、奇異果、番茄、蘋果、甜椒等。

洋蔥碎肉燜甜椒

材料
碎肉　50 克
洋蔥　1/2 顆
黃、紅甜椒　各 1 個
橄欖油、鹽　各少許

作法
1 將甜椒、洋蔥洗淨，切成條狀備用。
2 起油鍋，放入洋蔥拌炒數下後，再加入碎肉末。
3 最後加入甜椒條及少許水拌炒。
4 等甜椒半軟後加些許鹽，翻炒幾下即可起鍋。

說明
洋蔥中的木犀草素及檞皮素都能抑制引起過敏反應的組織胺分泌，因此，有氣喘的人可以試著多吃一點洋蔥，以減緩不適的症狀。在此道菜中，碎肉只是配角，不必放太多量。

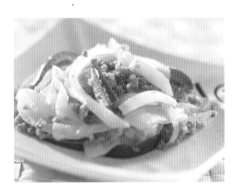

香蒜拌茄子

材料

茄子　500 克

九層塔　10 克

大蒜　3 粒

醬油膏　2 大匙

糖　少許

水　1 大匙

作法

1 茄子去蒂洗淨，切成約成五公分長段；大蒜去皮，切末備用。

2 鍋中倒入半鍋水煮沸，放茄子煮熟，撈出後以冰水沖涼，瀝乾水分，排入盤中。

3 將蒜末、水、醬油膏、糖混合一起，製成淋醬。

4 最後將淋醬淋在茄子上，灑上九層塔即可上桌。

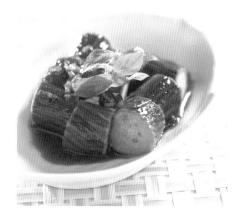

說明

茄子中具有一些植化素如皂素可以對抗氣管的收縮，能減輕氣喘的症狀，氣管較敏感的人可以試試這道菜。

芥菜香雞湯

材料

芥菜　350 克

雞　1/2 隻

米酒　2 大匙

老薑　1/2 支

鹽　少許

作法

1 將雞洗淨後切塊，川燙後撈起備用。

2 芥菜洗淨切塊備用。

3 將雞、老薑、米酒放入內鍋，加水將雞淹過後，用電鍋燉煮約 20 分鐘。

4 接著放入芥菜繼續燉煮約 15 分鐘，加入少許鹽調味，即可食用。

說明

芥菜含有豐富的維生素 C，能清除引起氣管收縮的自由基，還有豐富的 beta-胡蘿蔔素及鎂，均能幫助氣管的放鬆。這也能解釋為何中醫認為芥菜有去痰利肺氣的功能。這是一道適合氣喘病人平常保養的湯品。

香蘋奇異果汁

材料

帶皮蘋果　1/2 顆

奇異果　1 顆

寡醣　1 小匙

開水　150cc

作法

1 將蘋果連皮洗淨切成小塊。

2 奇異果削皮切塊。

3 將所有材料放入果汁機中打勻，即可飲用。

說明

奇異果豐富的維生素 C，對氣管有很好的保護作用。蘋果中的槲皮素可降低身體產生過敏反應的組織胺分泌，能減輕氣喘等過敏症狀。然而槲皮素多存在蘋果皮裡，所以製作這道果汁時要含蘋果皮，而且不宜冰飲。

- -

蘋果番茄汁

材料

帶皮蘋果　1/2 顆

番茄（大）　1/2 顆

寡醣　1 小匙

檸檬汁　1 小匙

開水　150cc

作法

1 將蘋果連皮洗淨切成小塊。

2 番茄洗淨切塊。

3 將所有材料放入果汁機中打勻，即可飲用。

說明

番茄中豐富的類胡蘿蔔素及維生素 C，對氣管有很好的保護作用。蘋果中的槲皮素能緩和氣管的收縮。然而，槲皮素多存在蘋果皮裡，所以，製作這道果汁時請勿削掉蘋果皮，而且不宜冰飲。

飲食原則

1. 維持理想體重，避免肥胖，因為肥胖易加重氣喘的症狀。若肥胖需減重者請諮詢營養師，訂定減重計畫。

2. 減少高熱量濃縮的食物，如中式糕餅、西式甜點等。

3. 忌吃過敏性高的食物，如魚、蝦、貝類、螃蟹等。

4. 運動前後或病情不穩定時，應避免食用冰冷的飲料及食物，刺激性的食物如辣椒、胡椒也應避免。

5. 睡前減少喝容易脹氣的飲料（如汽水、可樂等氣泡飲料），避免睡覺時發生胃食道逆流而造成氣喘發作。

6. 小孩一歲前應避免食用柑橘類的水果，以免誘發過敏現象。

7. 母親應盡量餵新生兒母乳，以減少幼兒日後罹患氣喘的機會。

8. 可多吃能減緩過敏反應的蔬果。

改善便祕的保健食譜

便祕是不少人感到困擾的問題。便祕時大家通常以為吃點瀉藥就可以了，不過若隨便服用刺激性的瀉藥，不僅會引起腹痛，長期使用還會成癮，不吃的時候仍然會便祕，所以並非最好的方法。引起便祕的原因很多，嚴重時仍應請教專業的醫師診斷。除了就醫以外，養成正確的生活態度及飲食習慣才是解決問題的根本之道，只要持之以恆，一定能擺脫便祕的陰影。

可改善便祕的植物性食材

四季豆、番薯、柿子、洋蔥、白蘿蔔、竹筍、牛蒡、梨子、香蕉、黑棗梅、火龍果、紅藜等。

蒜炒洋蔥四季豆

材料

四季豆　50 克

洋蔥　1/2 顆

大蒜　3 小瓣

橄欖油、鹽　少許

作法

1 四季豆洗淨後切除頭尾，切段備用。

2 洋蔥洗淨後剝皮切絲備用。

3 熱鍋後，放入少許的橄欖油，再放入大蒜、四季豆及洋蔥拌炒至熟。

4 最後放入少許的鹽調味，即可食用。

說明

四季豆的豆莢含有豐富的膳食纖維，可以促進腸胃蠕動及排便，而洋蔥中含有特殊的寡醣，能讓腸道中的好菌大量繁殖，亦能刺激腸胃蠕動，這是一道可以改善便祕症狀的好食譜。

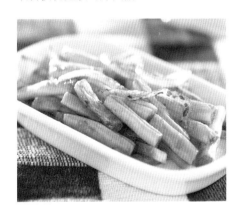

涼拌牛蒡白蘿蔔

材料

牛蒡　150 克

白蘿蔔　100 克

味噌　1 大匙

糖、蔥末　少許

作法

1 牛蒡洗淨後去皮、切成細絲，浸入醋水中 10 分鐘，撈起後放於滾水川燙 5 分鐘，撈起待涼備用。

2 白蘿蔔洗淨去皮，切絲後加入少許的鹽將水逼出，瀝乾備用。

3 將牛蒡絲、蘿蔔絲與味噌、糖混合均勻後，放於冰箱約 1 小時。

4 食用前灑上蔥末。

說明

牛蒡除了富含膳食纖維外，另含的菊苣纖維是腸道中有益菌的最佳食物，能增加腸道中有益菌的量，刺激腸道蠕動。白蘿蔔可以促進腸道蠕動，能改善脹氣及便祕。

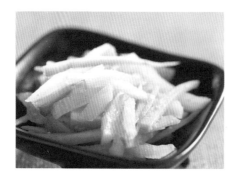

香蒸番薯

材料

番薯　1 顆

作法

1 將番薯洗淨後放在電鍋，蒸煮約 30 分鐘即可食用。

說明

番薯是一種膳食纖維極豐富的食物，可以幫助腸道蠕動排便，清除腸道中的髒東西，減少致癌物在腸道中停留的機會。

白梨黑棗汁

材料

白梨　1 顆

黑棗梅　5 顆

寡醣　少許

開水　200cc

作法

1 白梨洗淨去皮後切塊備用。

2 黑棗梅去籽後備用。

3 將所有材料放入果汁機中，攪打均勻後即可飲用。

說明

梨子中含有豐富的果膠，這也是為何中醫的觀念中梨子有潤腸通便的效果，便祕嚴重的人不妨帶皮一起打汁。黑棗梅

中豐富的膳食纖維可被腸道中的有益菌代謝成為有機酸，可刺激腸道蠕動，保健腸道及減輕便祕症狀。

柿子蘋果汁

材料

柿子　1 顆　　　　帶皮蘋果　1/2 顆
寡醣　少許　　　　開水　200cc

作法

1 柿子洗淨削皮去籽後，切塊備用。
2 蘋果洗淨後去籽留皮，切塊備用。
3 將所有材料放入果汁機中，攪打均勻後即可飲用。

說明

柿子含有豐富的膳食纖維，可以說是腸道最佳清道夫。蘋果的皮富含膳食纖維可刺激排便，解除便祕，因此在製作此道飲品時，不要把蘋果皮削掉。

番薯沙拉佐火龍果

材料

番薯　2 ～ 3 顆
紅色火龍果　1/2 顆
玉米粒　1/4 罐
水煮蛋　2 ～ 3 顆

美生菜　1/2 顆
原味無糖優格　1 杯

作法

1 番薯洗淨後於電鍋中蒸煮至熟，切成適口大小後，放入冰箱中暫存。
2 火龍果洗淨後，去皮並切成適口大小後備用。
3 美生菜洗淨後，切成適口大小後備用。
4 水煮蛋對半切後備用。
5 將美生菜、番薯、火龍果、水煮蛋與玉米粒依序放入碗中，並淋上原味無糖優格即完成。

說明

番薯與玉米的膳食纖維含量很高，能促進腸道蠕動而預防便祕；火龍果除了豐富的膳食纖維之外，其中特殊的寡醣類成分，更可以增加腸道中乳酸桿菌與比菲德菌兩種好菌的數量；加上原味無糖優格的益生菌，可以一起發揮調整腸道菌相的效果，維持腸道健康、排便順暢。

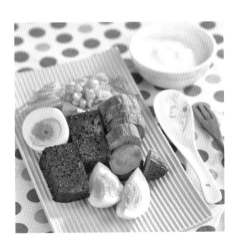

紅藜糙米飯

材料

糙米　1 杯

紅藜　1/4 杯

作法

1 糙米與紅藜洗淨後，加入 1.25 杯水，以電鍋蒸煮 40 分鐘，即可取代一般主食食用。

說明

紅藜與糙米富含具有生理作用的膳食纖維，膳食纖維在腸道裡面扮演清道夫的角色，不僅可以促進糞便成形、增加腸蠕動頻率，亦能加快代謝體內廢物與有毒物質排出體外的速度。對於想要預防及紓解便祕的人來說，膳食纖維是相當重要的腸道救星。

飲食原則

1. 選擇富含高纖維的蔬果。
2. 以糙米代替精製白米，全穀類麵包代替白麵包。多選擇未經加工的豆類。
3. 每天喝足夠的水，部分的水可以膳食纖維豐富 (未濾者) 的蔬果汁來取代。
4. 減少油炸的烹調方式，盡量以清蒸、水煮、燉、滷等較清淡的方式。
5. 高纖維的飲食可能會影響礦物質的吸收，可以適當補充一些礦物質。
6. 益生菌有助調整腸道菌相平衡而舒緩腸道便祕問題，可以從補充品、優格或優酪乳等食物中獲得。

預防胃潰瘍的保健食譜

胃潰瘍是因為胃壁出現破洞或裂痕而引起，主要的症狀為胸部的下方到上腹部之間會有灼痛感，疼痛會持續三分鐘到半小時不等。而疼痛的性質因人而異，還可能會有食慾不振、體重減輕、貧血、嘔吐等現象。過去通常將胃潰瘍歸因於壓力、緊張、生活作息不正常，而引起胃酸分泌過多侵蝕胃部；但現在則是認為由一種叫做幽門桿菌所引起，或是過度使用止痛劑，例如阿斯匹靈或是 ibuprofen 等藥物也會造成胃潰瘍。

其實胃潰瘍是可以預防的，除了生活型態需規律、不吸菸及過度飲酒外，飲食的調整也有助於預防胃潰瘍的發生。其實有許多蔬果都含有保護胃部的物質，可多多食用。胃部不適時應趕快就醫，若發現胃潰瘍，除配合醫師的藥物治療外，還可向營養師諮詢溫和飲食的飲食計畫。

適合預防胃潰瘍的植物性食材

綠色花椰菜、甘藍、蔥、白色花椰菜、大蒜、香蕉、蔓越莓等。

番茄炒甘藍

材料

甘藍菜　50 克

番茄　1 顆

大蒜　3 小瓣

橄欖油、鹽　少許

作法

1 甘藍菜剝片洗淨後，切塊備用。

2 番茄洗淨後去蒂，切塊備用。

3 大蒜剝皮後切碎。

4 熱鍋後加入 1 碗熱水，放入甘藍菜拌炒，至葉片軟化。

5 加入番茄拌炒，最後加入少許橄欖油、鹽調味，即可食用。

說明

甘藍菜所含的維生素 U 能加速腸胃道黏膜的修復與再生。另外，豐富的維生素 K 也具止血的功能，能幫助潰瘍修復。這也是為什麼胃功能不好的人要多吃一些甘藍菜。

起司花椰菜焗鱈魚

材料

綠色花椰菜　1/2 顆　　　鱈魚　100 克
起司　2 片　　　　　　　橄欖油　少許
鹽、黑胡椒　少許

作法

1 花椰菜洗淨後分成小株，於滾水中川
　燙後撈起備用。
2 鱈魚洗淨後切成薄片，抹上少許的鹽
　備用。
3 熱鍋放入些許的橄欖油，將鱈魚煎至
　熟透後灑上黑胡椒，盛起備用。
4 將花椰菜及鱈魚盛於盤中鋪上起司，
　放入烤箱烤 3 ～ 5 分鐘後即可食用。

說明

綠色花椰菜中的蘿蔔硫素能夠有效驅趕
幽門桿菌，其效果甚至比抗生素來得好，
因此，這是一道鮮美且可以預防胃潰瘍
的佳餚。

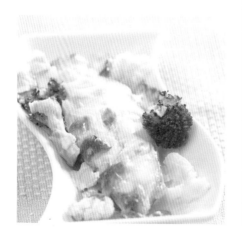

蔥爆牛肉

材料

蔥　200 克
牛肉　100 克
太白粉、醬油、米酒　少許
橄欖油　少許

作法

1 蔥洗淨去尾後切段備用。
2 牛肉加入少許太白粉、醬油、米酒醃
　過備用。
3 熱鍋後加入少許橄欖油，將牛肉炒熟
　後盛起備用。
4 放入 1/2 碗水，滾後放入蔥段拌炒，蔥
　段軟化後加入炒熟的牛肉，快速拌炒
　後即可食用。

說明

蔥含有蒜素這種有機硫化物，能抑制胃
部幽門桿菌的生長，降低胃潰瘍發生的
機率。在中醫的觀念中，蔥有健胃的功
能。在這道菜餚中，蔥是主角，牛肉是
配角。

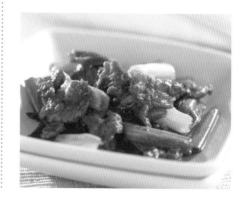

香蕉優格

材料

香蕉　1/2 條
寡醣　少許
原味無糖優酪乳　250cc

作法

1 香蕉剝皮後備用。
2 將所有的材料放入果汁機中，攪打均勻後即可飲用。

說明

香蕉可以抑制胃酸的分泌，並且幫助胃黏膜的修復，此外，香蕉中還含有一種蛋白質酵素抑制劑，可以抑制幽門桿菌的生長。優酪乳也可以保護胃部不受胃酸侵蝕。這是一杯保護胃部的極佳飲品。

· ·

高麗菜蔓越莓汁

材料

高麗菜　100 克
冷凍蔓越莓果粒　1/2 碗
果寡醣　少許
開水　150cc

作法

1 高麗菜洗淨後，於滾水中燙 1 分鐘，撈起冷藏。
2 將高麗菜及其他材料放於果汁機中，攪打均勻即可飲用。

說明

高麗菜所含的維生素 U 能加速腸胃道黏膜的修復與再生。另外，豐富的維生素 K 也具止血的功能，可幫助潰瘍修復。蔓越莓中的前花青素及鞣花酸都能抑制幽門桿菌的生長，抑制胃酸的分泌，保護胃部免於受到過多胃酸的刺激。這是一杯清爽且能保護胃部的飲品。

飲食原則

1. 每天規律的三正餐，不可暴飲暴食，避免胃部膨脹。
2. 勿過度飲用咖啡、茶、可樂及含咖啡因的飲料。
3. 盡可能不要喝酒，尤其是酒精濃度高的烈酒（如高粱、白蘭地等）。
4. 避免服用損傷胃壁的藥物，如阿斯匹靈。
5. 避免攝食糖分太高的食物，因為這會加速胃酸的分泌。
6. 應戒菸。
7. 多吃一些富含預防胃潰瘍之植化素的蔬果。
8. 注意飲食衛生。

RECIPE

緩解關節炎的保健食譜

比較常見的關節炎分為兩種：退化性關節炎及類風濕關節炎。退化性關節炎又稱為骨關節炎，是因為長期承受重力下，關節軟骨退化，軟骨下硬骨增厚，關節變形而發生關節疼痛、腫脹、僵硬、變形的情形，年紀越大，發生率就越高；而類風濕性關節炎是一種自體免疫性疾病，其症狀為關節紅、腫、熱、痛，關節僵硬，有對稱性，一般都先侵犯手、腕的小關節。此症通常好發於女性，男女比例約為 1:3。

無論是哪一種關節炎，都會對生活造成很大的不便，應盡速求助於醫生，除了藥物、復建或外科手術的治療外，適當的飲食調整也能延緩關節炎不適的症狀。

適合緩解關節炎的植物性食材

青椒、甜椒、鳳梨、木瓜、柳丁、芒果、草莓、櫻桃、薑、九層塔等。

彩椒炒鮭魚

材料

青、黃、紅甜椒　各 1/2 個

鮭魚　200 克

醬油、黑胡椒　少許

橄欖油　少許

作法

1 各色甜椒洗淨後去籽切絲備用。

2 鮭魚洗淨後切成薄片備用。

3 熱鍋後放入橄欖油，將鮭魚放入煎熟，接著放入甜椒絲快速拌炒。

4 最後以少許的醬油、黑胡椒調味後，即可食用。

說明

彩椒裡含有非常豐富的維生素 C，是很好的抗氧化劑，能捕捉自由基降低發炎反應。而鮭魚中的 Omega-3 脂肪酸能抑制前列腺素合成，減緩發炎反應。彩椒應短時間快炒，以免破壞太多的維生素 C。這是一道保護關節的鮮美菜餚。

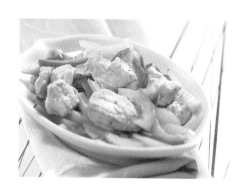

柳橙木瓜牛乳

材料
柳橙　2 顆
木瓜　1/4 顆
鮮乳　150cc
寡醣　少許
開水　50cc

作法
1 柳橙去皮切塊備用。
2 木瓜洗淨去皮去籽後切塊備用。
3 將所有材料放入果汁機中，攪打均勻後即可飲用。

說明
柳橙及木瓜中的 beta-隱黃素及維生素 C 具有抗發炎的功能，能舒緩關節炎的不適。木瓜中的木瓜酵素也能抑制發炎反應，減少疼痛的程度。有關節疼痛的人不妨試試。

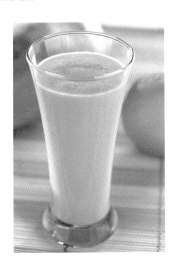

青木瓜燉雞

材料
青木瓜　1 條
雞　1/2 隻
薑　數片
鹽、米酒　少許
開水　500cc

作法
1 青木瓜洗淨去皮後，切塊備用。
2 雞肉洗淨川燙後備用。
3 將青木瓜塊、雞肉、薑片及水一起放於電鍋中燉煮，一直燉到熟爛。
4 最後加入少許鹽、米酒調味。

說明
木瓜富含維生素 C 及 beta-隱黃素，能夠降低類風濕關節炎的發生。此外，青木瓜中含有豐富的木瓜酵素能抑制發炎反應，減少疼痛的程度。雞肉中含有豐富的蛋白質，是製造軟骨的好原料。這是一道平時就能保養關節的湯品。

鳳梨芒果汁

材料
鳳梨　1/4 顆
芒果　1/2 顆
寡醣　少許
開水　150cc

作法

1 鳳梨洗淨後去皮切塊備用。

2 芒果洗淨後去皮去核切塊備用。

3 將所有材料放入果汁機中，攪打均勻後即可飲用。

說明

鳳梨中所含的鳳梨酵素可以抑制發炎反應，減輕關節紅、腫、熱、痛等不舒服的感覺。芒果中的維生素 C、beta-隱黃素、花青素及槲皮素，都是能清除自由基、改善關節發炎症狀的好物質。這是一杯能預防或改善關節炎症狀的飲品。

櫻桃檸檬汁

材料

櫻桃　　1/2 碗

檸檬　　1/2 顆

寡醣　　少許

開水　　200cc

作法

1 櫻桃洗淨後去蒂去核備用。

2 檸檬洗淨後擠汁備用。

3 將所有的材料置入果汁機中，攪打均勻後即可飲用。

說明

櫻桃中的花青素具有抗發炎的作用，能減緩關節紅、腫、熱、痛的現象。檸檬中的維生素 C 也能抑制發炎反應。有不少人養成吃櫻桃的習慣後，關節炎疼痛的現象大幅減輕，有關節炎的患者不妨試試這道飲品。

飲食原則

1. 控制體重，因體重過重會增加關節的負擔。
2. 多攝取含 Omega-3 脂肪酸的食物，有助於減緩發炎，其最佳來源是深海魚，如鮭魚、鯖魚、鰹魚等。然而，吃深海魚時最好是吃魚肉，魚皮及內臟最好少吃，因為大型魚比較容易將海洋的汙染堆積在這兩個部位，而且這兩部位所含的普林量較高，對痛風的患者不好。
3. 可多吃一些含類黃酮素的蔬果，以減輕關節炎的發炎現象，緩減不適的情形。
4. 少吃油炸、油煎的食物，以免加重發炎反應。

預防骨質疏鬆症的保健食譜

骨頭並不是像石頭那樣靜止不動的，它會不斷地進行新陳代謝，把舊的骨質移走，再堆上新的骨質，當體內骨質的消耗量大於生產量時，骨骼體積不變，但骨內間隙變大，密度降低，稍有不慎就容易發生骨折。這種骨質流失是漸進式的，並沒有什麼特別的症狀，久了會變成慢性背痛、駝背，大部分都是等到發生骨折才知道罹患骨質疏鬆症。只要用骨密度 X 光攝影照攝腰椎、髖部或腕部，就可以診斷出是否有骨質疏鬆症。

其實骨質疏鬆症是絕對可以預防的，但是儲存骨本絕對不是一朝一夕的事情，應從年輕就養成儲存骨本的概念，除了食用富含鈣及維生素 D 的均衡飲食外，多進行負重式的運動（如背著有些許重量的背包爬山、快走等）、適度的接近陽光、不吸菸、不酗酒、定期做骨密度檢查等都非常重要。

預防骨質疏鬆症的植物性食材

菠菜、芥藍、綠豆芽、莧菜、玉米、芒果、洋蔥、紅鳳菜、番茄、山藥、紫菜、昆布、蘋果、苜蓿芽、綠豆芽、黃豆芽、大豆等。

薑絲紅鳳菜

材料

紅鳳菜　250 克

嫩薑　1/4 條

橄欖油、鹽　少許

作法

1 紅鳳菜洗淨後切段備用。

2 熱鍋後，加入 1 碗熱水滾煮後，倒入紅鳳菜拌炒，直至葉片軟化。

3 再加入薑絲拌炒。

4 最後加入少許橄欖油、鹽調味，即可食用。

說明

紅鳳菜所含的鈣質相當高，是素食者相當好的鈣質來源，而且老年人對紅鳳菜的接受度也相當高，薑絲則能去寒活絡筋骨，是一道保健骨頭的菜餚。

莧菜豆腐羹

材料

莧菜　300 克

傳統豆腐　1 大塊

胡蘿蔔　1/4 條

香菇　1 朵

橄欖油　少許

太白粉水　少許

鹽、胡椒　少許

作法

1 莧菜洗淨後切段備用。

2 胡蘿蔔洗淨後削皮切丁備用。

3 香菇洗淨泡開後切絲備用。

4 豆腐洗淨切塊備用。

5 起油鍋後，將香菇、胡蘿蔔炒香，加適量的水煮滾。

6 放入所有材料燜煮一下，加入少許太白粉勾芡。

7 最後加入鹽、胡椒調味後，即可食用。

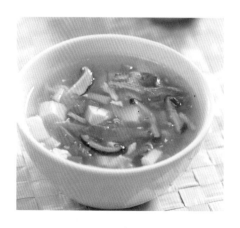

說明

無論是綠莧菜或是紅莧菜，其鈣質的含量都高於菠菜，是鈣質很好的來源。傳統豆腐除了有豐富的鈣質外，還含有大豆異黃酮素，能夠促進骨質再吸收。香菇的維生素 D 也能幫助鈣吸收。這是一道質地細軟、適合中老年人補充鈣質的菜餚。

· ·

蘋果洋蔥焗通心麵

材料

洋蔥　50 克

蘋果　1/2 顆

瘦絞肉　50 克

豌豆仁　20 克

通心麵　適量

起司　2 片

橄欖油、鹽、番茄醬　適量

作法

1 洋蔥洗淨剝皮後切丁備用。

2 蘋果洗淨削皮切丁後，置於鹽水中浸泡一下備用。

3 通心麵煮熟後，撈起瀝乾備用。

4 起油鍋，加入洋蔥、碎肉、蘋果、豌豆仁炒香，再放少許鹽、番茄醬調味。

5 再將通心麵倒入醬料中拌炒，盛於容器中。

6 最後鋪上起司，放於烤箱中烤 3 ～ 5 分鐘，即可食用。

說明

蘋果中的類黃酮素——根皮苷能有效地抑制更年期骨質流失的狀況，有研究發現，根皮苷不但能防止骨質流失，還能增加骨質密度。洋蔥中有一種特別的胜肽類 GPCS，能抑制蝕骨細胞的活性，並刺激成骨細胞的活性，因而可抑制骨質的流失。再加上起司中豐富的鈣質，是一道超級補鈣的主食。

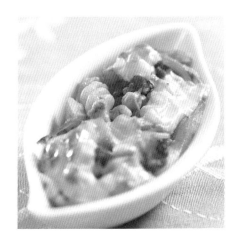

綠豆芽昆布燉排骨

材料

綠豆芽　60 克

排骨　50 克

泡開的昆布　150 克

鹽　少許

作法

1 綠豆芽洗淨備用。

2 昆布泡開洗淨切段備用。

3 排骨洗淨川燙後備用。

4 將所有材料放入鍋中，加入約 750cc 的水，以大火滾煮後轉成小火，慢慢燉煮直至排骨熟爛後，加一些鹽調味即可食用。

說明

綠豆芽及昆布都是含鈣量很高的蔬菜，再加上排骨的鈣質也不低，這是一道爽口高鈣的湯品。

山藥枸杞燉排骨

材料

山藥　200 克

排骨　200 克

枸杞、黃耆、紅棗　少許

鹽、米酒　適量

作法

1 山藥洗淨後削皮切塊備用。

2 排骨洗淨後與枸杞、黃耆、紅棗放入電鍋中，加入約 750cc 的水，燉煮到排骨熟爛。

3 再加入山藥塊燉煮 10 分鐘，最後加些鹽、米酒調味即可。

說明

山藥中所含的薯蕷皂苷元能改善骨質的

強度與密度，更年期婦女會面臨骨質流失的問題，不妨多吃山藥來改善或預防骨質疏鬆症的狀況。

· ·

芝麻豆漿

材料

黃豆　400 克

黑芝麻　3 大匙

熱水　適量

作法

1 黃豆洗淨泡水 4 小時後瀝乾，放入電鍋加水與黃豆平煮熟。

2 黑芝麻乾鍋小火炒香。

3 全部食材放入果汁機中，加入熱水以果汁機攪打即完成。

說明

黑芝麻為油脂與堅果種子類中相對含鈣量豐富的食材，鈣可以做為製造骨質的原料；而大豆的異黃酮素能減緩骨質的流失、增強腸道對鈣離子的吸收，進而提高骨質再生能力，預防骨質疏鬆症狀。

飲食原則

1. 多補充鈣質豐富的食物，如果能每天聰明搭配食物，並不需要額外補充鈣片。

2. 不要一次攝食過多的鈣質，因為超過腸道的吸收上限，身體會將多餘的鈣質排出體外。

3. 需限制咖啡因和鹽分的攝取，因為太多的咖啡因及鈉，會增加鈣質於尿液中流失。

4. 少喝碳酸飲料如可樂、汽水、沙士等，因這些飲料都有添加磷酸，由於磷在體內會和鈣離子產生一種平衡狀態。當磷要排出人體時，會帶走等量的鈣，所以，當食物中含磷過高時，也會增加鈣質的排出。

5. 不要忘記適度日曬及補充富含維生素 D 的食物，以幫助鈣質的吸收。

RECIPE

對攝護腺有益的保健食譜

男性的攝護腺又稱前列腺，攝護腺會有隨著年齡的增加而增大的情形，攝護腺肥大的症狀包括頻尿、排尿困難、尿流減弱、排尿有灼熱感等。攝護腺若過大會壓迫尿道，影響正常排尿並波及腎臟，腎臟將會受到壓迫損害，有細菌感染的危險。

此外，攝護腺癌是最常見的男性癌症之一，由於生活環境不同，西方男性發生攝護腺癌的比率多於東方男性。這些環境因子包括食用脂肪的多寡、社會老化程度及陽光照射長短等。攝護腺癌的症狀包括頻尿、不易解尿以及尿失禁、尿流間斷微弱、排尿時有痛感及燒灼感、射精時疼痛、血尿或精液裡有血等。

男性應隨時注意自己身體的情況，若發現異狀應盡速就醫。平時注意生活習慣、培養正確的飲食觀念，也能降低罹患攝護腺肥大或攝護腺癌的機會。

對攝護腺有益的植物性食材

甘藍、小白菜、花椰菜、酪梨、南瓜、南瓜籽、番茄、蘋果、蔓越莓、葡萄等。

南瓜蟹肉濃湯

材料

南瓜　1/4 個

蟹腳肉　1/2 碗

牛奶　1 碗

鹽、胡椒　少許

作法

1 南瓜洗淨去皮去籽後切塊，放於電鍋蒸熟。

2 將蒸熟的南瓜、牛乳、1.5 碗開水，放入果汁機中打勻。

3 將南瓜牛乳汁倒於鍋中滾煮，加入蟹肉煮熟後，放入少許的鹽、胡椒調味即可食用。

說明

南瓜中富含植化素，像是一個抗氧化寶庫，各個植化素都是防癌高手，再加上含鋅量豐富的蟹肉，是一道味道鮮美並能保護攝護腺的湯品。

咖哩花椰菜

材料

花椰菜　250 克

胡蘿蔔　1/3 條

咖哩塊　1 塊

高湯　少許

作法

1 先將花椰菜切成小朵，沸水川燙軟化後備用。

2 胡蘿蔔洗淨削皮後切成小塊，沸水川燙後備用。

3 鍋中放入 1 碗水及少許高湯，等水滾後放入咖哩塊煮至融化。

4 最後將咖哩醬淋於花椰菜上，並灑上胡蘿蔔塊配色，即可食用。

說明

花椰菜就像是一個防癌的寶庫，對於攝護腺的保護也相當有貢獻。再加上咖哩中的薑黃素能增加保護攝護腺的功能。有研究發現，這道菜的確能降低攝護腺癌的發生率。

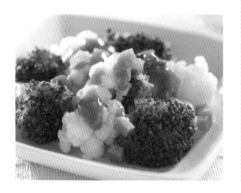

酪梨甘藍南瓜手捲

材料

紫菜　4 片

高麗菜葉　5 片

酪梨　1/2 顆

南瓜　1/4 個

南瓜籽　1 大匙

作法

1 高麗菜葉洗淨，切絲備用。

2 酪梨洗淨，削皮切成條狀備用。

3 南瓜削皮，以電鍋蒸熟後，加酌量開水放於果汁機，製備南瓜泥。

4 將紫菜鋪平，抹上南瓜泥，放上高麗菜絲及酪梨條，捲好後灑上一些南瓜籽即可食用。

說明

酪梨所含的沒食子酸能夠有效地抑制攝護腺腫瘤的生長，除此之外，beta-胡蘿蔔素、葉黃素及阿魏酸等都是防癌高手。高麗菜絲也含有防癌的植化素，再灑上含鋅量豐富的南瓜籽，這是一道保護攝護腺的優良點心。

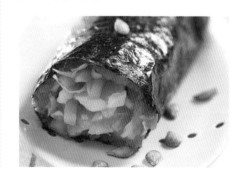

番茄洋蔥湯

材料

洋蔥　80 克

番茄　1 顆

大蒜　2 瓣

橄欖油、鹽、胡椒　少許

作法

1 洋蔥洗淨剝皮切丁。

2 番茄洗淨，燙過後剝皮、去籽切丁。

3 熱鍋後，倒入些許橄欖油將大蒜、洋蔥炒香。

4 最後倒入番茄、開水 3 碗，滾煮後加入鹽、胡椒調味，即可食用。

說明

番茄除了有番茄紅素能夠預防攝護腺癌外，還有其他的類胡蘿蔔素、類黃酮素及維生素 C 等都能防癌。洋蔥中的槲皮素及山奈酚也是防癌的好夥伴。這是一道能保護攝護腺又具防癌功效的湯品。

. . . .

蘋果葡萄汁

材料

帶皮蘋果　1/2 顆

葡萄　10 顆

寡醣　少許

開水　150cc

作法

1 將蘋果洗淨後帶皮切塊。

2 葡萄洗淨後去蒂，保留葡萄皮和籽。

3 將所有材料放入果汁機中，攪打至均勻，即可飲用。

說明

蘋果中所含的槲皮素及楊梅素都能保護攝護腺、抑制攝護腺腫瘤細胞的生長。葡萄富含的植化素，除了白藜蘆醇、鞣花酸、前花青素外，其他的類黃酮素及酚酸類都能預防攝護腺癌。因此，這是一道能保護攝護腺、預防攝護腺癌的飲品。

飲食原則

1. 過量的脂肪攝取與攝護腺癌的發生相關，飲食應避免攝食過多的油脂，尤其是動物性脂肪，建議食用肉類時，雞皮、豬皮、魚皮等都應去除。

2. 烹調時以植物油為主，且避免油炸等高溫烹調方式。

3. 避免食用精製糖品、咖啡、濃茶、烈酒。

4. 多食用一些鋅含量豐富的食物，如堅果類、牡蠣、蟹貝類等，海鮮的鋅含量很豐富，肝臟、肉類、蛋類、牛奶的鋅含量也不低。

5. 可以多食用一些含有保護攝護腺的植化素的蔬果。

預防夜盲症及乾眼症的保健食譜

如果在幽暗的光線下五分鐘還看不清楚東西，那就要懷疑可能得了夜盲症。造成夜盲症最主要的原因就是缺乏維生素 A，使得眼球內視網膜的視覺感光系統有了缺陷。而乾眼症常見的症狀為眼睛乾澀、容易疲倦、想睡、會癢、有異物感、痛灼熱感，眼皮緊繃沉重、分泌物黏稠，怕風、畏光，對外界刺激很敏感。造成乾眼症的原因相當多，可能是老化、自體免疫功能降低、外傷、感染等，同時也要考慮是否因為維生素 A 缺乏所造成的。因維生素 A 缺乏時會造成淚腺上皮組織角質化、淚水分泌減少，造成結膜及角膜乾燥，眼睛易因灰塵而發癢，也容易受細菌的感染，會有角膜軟化、瞎眼的危險。

無論是夜盲症或乾眼症，都應經眼科醫生診治，若確定是因維生素 A 缺乏所引起的，應多食用一些富含維生素 A 或 beta-胡蘿蔔素的蔬食，但不鼓勵直接補充維生素 A 及 beta-胡蘿蔔素的補充劑，會有中毒的危險。

適合預防夜盲症及乾眼症的植物性食材

菠菜、芥藍、萵苣、甘薯葉、南瓜、胡蘿蔔、番薯、紅鳳菜、紅莧菜、木瓜、芒果、聖女番茄、柿子、柑橘、西瓜等。

胡蘿蔔炒蛋

材料

胡蘿蔔　200 克	蛋　2 顆
鹽　少許	橄欖油　少許

作法

1 胡蘿蔔洗淨後削皮刨成細絲。

2 在鍋中放入兩碗水滾開後，放入蘿蔔絲先以大火滾煮後，再以小火燜爛收水。

3 再將蛋液加入，淋上一點橄欖油、調味料拌炒。

說明

胡蘿蔔的維生素 A 含量為蔬菜之冠，這是一道適合小孩及老人護眼的菜餚。

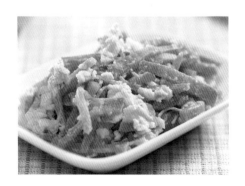

番薯枸杞甜湯

材料
番薯　300 克
枸杞　1 大匙
黑糖　少許
開水　750cc

作法
1 番薯洗淨削皮切塊備用。
2 枸杞洗淨備用。
3 最後將所有的材料放入電鍋中熬煮至
　爛，即可食用。

說明
番薯中豐富的維生素 A，再加上枸杞的
護眼功效，是一道滋味甜美的護眼甜品。

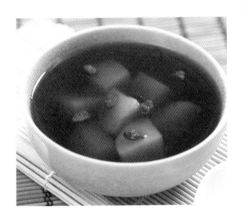

香蒜甘薯葉

材料
甘薯葉　200 克
大蒜　5 小瓣
醬油膏　1 大匙

作法
1 甘薯葉洗淨後切成大段，於滾水中川
　燙後撈起瀝乾。
2 大蒜剝皮切成細末，鋪於甘薯葉上。
3 最後淋上醬油膏即可食用。

說明
甘薯葉和番薯都含有維生素 A，而且甘
薯葉的熱量低，這是一道低熱量的護眼
菜餚。

南瓜紅棗甜湯

材料
南瓜　300 克
紅棗　10 粒
黑糖　少許
開水　750cc

作法
1 南瓜洗淨後削皮、去籽，切塊備用。
2 紅棗洗淨泡軟，剝開、去籽。
3 最後將所有的材料放入電鍋中熬煮至
　爛，即可食用。

甜甜的南瓜富含許多維生素 A，加上紅棗的甘味，是一道養生護眼的點心。

. . . .

木瓜芒果牛乳汁

材料

木瓜	1/4 顆	芒果	1 顆
牛乳	150cc	開水	50cc

作法

1 木瓜及芒果洗淨後去皮、去籽，切塊備用。

2 將所有的材料放入果汁機中，攪打至均勻後即可食用。

說明

木瓜及芒果都富含豐富的維生素 A，這不但是一杯護眼的果汁，也是一杯養顏美容的飲品。

飲食原則

1. 多補充一些富含維生素 A 的食物，動物性食品主要是肉類、蛋黃、肝臟；植物性食品，主要是深色的葉菜類、胡蘿蔔、木瓜、芒果、番薯、柑橘等。
2. 維生素 A 為脂溶性維生素，烹調富含維生素 A 的食材時，可使用適量油脂，以利維生素 A 釋出與吸收。
3. 多補充水分。
4. 少吃油炸、辛辣的食物。

RECIPE

預防黃斑部退化及白內障的保健食譜

多數的白內障是一種老化現象,隨著年齡的增長,水晶體會慢慢硬化、混濁,導致視力障礙。據統計國人白內障罹患率,五十歲以上有 60%,六十歲以上有 80%,七十歲以上則超過 90%,所以這是老年人很普遍的疾病。

當眼睛直視前方,光線經由眼角膜及水晶體而聚焦於視網膜上的點,稱為黃斑部。黃斑部退化是黃斑遭受傷害或破壞,引起影像的中心部模糊不清,猶如相片中心有一塊模糊地帶,而其他區的影像則仍清晰可見。雖然此病並不會導致全盲,卻會引起閱讀或近距離視物的困擾。最常見的黃斑部退化的型態,稱為老年退行性黃斑部退化症,約占黃斑部退化病例的七成。

流行病學研究指出,長期暴露在紫外線輻射中,會增加白內障及黃斑部退化的危險性,所以炎炎夏日紫外線指數太高時,避免外出,否則戴副抗紫外線的太陽眼鏡來保護眼睛。除此之外,正確的飲食習慣,能降低傷害眼睛的自由基、有效擋掉傷害眼睛的紫外線,這些動作都能延緩眼部退化疾病的發生。

適合預防黃斑部退化及白內障的植物性食材

菠菜、花椰菜、芥藍、玉米、萵苣、甘薯葉、南瓜、胡蘿蔔、番薯、紅鳳菜、紅莧菜、木瓜、芒果、聖女番茄、奇異果、柿子、柑橘、柳丁、西瓜等。

胡蘿蔔玉米排骨湯

材料

玉米　2 條	胡蘿蔔　1 條
小排骨　200 克	鹽　少許

作法

1 小排骨川燙後撈起瀝乾備用。
2 玉米洗淨切成小段,胡蘿蔔洗淨、削皮切塊。
3 將所有材料放於鍋中,加入 750cc 的開水,以大火滾煮後,轉小火慢慢熬煮,最後加入少許的鹽調味,即可食用。

說明

胡蘿蔔擁有的豐富維生素 A,是預防夜盲症的最佳食物。玉米中所含的玉米黃素和葉黃素是護眼雙傑,可以預防白內障及黃斑部退化。這是一道簡單易做的護眼湯品。

菠菜南瓜湯

材料

菠菜　100 克

南瓜　1/4 個

牛奶　1 碗

鹽　少許

作法

1 菠菜洗淨後切成小段備用。

2 南瓜洗淨去皮、去籽後切塊，放於電鍋蒸熟。

3 將蒸熟的南瓜、牛乳、1.5 碗開水，放入果汁機中打勻。

4 將南瓜牛乳汁倒入鍋中滾煮，加菠菜煮熟後放入少許的鹽調味，即可食用。

說明

菠菜及南瓜都含有豐富的葉黃素及玉米黃素，能夠有效抓住攻擊視網膜及水晶體的自由基，預防黃斑部退化及白內障，這是一道適合各年齡層的湯品。

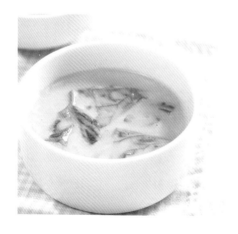

鮮蝦奇異果芒果沙拉

材料

小鮮蝦　5 尾

奇異果　1 個

芒果　1/2 粒

原味無糖優酪乳　2 匙

作法

1 小蝦煮熟後剝殼，置於冰箱備用。

2 奇異果及芒果皆去皮，切丁備用。

3 將所有材料拌勻後放入冰箱冷藏，要吃時淋上原味無糖優酪乳即可。

說明

奇異果和芒果中的葉黃素及玉米黃素，是能保護視網膜及水晶體免受陽光傷害的護眼雙傑，芒果含有豐富的維生素 A 和鮮蝦中的硒，都是維持體內抗氧化力不可缺乏的物質。這是一道清爽護眼的美味沙拉。

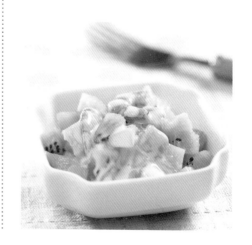

胡蘿蔔柳橙汁

材料

胡蘿蔔　1/2 條　　柳丁　3 顆

作法

1 胡蘿蔔以榨汁機榨汁備用。

2 柳丁榨汁備用。

3 柳丁汁與胡蘿蔔汁混合均勻後，即可飲用。

說明

胡蘿蔔擁有豐富的維生素 A，是預防夜盲症的最佳食物；柳丁中所含的玉米黃素和葉黃素是護眼雙傑，能幫助擋掉傷害眼睛的藍光。想要保護視力，多喝胡蘿蔔柳橙汁準沒錯！

- -

芥藍甜椒炒牛肉

材料

芥藍　　200 克

黃、紅甜椒　各 1/2 顆

牛肉　　100 克

醬油、胡椒　少許

橄欖油、鹽　少許

作法

1 用少許醬油、胡椒醃牛肉備用。

2 芥藍、黃、紅甜椒洗淨，切段備用。

3 起油鍋，先將牛肉炒熟，起鍋備用。

4 放 1 碗開水至鍋中，水滾後放入芥藍翻炒至葉片軟化。

5 依序倒入甜椒、牛肉翻炒，最後加入少許的橄欖油、鹽調味，即可食用。

說明

芥藍中的葉黃素及玉米黃素，都是預防視網膜病變和白內障的視力守護者。甜椒則含有豐富的維生素 C，能減少傷害眼睛的自由基產生。牛肉中的鋅也是維持銳利視覺的重要礦物質。這是一道保護視力的菜餚。

飲食原則

1. 攝食足夠的抗氧化維生素，如維生素 C 或維生素 E，可以減少自由基對眼部的傷害。富含維生素 C 的食物，如番茄、草莓、橘子、奇異果等。富含維生素 E 的食物，如葵花籽油、花生油、穀類、豆科、深綠色植物、肝、蛋和乳製品等。

2. 攝食足量的維生素 A、beta-胡蘿蔔素和其他類胡蘿蔔素，也可減少罹患白內障的風險。beta-胡蘿蔔素多存在於深綠色蔬菜、番茄、桃子、西瓜及胡蘿蔔中。動物的肝臟、蛋奶是維生素 A 最好的直接來源。

3. 注意鋅和硒這兩種微量元素的補充。因這兩種微量元素若缺乏，會降低抗氧化能力。富含硒的食物有動物肝、腎、心、魚蝦、乳類、蛋黃、瘦肉、香菇、木耳、芝麻等；富含鋅的食物有牡蠣、魚、瘦肉、動物肝臟、蛋類及奶製品等。

4. 養成每日喝茶的習慣。茶中的兒茶素可以阻斷體內產生自由基的氧化反應發生，能預防眼部退化。

5. 攝取葉黃素及玉米黃素含量較多的植物性食材，如菠菜、花椰菜、芥藍、奇異果、玉米、柳丁等，可有效擋掉傷害眼睛的紫外線。

養顏美容的保健食譜

養顏美容不只是女性注重的課題，也有越來越多男性注重面子問題；皮膚狀況的好壞其實與生活作息、飲食習慣有絕大的關係。許多身體的營養狀況會先從皮膚表現出來，如皮膚乾燥、無光澤可能是因為缺乏維生素A；皮膚無彈性可能是缺乏維生C及膠原蛋白；皮膚蒼白可能是缺乏鐵離子；長青春痘可能是缺乏鋅、維生素B群等。

透過植物性食材的食療方式，能提供最自然充足的維生素、礦物質等營養素及抗老化的植化素。由於食療並非藥物，無法馬上見效，有耐心地經過一段時日的調養，肌膚會慢慢恢復健康。

適合養顏美容的植物性食材

花椰菜、小白菜、萵苣、南瓜、甘薯葉、青椒、芭樂、胡蘿蔔、番薯、鳳梨、葡萄柚、哈密瓜、聖女番茄、草莓、奇異果、小麥胚芽、火龍果等。

萵苣甜椒番茄沙拉

材料

萵苣（或蘿蔓生菜）　150克

番茄　1顆

小黃瓜　1/2顆

黃色甜椒　1/2顆

洋蔥　1/2顆

橄欖油、黑胡椒　少許

和風醬　適量

作法

1 萵苣（蘿蔓生菜）洗淨後切片備用。

2 番茄洗淨後切塊備用。

3 洋蔥洗淨後剝皮切絲備用。

4 甜椒洗淨後切絲備用。

5 小黃瓜洗淨後斜切片狀備用。

6 將所有材料放於沙拉盆裡，加入少許橄欖油攪拌後放入冰箱冷藏。

7 食用前淋上和風醬汁、少許胡椒，即可食用。

說明

萵苣中含有豐富的beta-胡蘿蔔素及維生素A，能幫助乾澀的皮膚恢復保水度。甜椒及番茄的維生素C含量相當高，能幫助皮膚合成膠原蛋白，使皮膚白皙有彈性。這是一道低熱量的美容沙拉！

奶香花椰菜

材料

番茄 1 顆

蘑菇 5 朵

綠色花椰菜 250 克

鮮奶 50cc

鹽、胡椒 少許

太白粉水 少許

作法

1 番茄洗淨去蒂,切塊備用。蘑菇洗淨切塊。

2 花椰菜洗淨,切成小朵備用。

3 將水煮滾後,加入所有的材料,再加入鮮奶攪拌均勻。

4 加入少許的太白粉水勾芡。

5 最後加入鹽、胡椒調味後即可食用。

說明

綠色花椰菜所含的維生素 C 在蔬菜中算是高的,維生素 C 能使皮膚保持彈性、白皙;而且花椰菜中的蘿蔔硫素能有效

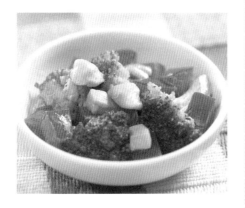

修復陽光對皮膚的傷害,是維持皮膚健康的重要物質。綠色花椰菜也算是一種吃的保養品喔!

· · · · · · · · · · · · · · · · · · · ·

哈密瓜優格

材料

哈密瓜 約 150 克

原味無糖優酪乳 200cc

寡醣 少許

作法

1 哈密瓜刮籽、去皮後切塊備用。

2 將所有材料放入果汁機中攪打均勻,即可飲用。

說明

哈密瓜中含有高量的維生素 A 及維生素 C,都是養顏美容的好東西,維生素 A 讓皮膚水嫩,維生素 C 讓皮膚白皙有彈性。此外,它所含的阿魏酸能幫助皮膚抵抗紫外線的傷害。因此,這是一道喝的保養品。

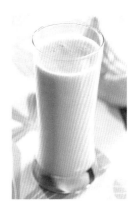

小麥胚芽牛奶飲

材料

小麥胚芽粉　　1 湯匙

黑芝麻粉　　1 湯匙

牛奶　　300cc

作法

1 將芝麻粉、小麥胚芽粉一起放入果汁機中，加入牛奶攪打約 40 秒，加入少許冰塊再攪拌即可。

說明

小麥胚芽與黑芝麻的維生素 E 含量相當高，可以做為皮膚細胞膜組成的重要保護成分。此外，小麥胚芽中含有無法被人體小腸消化吸收的「難消化澱粉」，能使腸道維持正常菌相，讓大家由內到外喝出美麗。

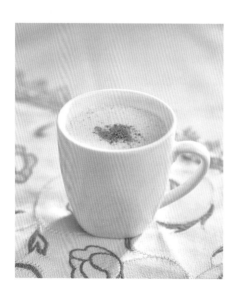

火龍果奇異果奶昔

材料

紅色火龍果　　1/2 顆

黃色奇異果　　1 顆

牛奶　　300cc

作法

1 火龍果與奇異果洗淨切塊備用。

2 將備用水果與牛奶放入果汁機，打勻即可享用。

說明

火龍果豐富的多酚類、甜菜紅素與山奈酚、槲皮素等植化素，具有強大清除自由基的能力；奇異果中豐富的維生素 C，對美容護膚有很好的保護作用，這是一杯可以喝出美麗的健康飲品。

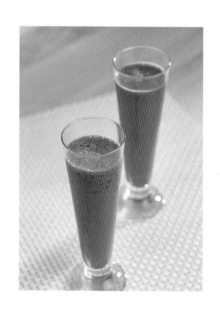

紫甘藍莓果汁

材料

紫甘藍　120 克

紫葡萄　420 克

蔓越莓　40 克

萊姆　3 片

水　150ml

作法

1 紫甘藍洗淨切塊；葡萄、蔓越莓洗淨；萊姆去皮、去籽。

2 所有食材放入果汁機後攪打，即可飲用。

Tafel 真空高速火氧機作法

1 紫甘藍洗淨切塊；葡萄、蔓越莓洗淨；萊姆去皮、去籽。

2 所有食材放入「冷杯」中，按「鮮蔬果汁」模式，機器開始抽真空，以降低食材氧化，攪打後即可飲用。

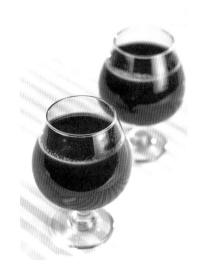

說明

大量的自由基會提高身體氧化壓力，增加老化速率。紫色葡萄、紫甘藍菜與蔓越莓含有豐富的花青素，搭配萊姆的維生素 C，絕對是舒緩皮膚老化的美容飲品！蔓越莓是打成汁就很容易氧化的水果，用火氧機可以延緩氧化。

- -

鳳梨胡蘿蔔汁

材料

鳳梨　150 克

胡蘿蔔　100 克

寡醣　少許

水　200cc

作法

1 將胡蘿蔔洗淨削皮後，以果菜榨汁機榨汁備用。

2 鳳梨去皮切塊備用。

3 將胡蘿蔔汁、鳳梨及其他材料放入果汁機中，攪打均勻後即可飲用。

說明

鳳梨所含的阿魏酸可以擋掉陽光中的紫外線，是很好的抗老化食物。胡蘿蔔中的維生素 A 能改善皮膚乾燥脫屑的情形，使皮膚恢復光澤水嫩。皮膚乾燥的人可以試試這一杯果汁。

草莓葡萄柚汁

材料

草莓　100 克

葡萄柚　1/2 個

寡醣　少許

開水　200cc

作法

1 草莓洗淨去蒂頭備用。

2 葡萄柚洗淨剝皮、去籽及剔除裡面的
薄膜，切丁備用。

3 材料全放入果汁機中，攪打均勻後即
可飲用。

說明

草莓及葡萄柚都含高量的維生素 C，可
使皮膚白皙有彈性外，阿魏酸更能抵抗
陽光對肌膚的傷害，這是一杯滋味酸甜
好喝的保養品。

飲食原則

1. 避免吃太多加工的食物。如泡麵、罐頭、速
食、零嘴等。
2. 三餐正常，維持少油、少鹽、少糖的飲食原
則。
3. 避免採用油炸的烹調方式，辛辣的食物、濃
茶、濃咖啡也應避免。
4. 注意每日攝取綠、紅、白、黃、黑等五色蔬
食，女性每日攝食 7 份、男性攝食 9 份，就
能獲得充分的維生素、礦物質、植化素，這
是最天然、最安全的護膚方式。
5. 每天喝足量的水分以促進新陳代謝，保持肌
膚年輕。

降火氣的保健食譜

中醫的火氣理論由來已久，就是體內有一把火造成人會嘴巴破、睡不好、長青春痘、痔瘡發作、牙齦浮腫、心神不寧等症狀。而西方醫學對火氣大的解釋就是一種發炎反應，且有越來越多研究顯示，發炎和火氣一樣，對身心影響廣泛。因此，改變生活習慣是降火氣的基本工夫，例如，睡眠充足、不吸菸、不酗酒、改變飲食習慣、多吃涼性的蔬食。若經過生活作息的調整，火氣還是很大，建議去看醫師，找出身體不適的原因。

適合火氣大的人的植物性食材

大白菜、小白菜、萵苣、芹菜、絲瓜、苦瓜、梨子、西瓜等。

西芹拌鮪魚

材料

芹菜　1 把

鮪魚罐頭（小）　1 罐

鹽、香油　少許

作法

1 芹菜洗淨後，切段備用。

2 將鮪魚罐頭倒入熱鍋炒拌，再加入芹菜拌炒。

3 最後加入少許鹽、香油，即可食用。

說明

芹菜中的芹菜素及鮪魚中的 omega-3 脂肪酸，都能抑制體內的一些發炎現象，這些發炎現象也就是中醫所說的燥熱，有些人有口乾舌燥、便祕等症狀，可以多吃一些芹菜來改善。

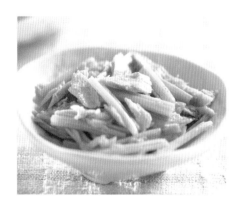

香梨西瓜汁

材料

西瓜　200 克

梨子　1/2 顆

寡醣　少許

開水　150cc

作法

1 西瓜及梨子洗淨後去皮、去籽，切塊備用。

2 將所有材料放入果汁機中，攪打均勻後即可飲用。

說明

梨子生者清六腑之熱，熟者滋五臟之陰，由此可知，若要降火氣要吃生的梨子。西瓜在中醫的觀念裡為天生白虎湯，其功效就是利尿解熱。這是一道夏天用來降火氣的最佳飲品。

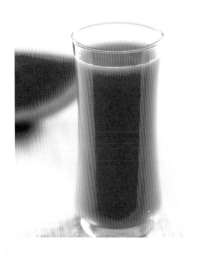

西芹萵苣檸檬汁

材料

西洋芹　50 克

萵苣　1/4 顆

檸檬　1/2 顆

蜂蜜　少許

開水　150cc

作法

1 西洋芹及萵苣洗淨，以榨汁機榨汁備用。

2 檸檬洗淨後擠汁備用。

3 最後將所有的材料混合均勻後，即可飲用。

說明

芹菜及萵苣都含有芹菜素，能抑制某些發炎反應的進行，也就是中醫裡的退火功能。這是一道能解熱生津，可清心、胃、腸、胃火及穢氣，止血涼血的好飲料。

絲瓜蛤蜊湯

材料

絲瓜　1 條

蛤蜊　300 克

嫩薑　1/2 條

鹽　少許

作法

1 絲瓜洗淨後削皮切成小塊備用。

2 嫩薑洗淨後削皮切絲備用。

3 蛤蜊洗淨後吐沙。

4 將約750cc的水放入鍋中，放入薑絲及絲瓜滾煮至絲瓜軟化。

5 最後加入蛤蜊，等蛤蜊煮開後，加入少許鹽調味即可食用。

說明

中醫的觀念絲瓜可涼血解毒，以現在營養學的觀念來看，絲瓜中的芹菜素是抗發炎的好物質，能降低體內一些發炎現象。而蛤蜊有清熱利濕、化痰軟堅、滋陰生津的功效。這是一道用來降火氣的好湯品。

· ·

鳳梨苦瓜雞湯

材料

鳳梨　1/4 個

雞　1/2 隻

苦瓜　1 條

鹽、米酒　少許

作法

1 鳳梨去皮、去梗後切塊備用。

2 苦瓜洗淨後去籽切塊備用。

3 雞洗淨後剁塊備用。

4 將所有的材料放入電鍋中，加入適量的水，燉煮到雞熟爛。

5 最後加些鹽、米酒調味，即可食用。

說明

苦瓜能抑制細胞產生前列腺素的量，若前列腺素的量降低了，後續紅、腫、熱、痛等發炎症狀將會緩解。鳳梨中所含的鳳梨酵素可以抑制這些發炎反應。苦瓜與鳳梨的退火功效，的確受到現代科學的證實。

飲食原則

1. 避免辛辣刺激的熱性食物，如麻辣鍋，蔥、薑、蒜等香料類，茴香菜、羊肉、鱔魚等。

2. 少吃甜食及甜度過高的水果，例如龍眼、荔枝、榴槤等。過多的糖會刺激身體產生發炎反應。

3. 少用油炸、油煎、煙燻等烹調方式。

4. 多吃一些含有抗發炎植化素的蔬果，如大白菜、小白菜、萵苣、芹菜、絲瓜、苦瓜、梨子、西瓜等。

5. 隨時記得補充足量的水分，身體水分不足也會加重發炎症狀。

促進孩童骨骼生長的保健食譜

骨骼相當於人體的支架，同時也是肌肉韌帶附著的地方，強健的骨骼可以在運動時提供良好的支撐效果，避免運動傷害。骨骼的保健從小就要注意，一般我們聽到骨質疏鬆才想要補充鈣質，其實，如果懂得在年輕時候就好好累積骨本，本錢越多，日後發生骨質疏鬆的機會，比不懂得累積骨本的人要低。兒童時期是一生中代謝活性很高的階段，如果善用飲食方法累積骨本，效率肯定比年紀大了才來補充有效多了。

適合孩童骨骼生長的植物性食材

菠菜、芥藍、莧菜、綠豆芽、玉米、芒果、洋蔥、紅鳳菜、番茄、紫菜、昆布等。

小魚莧菜粥

材料

吻仔魚　50 克

白飯　1 碗

莧菜　100 克

鹽　少許

作法

1 莧菜洗淨切成小段備用。

2 吻仔魚洗淨後瀝乾備用。

3 白飯與吻仔魚放於鍋中，加入適量的水，熬煮成稀飯。

4 接著放入莧菜滾煮一會兒，最後加少許鹽調味，即可食用。

說明

無論是綠莧菜或紅莧菜，鈣質都相當豐富，再配上含鈣量高的小魚熬煮，口感非常細膩，是一道非常適合小孩及老人補充鈣質的粥品。

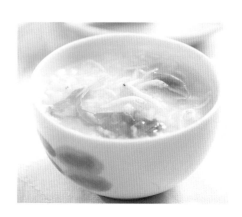

焗烤番茄蝦仁通心麵

材料

番茄　1 顆

蝦仁　50 克

豌豆仁　20 克

通心麵　適量

起司　2 片

橄欖油、鹽、番茄醬　適量

作法

1 番茄淨洗去蒂，剝皮後切丁備用。

2 蝦仁去沙洗淨後備用。

3 通心麵煮熟後撈起瀝乾備用。

4 起油鍋，放入番茄、蝦仁、豌豆仁炒香，加入少許鹽、番茄醬調味。

5 再將通心麵倒入醬料中拌炒，盛於容器中。

6 最後鋪上起司，於烤箱中烤 3 ～ 5 分鐘，即可食用。

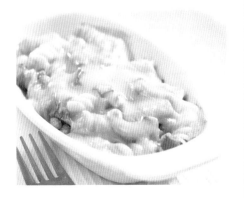

說明

番茄中豐富的維生素 K，能刺激成骨細胞活性，以促進骨鈣質堆積，配上蝦仁與起司中的鈣質，這是一道深受小孩喜愛且幫助骨骼發育的麵食。

玉米牛乳蛋花湯

材料

玉米醬罐頭　1 罐

牛奶　1 碗

蛋　1 個

鹽　少許

作法

1 蛋洗淨後打成蛋液備用。

2 將玉米罐頭倒於鍋中，加入牛乳及適量的水滾開後，倒入蛋液緩緩攪打，最後加入少許的鹽調味，即可食用。

說明

玉米中所含的 beta-隱黃素能刺激成骨細胞的活性，並抑制骨質流失，所以，玉米和高鈣的牛乳一起烹煮，再加上蛋黃中的維生素 D 能幫助鈣質吸收，這是促進骨骼生長的絕佳搭配。

菠菜牛奶濃湯

材料
菠菜　100 克
洋蔥絲　50 克
火腿絲　20 克
低筋麵粉　15 克
奶油　20 克
鮮奶　100cc
鹽　少許

作法
1 菠菜洗淨切成小段後，加水用果汁機打成汁備用。
2 熱鍋後，用小火將奶油融化，放入洋蔥絲、火腿絲、低筋麵粉，以小火炒約 5 分鐘至香味溢出。
3 再依序將高湯約 300cc、鮮奶，以小火混勻煮開後加鹽調味，再加入菠菜汁略煮 1 分鐘，即可食用。

說明
菠菜中含有非常豐富的維生素 K，能刺激骨鈣素的形成，進而促進骨骼的礦物質堆積。此外，菠菜中含豐富的鎂、錳、鈣等離子，能幫助骨骼形成。菠菜配上高鈣的牛奶，這是一道非常速配的補鈣湯品。

優格芒果飲

材料
芒果　1/2 顆
原味無糖優酪乳　約 200cc
寡醣　少許
開水　50cc

作法
1 芒果洗淨後，剝皮切塊備用。
2 將所有材料放入果汁機中，攪打均勻後即可飲用。

說明
芒果中富含 beta-隱黃素，能抑制蝕骨細胞的活性，也能刺激成骨細胞的活性，因此，能預防骨質流失。芒果與高鈣的優酪乳一起搭配打汁，是一道保健骨骼的果汁。

飲食原則

1. 多吃一些鈣質含量較高的食物，如牛乳、起司、優酪乳、小魚乾、深綠色蔬菜等。
2. 補充富含維生素 D 的食物，以幫助鈣質的吸收，如鮭魚、日曬過的菇類、肝臟、蛋黃及營養強化的乳品。有時也要曬曬太陽，以增加維生素 D 協助鈣質吸收的能力。
3. 多吃一些能增加骨質吸收或刺激骨質堆積的蔬食，若與高鈣的食物一起搭配，更能促進骨骼的生長。
4. 減少含糖飲料與點心、高鈉食物的攝取量。

抗老化的保健食譜

老化是一個殘酷的事實，往往容易與疾病或死亡等負面字彙聯想在一起，所以，人們會想盡辦法延緩老化，讓自己青春永駐。坊間也有許多標榜可以延緩老化的食品或科技，代表抗老化的產業有相當大的市場。人體各個器官組織老化的時間點或老化速度不一，但有許多研究不約而同指出，這些都與自由基攻擊細胞有關。此外，自由基也與某些突變或癌症有關係，因此，如何藉由飲食減少體內自由基，成為熱門且重要的課題。

適合抗老化的植物性食材

花椰菜、蘆筍、菠菜、芥藍、韭菜、蔥、絲瓜、甘薯葉、空心菜、酪梨、青椒、奇異果、紅甜椒、哈密瓜、胡蘿蔔、玉米、番薯、南瓜、葡萄柚、柳丁、芒果、柿子、紅鳳菜、蔓越莓、洋蔥、大蒜、番茄、茄子、櫻桃、蘋果、藍莓、葡萄、蔓越莓、黑棗梅等。

酪梨南瓜三明治

材料

全麥吐司　3 片

酪梨　1/2 個

南瓜　50 克

作法

1 南瓜洗淨去皮切塊蒸熟後，以湯匙壓成南瓜泥備用。

2 酪梨以湯匙取出果肉，壓成泥備用。

3 吐司一片塗上酪梨泥、一片塗上南瓜泥，將三片吐司疊在一起，去邊對切後即可食用。

說明

麩胱甘肽是促使細胞保有年輕活力的最佳物質，年紀越大或罹患疾病的人，體內含有的麩胱甘肽越少。酪梨及南瓜是提供麩胱甘肽的很好來源，這是一道會讓細胞活起來的菜餚。

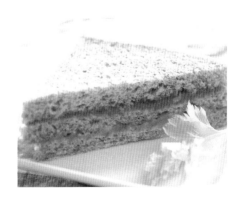

玉米奇異果番茄沙拉

材料

玉米　1 根

奇異果　1 個

番茄　1 顆

水果醋　2 大匙

作法

1 玉米洗淨剝皮後放入電鍋蒸熟,取玉米粒備用。

2 奇異果洗淨削皮切丁備用。

3 番茄洗淨去蒂切丁備用。

4 將所有材料混在一起,淋上水果醋後即可食用。

說明

玉米、奇異果及番茄都含有非常豐富的類胡蘿蔔素、類黃酮素及酚酸類,這是一道充滿抗氧化劑的黃、綠、紅三色沙拉,再加上一些健康醋調味,吃了人馬上年輕起來。

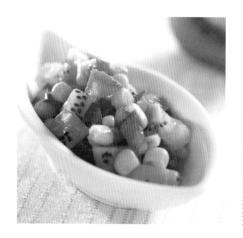

番薯薏仁糙米飯

材料

番薯　150 克

薏仁　100 克

糙米　60 克

作法

1 番薯洗淨去皮後切成小丁。

2 薏仁與糙米分別泡水 4 小時後瀝乾。

3 將所有的材料放入內鍋中,加入適量的水蒸煮成飯,即可取代一般主食食用。

說明

番薯含有抗氧化力極強的 beta-胡蘿蔔素、槲皮素及綠原酸等,是一種很好的抗氧化食物。薏仁與糙米含有豐富的膳食纖維,平常若取代一般主食(如白米飯),可保健防老及遠離癌症。

洋蔥南瓜蘋果湯

材料

洋蔥　1/2 個

蘋果　1/2 個

南瓜　100 克

牛奶　1 碗

橄欖油　少許

作法

1 洋蔥洗淨剝皮後切丁備用。

2 蘋果洗淨後去皮切丁備用。

3 南瓜洗淨去皮後切塊蒸熟備用。

4 熱鍋後放入些許橄欖油,將洋蔥倒入鍋中炒軟,盛起備用。

5 將炒過的洋蔥、蒸的南瓜及蘋果放入果汁機中,加入些許水後攪打均勻。

6 將蔬果汁倒於鍋中,加入牛奶及適量的水,滾開後以少許的鹽、胡椒調味,即可食用。

說明

洋蔥、南瓜及蘋果的組合是一個抗氧化寶庫,不但有抗衰老的功效,也有防癌的功能,這是一道非常適合老年人保養的湯品。

藍莓黑棗梅牛奶汁

材料

冷凍藍莓果粒　1/2 碗

黑棗梅　4 粒

牛奶　200cc

開水　50cc

寡醣　少許

作法

1 黑棗梅去核備用。

2 將所有的材料放入果汁機中,攪打均勻後即可飲用。

說明

藍莓含有可保護腦部的花青素,黑棗梅位居蔬果的抗氧化冠軍寶座,可見它對細胞的抗老化功效不容置疑。藍莓在一般市場或許不易購得,可至大型超商購買新鮮或冷凍的藍莓,效果一樣棒。

飲食原則

1. 多食用抗氧化力高的蔬食。
2. 不要吃太多經過加工、醃製、精製的食物,如罐頭、零食、飲料、醃肉、糕餅甜食等。
3. 不要用太高的溫度烹調食物,如炸、烤、燻等方式都應避免。
4. 盡量遵循每日攝食五色蔬食的原則,女性每日吃 7 份,男性每日吃 9 份,除了能得到足夠的維生素及礦物質外,並能獲得充分的植化素來對抗疾病,防止老化。

增強腦力的保健食譜

有關記憶力的理論與研究向來是很複雜的課題，一般相信大腦的額葉掌管人類的記憶與人格特質，兩旁的顳葉也分別負責視覺記憶與聽覺記憶的功能。大腦是一個連接極度複雜的網絡，每個部位都有其重要性，因此談到記憶力的增進，應該以更宏觀的角度，探討如何保護大腦不受外來有害物質的破壞，以維持相關功能的最佳狀態為主要目標。記憶力的減退或甚至失智症，除了自然衰老導致大腦皮質萎縮外，也與自由基日積月累攻擊腦細胞有關，因此，培養正確飲食習慣，以減少自由基對人體腦部的傷害，是增強記憶力、防止腦部退化的重要關鍵。

適合增強腦力的植物性食材

草莓、茄子、藍莓、葡萄、昆布、大豆、花生等。

草莓牛奶果凍

材料

草莓　　10 顆

鮮奶　　500cc

洋菜　　5 克

砂糖　　少許

作法

1 草莓洗淨後與牛乳一起放入果汁機中，攪打均勻成草莓牛乳。

2 在鍋中加入 1 碗水、洋菜、砂糖，煮至溶解。

3 等洋菜水稍降溫後，倒入草莓牛乳，攪拌均勻後倒入模型中，放入冰箱凝固後即可食用。

說明

草莓中所含的花青素具有抗氧化及抗發炎的功能，可以保護腦部免於自由基及感染源的攻擊，再加上阿魏酸的協同，對腦部的保護功不可沒。牛奶中的鈣質也可幫助腦部神經傳導物質釋放。這是一道小孩及老人都喜愛的護腦點心。

鮪魚醬茄子

材料

茄子　3 條

鮪魚罐頭（小）　1 罐

大蒜　4 小瓣

蔥末　少許

醬油　少許

作法

1 茄子洗淨後切段。

2 大蒜剝皮、切碎。

3 將茄子放入電鍋蒸熟。

4 熱鍋後，倒入鮪魚罐頭、大蒜、少許
  醬油拌炒，製成鮪魚醬。

5 將鮪魚醬淋於蒸熟的茄子上，再灑上
  一點蔥花即可食用。

說明

茄子中所含的花青素具有抗氧化及抗發
炎的功能，可以保護腦部免於自由基及
感染源的攻擊，並能增強記憶力。鮪魚
中所含的 DHA，可幫助孩童的腦細胞發
育。這是一道護腦變聰明的菜餚。

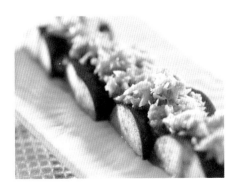

葡萄檸檬蜂蜜汁

材料

葡萄　150 克

檸檬　1/2 顆

蜂蜜　少許

開水　150cc

作法

1 葡萄用鹽水洗淨去蒂備用。

2 檸檬榨汁備用。

3 將所有的材料放入果汁機中，打到均
  勻後即可食用。

說明

葡萄中的白藜蘆醇，可以降低阿茲海默
症患者的腦部退化範圍，可見葡萄對腦
部的確有保護作用。製作這杯果汁時，
葡萄不要去皮，才能獲得較多好處。

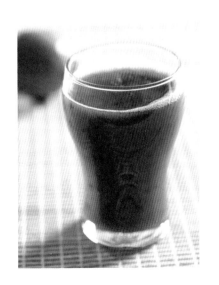

草莓藍莓牛奶汁

材料
新鮮草莓　5 顆
新鮮藍莓果粒　1/2 碗
鮮奶　200cc
寡醣　少許
冰塊　少許

作法
1 新鮮草莓洗淨後去蒂。
2 將所有的材料全部置入果汁機中，攪打到完全均勻，即可飲用。

說明
草莓及藍莓都含有非常豐富的植化素，能對抗攻擊腦部的自由基，保護腦部，這是一杯非常營養且護腦的優質果汁。

- -

藍莓優酪乳

材料
藍莓　1/2 碗
原味無糖優酪乳（小）　1 瓶

作法
1 將所有材料放入果汁機中攪打均勻，即可飲用。

說明
藍莓中抗氧化及抗發炎的植化素非常豐富，對於腦部的保護功能非常優異。這是一道莘莘學子或面臨記憶力減退老人的護腦點心。

- -

鮭魚豆腐味噌湯

材料
鮭魚　1 片
豆腐　一盒
味噌　70g
青蔥　1 支
水　2/3 鍋

作法
1 將鮭魚和豆腐切塊，青蔥洗淨切蔥花備用。
2 豆腐下鍋煮滾後加入鮭魚，以中小火滾熟鮭魚後熄火。
3 取鍋中的熱湯於另一碗中溶解味噌，待味噌完全溶解後倒回鍋中，再將湯稍微攪拌均勻，加入蔥花即完成。

說明
鮭魚中的維生素 E 具抗氧化功能，且有助於減少自由基的產生，降低自由基對神經與腦部細胞的危害。鮭魚富含的 DHA 是腦細胞膜的重要成分；黃豆中所含的卵磷脂是大腦的重要成分之一，可以做為腦神經細胞的修復原料、合成大腦訊息的傳導物質、改善壓力造成的精神疲倦，對於腦部具有優異的保護功能。

海帶滷花生

材料

海帶結　8-10 片

花生　60 克

滷包　1 包

花椒粒　1 小匙

醬油　2 小匙

烏醋　1 小匙

作法

1 將海帶結洗淨泡水，去除多餘鹽分後備用。

2 花生洗淨泡水半天後備用。

3 海帶結、花生、滷包、花椒粒、醬油、烏醋一同放入鍋裡加水，水量以能蓋住所有食材即可。

4 大火煮滾後，轉中小火繼續煮約 5 分鐘，熄火加鍋蓋放涼。

說明

海帶中富含藻褐素，是很好的抗氧化物質，能夠清除自由基，保護大腦神經元細胞避免受到氧化傷害；花生中豐富的白藜蘆醇，也與改善腦部退化有關。這是一道方便且可以護腦的滷味雙拼。

飲食原則

1. 盡量不以油炸、烘烤、熱炒等方式烹調。

2. 食材必須均衡，醣類、脂肪、蛋白質任何一種營養素不均衡都會影響腦力。早、午、晚餐所占的百分比都要均衡，尤其早餐特別重要。早餐的熱量要適當，蛋白質要略高，醣類要充足。

3. 攝食充分的蔬果，適量補充優質蛋白質，如雞蛋、鮮奶、優酪乳、豆漿或其他豆類製品等。

4. 補充能提供卵磷脂和膽鹼的食物，因為卵磷脂是神經細胞的重要組成原料，膽鹼能夠促進神經訊號的傳遞速度，增強記憶力。這些食物包括牛奶、瘦肉、動物肝臟、大豆等。

5. 多攝取含 Omega-3 脂肪酸的食物，可以幫助孩童腦細胞的發育，其最佳的來源是深海魚，如鮭魚、鮪魚、鰹魚、鯖魚等。

6. 少使用糖分及咖啡因高的飲料與點心，每日補充足量的水分來促進新陳代謝。

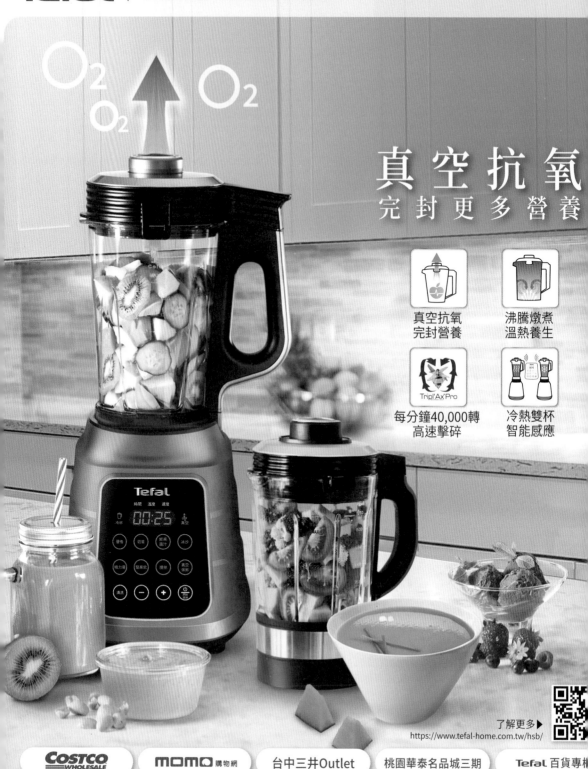

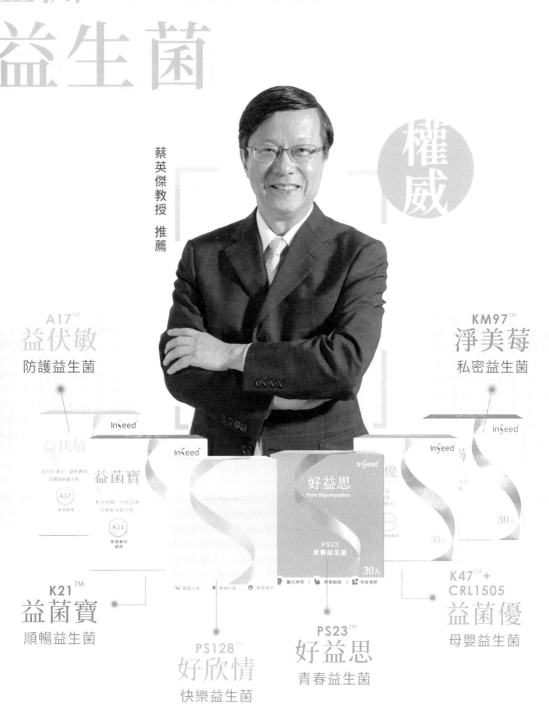